U0251147

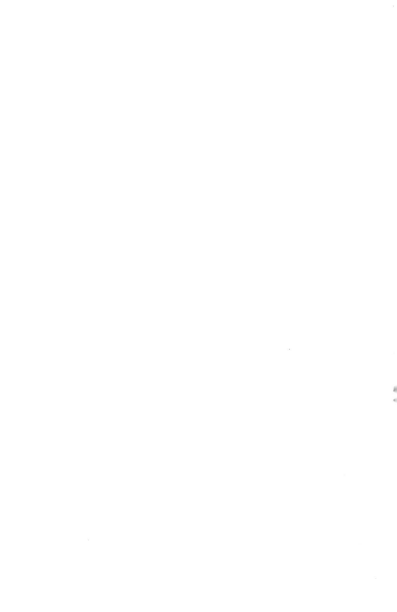

FUCHANKE ZHENLIAO

CHANGJIAN WENTI JIEDA

妇产科诊疗

常见问题解答

杨延冬 主编

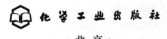

化学工业出版社

·北京·

本书通过1400多个问答，将普通生理产科、病理产科、产科手术、妇科炎症、妇科肿瘤、妇科内分泌和计划生育等临床诊疗中经常遇到的问题进行了有针对性的阐述。内容实用、简明、全面，便于读者查找。该书适合妇产科专业临床医师、全科医师、基层医师及护理人员和医学生参考使用。

图书在版编目（CIP）数据

妇产科诊疗常见问题解答 / 杨延冬主编 . —北京：化学工业出版社，2013.7

ISBN 978-7-122-17744-5

Ⅰ. ①妇…　Ⅱ. ①杨…　Ⅲ. ①妇产科病－诊疗－问题解答　Ⅳ. ① R71-44

中国版本图书馆 CIP 数据核字（2013）第 137723 号

| 责任编辑：赵兰江 | 文字编辑：何　芳 |
| 责任校对：陶燕华 | 装帧设计：史利平 |

出版发行　化学工业出版社
　　　　　（北京市东城区青年湖南街13号　邮政编码100011）
印　　刷　北京永鑫印刷有限责任公司
装　　订　三河市万龙印装有限公司
787mm×1092mm　1/32　印张15$\frac{1}{2}$　字数365千字
2013年10月北京第1版第1次印刷

购书咨询：010-64518888（传真：010-64519686）
售后服务：010-64518899
网　　址：http://www.cip.com.cn
凡购买本书，如有缺损质量问题，本社销售中心负责调换。

定　　价：38.00元

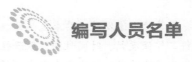 **编写人员名单**

主 编 杨延冬

副主编 刘秀香 管东东

编 委（按姓氏笔画排序）

马小云 马玉焕 王 青 王 莉 王云芳

王志红 田春梅 刘 伟 刘秀香 刘艳妮

孙 莉 李 楠 杨延冬 陈 莉 郭光红

曹守燕 梁葵香 管东东

医学的飞速发展，要求医师掌握的知识越来越多，且妇产科工作强度大、时间性强、风险性高，单凭经验或记忆选择临床治疗方案、解决患者提出的问题，已不能适应现代临床工作的需要。全面正确地了解医学发展的新动态及临床指南，对医务人员准确制定治疗方案、解决患者提出的问题、减少医患纠纷具有十分重要的意义。

《妇产科诊疗常见问题解答》涵盖普通生理产科、病理产科、产科手术、妇科炎症、妇科肿瘤、妇科内分泌和计划生育等内容，介绍了妇产科常见临床问题及其解决方案，所介绍的内容具有较高的科学性和临床实用价值。内容简明扼要，基本按照疾病临床特点、诊断、治疗方案等编写，一目了然，便于查找。

本书的作者均是长期从事妇产科一线工作的医务人员，多是具有国际化视野、学术功力深厚的中青年知名专家。他们谙熟医学专业人员所需掌握的知识及妇产科临床指南，同时注重跟踪学科前沿，致力于推动现代妇产科学的规范化。

由于临床研究资料的不断更新，书中的疏漏在所难免，可能存在的不妥之处敬请读者指正，并请同道们在参考使用过程中进一步完善。

杨延冬
滨州医学院附属医院
2013年4月20日

第一篇 产科

第1章 产科基础 —————————————— 3

1 早期妊娠有哪些临床表现? —————————— 3

2 诊断早期妊娠常用哪些辅助检查? —————————— 3

3 中、晚期妊娠有哪些临床表现? —————————— 4

4 何谓胎姿势、胎产式、胎方位、胎先露? —————— 4

5 胎儿心音需与哪些音响相鉴别? 如何鉴别? —————— 5

6 何时进行产前检查? —————————————— 5

7 首次产前检查时应做哪些检查? —————————— 5

8 孕期为何进行骨盆测量? 何时测量? —————————— 6

9 如何进行骨盆外测量? 各条经线的正常值是多少? —— 6

10 如何进行骨盆内测量? —————————————— 6

11 孕前和孕期保健的目的是什么? —————————— 7

12 何谓孕前保健? —————————————————— 7

13 对计划妊娠的夫妇应进行哪些方面的孕前健康教育

   及指导? ——————————————————— 7

14 如何评估孕前高危因素? —————————————— 8

15 孕前需做哪些身体检查? —————————————— 8

16 孕前需做哪些辅助检查? —————————————— 8

17 孕期保健的特点是什么? —————————————— 9

18 孕期在何时做产前检查? —————————————— 9

19 首次产前检查（妊娠6～13周$^{+6}$）需做哪些方面的
健康教育和指导？ ————————————— 9

20 首次产前检查（妊娠6～13周$^{+6}$）需做哪些方面
常规保健？ ————————————————— 9

21 首次产前检查（妊娠6～13周$^{+6}$）需做哪些辅助
检查？ ——————————————————— 10

22 妊娠14～19周$^{+6}$需做哪些方面健康教育及指导？ ——11

23 妊娠14～19周$^{+6}$需做哪些方面常规保健？ ———11

24 妊娠14～19周$^{+6}$需做哪些辅助检查？ ————11

25 妊娠20～24周需做哪些方面健康教育及指导？ ——11

26 妊娠20～24周需做哪些方面常规保健？ ———12

27 妊娠20～24周需做哪些方面辅助检查？ ———12

28 妊娠24～28周需做哪些方面健康教育及指导？ ——12

29 妊娠24～28周需做哪些方面常规保健？ ———12

30 妊娠24～28周需做哪些辅助检查？ ————————12

31 妊娠30～32周需做哪些方面健康教育及指导？ ——13

32 妊娠30～32周需做哪些方面常规保健？ ———13

33 妊娠30～32周需做哪些方面辅助检查？ ———13

34 妊娠33～36周需做哪些方面健康教育及指导？ ——13

35 妊娠33～36周需做哪些常规保健？ —————13

36 妊娠33～36周需做哪些辅助检查？ —————13

37 妊娠37～41周需做哪些方面健康教育及指导？ ——14

38 妊娠37～41周需做哪些方面常规保健？ ————14

39 妊娠37～41周需做哪些辅助检查？ —————14

40 孕期需常规检查弓形虫、巨细胞病毒和单纯疱疹
病毒血清学筛查吗？试说明理由。 —————14

41 孕期需常规检查BV吗？ ————————————15

42 每次产前检查时需检查尿蛋白和血常规吗？ ———15

43 孕前不同BMI孕妇孕期体重增长范围及速度

是多少？ ——————————————————————15

44 妊娠期进行超声、X线摄片及MRI检查是否安全？ ———16

45 临床上如何根据尺测和手测子宫底高度来简易判
断正常孕妇妊娠周数？ ——————————————16

46 四步触诊法的操作步骤是什么？ ———————————17

47 胎儿身长、体重计算公式是什么？ —————————17

48 胎头各径线起点及妊娠足月时正常值为何？ ————18

49 怎样进行胎儿生物物理评分？ ———————————18

50 胎儿生物物理相评分的标准是什么？ ———————18

51 进行胎儿生物物理相评分有何意义？ ———————19

52 新生儿Apgar评分的标准如何？ ——————————19

53 对新生儿进行Apgar评分的意义是什么？ ————19

54 怎样进行新生儿复苏？ ——————————————19

55 何谓无应激试验？ ————————————————21

56 无应激试验反应型诊断标准是什么？ ———————21

57 无应激试验无反应型诊断标准是什么？ ——————21

58 何谓缩宫素激惹试验？ ——————————————21

59 宫缩应激试验诊断标准是什么？ ——————————21

60 胎儿电子监护的评价指标有哪些？ —————————21

61 何谓胎心基线？ ——————————————————22

62 如何评定胎心基线？ ———————————————22

63 何谓胎心基线变异？ ———————————————22

64 何谓胎心加速？ ——————————————————22

65 何谓胎心减速？ ——————————————————23

66 胎心早期减速评判标准是什么？ ——————————23

67 胎心晚期减速评判标准是什么？ ——————————23

68 胎心变异减速评判标准是什么？ ——————————24

69 胎心延长减速评判标准是什么？ ——————————24

70 何谓正弦曲线？ ——————————————————24

71 美国ACOG对EFM是如何分级评价？ —————24

72 药物对EFM结果的影响有哪些？ —————25

73 Ⅱ级和Ⅲ级胎心监护如何鉴别？ —————26

74 Ⅱ级和Ⅲ级EFM的宫内复苏方法有哪些？ —————27

75 雌激素的生理作用有哪些？ —————28

76 孕激素的生理作用有哪些？ —————28

77 胎盘的生理功能有哪些？ —————29

78 如何测定胎盘功能？ —————29

79 如何进行胎儿成熟度监测？ —————30

80 羊水胎粪污染分度及意义如何？ —————30

81 宫颈成熟度Bishop评分标准是什么？ —————30

82 怎样推算预产期？ —————31

83 如何指导妊娠早期孕妇的营养？ —————31

84 中、晚期妊娠孕妇饮食所需热量是多少？ —————32

85 中期妊娠孕妇饮食中的营养物质如何搭配？ —————32

86 晚期妊娠孕妇饮食中的营养物质如何搭配？ —————32

87 美国FDA妊娠期用药分类标准如何？ —————32

88 药物妊娠期分类是绝对的吗？ —————33

89 药物对胚胎和胎儿有何影响？ —————33

90 何谓"致畸高度敏感期"？ —————34

91 妊娠期用药的基本原则是什么？ —————34

92 哺乳期用药的基本原则是什么？ —————34

93 药物向乳汁中转运的影响因素有哪些？ —————35

94 狂犬病疫苗孕期能用吗？ —————36

95 流行性感冒疫苗孕期能用吗？ —————36

96 风疹疫苗孕期能用吗？ —————36

97 麻疹疫苗孕期能用吗？ —————36

98 狂犬病免疫球蛋白孕期能用吗？ —————36

99 乙肝疫苗能否于孕期注射？ —————36

100 妊娠期和哺乳期能否口服依那普利？试说明理由。 ——37

101 妊娠妇女有哪些心理变化？ ——37

102 如何对妊娠妇女进行心理保健？ ——37

103 妊娠期哪些情况不宜进行性生活？ ——38

第2章 正常分娩 ——————————38

104 何谓产力？产力由几部分组成？ ——38

105 子宫收缩力的四个特点是什么？ ——38

106 分娩期生殖系统有哪些变化？ ——39

107 何谓分娩先兆？ ——39

108 临产的标志有哪些？ ——39

109 子宫阵缩、妊娠子宫生理性收缩、假阵缩如何
鉴别？ ——39

110 总产程分哪几个时期？每个产程需多长时间？ ——40

111 何谓分娩机制？ ——40

112 枕先露正常分娩机制如何？ ——40

113 促使胎头下降的因素有哪些？ ——41

114 第一产程的临床经过怎样？ ——41

115 第一产程如何处理？ ——42

116 第二产程的临床表现怎样？ ——42

117 第二产程如何处理？ ——43

118 会阴切开指征有哪些？ ——43

119 胎盘剥离征象有哪些？ ——43

120 第三产程临床经过如何？ ——43

121 第三产程如何处理？ ——43

第3章 正常产褥及哺乳 ——————44

122 产褥期母体子宫有哪些变化？ ——44

123 产褥期乳房有哪些变化？ ——45

124 产褥期循环系统及血液有哪些变化？ ——45

125 产褥期消化系统有哪些变化？ ——46

126 产褥期泌尿系统有哪些变化？————46

127 产褥期内分泌系统有哪些变化？————46

128 产褥期子宫复旧规律如何？————46

129 何谓恶露？分为几种？各自持续时间是多少？————46

130 产后尿潴留如何处理？————47

131 如何指导母乳喂养？————47

132 退奶常用方法有哪些？————47

133 何时行产后访视？其具体内容有哪些？————47

134 母乳喂养对婴儿的好处是什么？————48

135 母乳喂养对母亲有何好处？————48

第4章　高危妊娠————**48**

136 何谓高危妊娠？————48

137 高危妊娠的范畴有哪些？————48

138 高危妊娠如何处理？————49

139 高危儿包括哪些新生儿？————49

第5章　妊娠剧吐————**49**

140 何谓妊娠剧吐？————49

141 妊娠剧吐的症状有哪些？————50

142 妊娠剧吐的体格检查有哪些表现？————50

143 何谓Wernicke-Korsakoff综合征？————50

144 妊娠剧吐患者应做哪些辅助检查？————50

145 妊娠剧吐需与哪些疾病鉴别？————51

146 如何治疗妊娠剧吐？————51

147 妊娠剧吐终止妊娠的指征是什么？————52

第6章　异位妊娠————**52**

148 何谓异位妊娠？————52

149 常见的异位妊娠有哪些类型？————52

150 输卵管妊娠的病因有哪些？————52

151 输卵管妊娠的常见病理类型有哪些？————53

152 输卵管妊娠时子宫发生什么变化？ ————53

153 输卵管妊娠的常见症状有哪些？ ————53

154 输卵管妊娠的体征有哪些？ ————54

155 可以采用哪些检查辅助诊断输卵管妊娠？ ————54

156 异位妊娠需和哪些疾病相鉴别？ ————55

157 输卵管妊娠手术治疗的适应证是什么？常用手术方式
有哪几种？ ————55

158 手术治疗中需注意什么问题？ ————56

159 输卵管妊娠何种条件下行期待治疗？ ————56

160 异位妊娠保守治疗方案有哪些？ ————56

161 异位妊娠化学药物治疗的适应证是什么？ ————57

162 卵巢妊娠诊断标准是什么？ ————57

163 何谓宫颈妊娠？ ————57

164 如何诊断宫颈妊娠？ ————57

165 怎样治疗宫颈妊娠？ ————58

166 原发性腹腔妊娠的诊断标准有哪些？ ————58

167 何谓剖宫产术后子宫瘢痕妊娠？ ————58

168 剖宫产术后子宫瘢痕妊娠分为哪两种类型？ ————58

169 子宫瘢痕妊娠超声声像图特点如何？ ————58

170 剖宫产术后子宫瘢痕妊娠如何治疗？ ————59

171 何谓残角子宫妊娠？ ————59

172 残角子宫分为哪三种类型？ ————59

173 残角子宫妊娠诊断要点有哪些？ ————59

174 残角子宫妊娠如何治疗？ ————60

175 何谓宫内外同时妊娠？ ————60

176 宫内外同时妊娠诊断要点有哪些？ ————60

177 宫内外同时妊娠如何治疗？ ————61

第7章 妊娠期高血压疾病 ————61

178 何谓妊娠期高血压疾病？ ————61

179 妊娠期高血压疾病高危因素有哪些？————61

180 妊娠期高血压疾病基本病理生理变化是什么？ ———62

181 妊娠期高血压疾病如何进行临床分类？ ———62

182 如何诊断重度子痫前期？————62

183 子痫前期患者病情加重的表现有哪些？———63

184 如何诊断妊娠期高血压疾病？———63

185 如何预测妊娠期高血压疾病？————64

186 子痫前期治疗原则是什么？————64

187 治疗妊娠期高血压疾病时何时应用硫酸镁？———64

188 硫酸镁用药方法及途径有哪些？————65

189 镁中毒的临床表现是什么？————65

190 应用硫酸镁的注意事项有哪些？————65

191 应用抗高血压药物指征是什么？————66

192 应用抗高血压药物注意事项是什么？————66

193 抗高血压药物选择的原则是什么？————66

194 何谓降压的理想目标？————66

195 治疗妊娠期高血压疾病常用抗高血压药物有哪些？——66

196 孕期能用血管紧张素转换酶抑制药如依那普利降压吗？

   试说明理由。————67

197 什么条件下行扩容治疗？————67

198 扩容治疗的禁忌证是什么？————67

199 扩容治疗的常用药物有哪些？————67

200 妊娠期高血压疾病延长妊娠的指征有哪些？ ———67

201 妊娠期高血压疾病终止妊娠的指征有哪些？ ———68

202 妊娠期高血压疾病终止妊娠的方式有哪些？ ———68

203 如何抢救子痫？————68

204 何谓HELLP综合征？————69

205 HELLP综合征对孕产妇有何影响？————69

206 HELLP综合征的诊断标准有哪些？————69

207 HELLP综合征如何治疗？————————70

第8章　妊娠合并心脏病————————**70**

208 最常见的妊娠合并心脏病的种类是什么？　————70

209 妊娠合并心脏病对胎儿有何影响？————————71

210 1928年纽约心脏病协会如何将心脏病心功能分级？—71

211 2002年美国心脏病学会及美国心脏学会如何将心力
　　衰竭分级？————————————————71

212 妊娠合并心脏病高度风险状况有哪些？————71

213 妊娠合并先天性心脏病中低度风险状况有哪些？　—72

214 合并肺动脉高压孕妇死亡的因素有哪些？————72

215 心力衰竭的早期表现有哪些？————————72

216 妊娠合并心脏病常见并发症是什么？————————72

217 妊娠合并心脏病患者孕期何时易发生心力衰竭？　—72

218 何谓围生期心肌病？————————————72

219 围生期心肌病主要临床特点是什么？————————73

220 我国制定的围生期心肌病的诊断标准是怎样的？　—73

221 围生期心肌病的预后如何？————————73

222 如何治疗围生期心肌病？————————————73

223 如何应用药物治疗围生期心肌病？————————74

224 心脏病患者妊娠的适应证是什么？————————74

225 心脏病患者妊娠禁忌证有哪些？————————75

226 如何诊断左心衰竭？————————————75

227 如何诊断右心衰竭？————————————75

228 如何诊断全心衰竭？————————————75

229 心脏病患者孕期如何治疗心力衰竭？————————76

230 心脏病患者产前如何保健？————————76

231 心力衰竭如何早期防治？————————————76

232 心脏病孕妇住院治疗的指征有哪些？————————77

233 心脏病孕妇在什么条件下可经阴道试产？　————77

234 心脏病孕妇阴道分娩时如何进行监护？ —————77

235 心脏病孕妇剖宫产的指征是什么？ —————77

236 心脏病产妇在产褥期如何处理？ —————78

237 心力衰竭的救治顺序？ —————78

238 应用洋地黄药物的注意事项有哪些？ —————78

第9章　妊娠合并肺结核 —————**78**

239 妊娠对肺结核有何影响？ —————78

240 肺结核对妊娠有何影响？ —————79

241 妊娠合并肺结核诊断要点有哪些？ —————79

242 妊娠合并肺结核何时行预防性治疗？ —————79

243 活动性肺结核如何治疗？ —————80

244 如何选择分娩方式？ —————80

245 妊娠合并肺结核能否母乳喂养？ —————80

246 妊娠合并结核者必须终止妊娠吗？ —————81

第10章　妊娠合并支气管哮喘 —————**81**

247 何谓支气管哮喘？ —————81

248 哮喘与妊娠间有何影响？ —————81

249 诊断要点有哪些？ —————81

250 妊娠期哮喘处理原则有哪些？ —————82

251 轻度哮喘发作如何治疗？ —————82

252 重度哮喘发作如何治疗？ —————82

253 哮喘持续状态如何治疗？ —————82

254 分娩期如何处理？ —————82

第11章　妊娠期肝内胆汁淤积综合征 —————**83**

255 何谓妊娠期肝内胆汁淤积综合征？ —————83

256 肝内胆汁淤积综合征对孕妇有何影响？ —————83

257 肝内胆汁淤积综合征对胎婴儿有什么影响？ —————83

258 肝内胆汁淤积综合征的临床表现有哪些？ —————83

259 妊娠合并胆汁淤积综合征有哪些实验室表现？ —————84

260 妊娠期肝内胆汁淤积综合征诊断基本要点有哪些？ ——84

261 妊娠期肝内胆汁淤积综合征确诊要点有哪些？ ——85

262 妊娠期肝内胆汁淤积综合征如何判断疾病的
严重程度？ ——85

263 肝内胆汁淤积综合征治疗目的是什么？ ——85

264 妊娠期肝内胆汁淤积综合征的一般处理措施有
哪些？ ——86

265 妊娠期肝内胆汁淤积综合征为何需加强胎儿监护？
如何监护？ ——86

266 如何对妊娠期肝内胆汁淤积综合征患者进行健康指导？ ——86

267 治疗肝内胆汁淤积综合征药物的治疗目的是什么？
常用的药物有哪些？ ——87

268 肝内胆汁淤积综合征患者应做哪些产科处理？ ——87

269 肝内胆汁淤积综合征于妊娠期如何管理？ ——87

270 肝内胆汁淤积综合征者收住院的指征有哪些？ ——87

271 肝内胆汁淤积综合征者何时终止妊娠？ ——88

272 肝内胆汁淤积综合征者分娩期如何管理？ ——88

273 肝内胆汁淤积综合征患者的新生儿如何监护？ ——88

274 妊娠期急性脂肪肝常见的临床表现有哪些？ ——88

275 妊娠期急性脂肪肝实验室检查有哪些表现？ ——89

276 妊娠期急性脂肪肝其他辅助检查有哪些表现？ ——89

277 如何处理妊娠期急性脂肪肝？ ——90

278 妊娠期急性脂肪肝为何尽快终止妊娠？ ——91

第12章　妊娠合并肝炎 ——91

279 何谓慢性乙型肝炎病毒携带？何谓慢性乙型肝炎？ ——91

280 妊娠对病毒性肝炎有何影响？ ——92

281 病毒性肝炎对孕妇和围生儿有何影响？ ——92

282 甲型肝炎病毒的基本知识有哪些？ ——92

283 乙型肝炎病毒的基本知识有哪些？ ——93

284 丙型肝炎病毒的基本知识有哪些？ —————93

285 丁型肝炎病毒的基本知识有哪些？ —————93

286 戊型肝炎病毒的基本知识有哪些？ —————93

287 肝炎的临床表现有哪些？ —————————93

288 妊娠合并重症肝炎的诊断要点有哪些？ ———94

289 乙型肝炎病毒血清学标记及其临床意义如何？ ——94

290 孕期用乙肝免疫球蛋白能阻断乙型肝炎病毒的母婴

传播吗？试说明理由。 ———————————95

291 母亲HBsAg阴性但父亲或其他家庭成员HBsAg阳

性的新生儿预防策略如何？ ——————————95

292 HBsAg阳性母亲的新生儿预防HBV感染的策略

是什么？ ——————————————————95

293 妊娠期病毒性肝炎处理原则是什么？ ————96

294 妊娠合并重症肝炎如何处理？ ———————96

295 妊娠合并肝炎如何做产科处理？ —————————97

第13章 妊娠合并贫血 ——————97

296 妊娠合并贫血的诊断标准是什么？ —————97

297 贫血如何分度？ ——————————————97

298 孕期为何易出现缺铁性贫血？ ——————————98

299 缺铁性贫血的实验室检查有哪些？ —————98

300 如何补充铁剂治疗？ ——————————————98

301 何谓巨幼红细胞贫血？ ————————————99

302 孕期为何易出现巨幼红细胞贫血？ —————99

303 如何诊断巨幼红细胞贫血？ ———————————99

304 如何治疗巨幼红细胞贫血？ ———————————99

第14章 妊娠合并再生障碍性贫血 ——— 100

305 何谓再生障碍性贫血？ ———————————— 100

306 再生障碍性贫血对母儿有哪些影响？ ——— 100

307 妊娠合并再障有哪些表现？ ——————————— 100

308 妊娠合并再生障碍性贫血孕期如何治疗？ —— 101

309 妊娠合并再生障碍性贫血如何选择分娩方式？ —— 101

第15章　妊娠合并特发性血小板减少性紫癜 —— 102

310 何谓特发性血小板减少性紫癜？ —— 102

311 特发性血小板减少性紫癜分为哪两种类型？
各有什么特点？ —— 102

312 妊娠对特发性血小板减少性紫癜有何影响？ —— 102

313 特发性血小板减少性紫癜对孕妇有何影响？ —— 102

314 特发性血小板减少性紫癜对胎儿、新生儿有何
影响？ —— 103

315 如何诊断特发性血小板减少性紫癜？ —— 103

316 妊娠期特发性血小板减少性紫癜处理的目标各
是什么？ —— 103

317 妊娠期特发性血小板减少性紫癜的一般处理、治疗
指征是什么？ —— 104

318 妊娠期特发性血小板减少性紫癜治疗方法有哪些？ — 104

319 妊娠合并特发性血小板减少性紫癜分娩期如何
处理？ —— 105

320 妊娠合并特发性血小板减少性紫癜产褥期如何
处理？ —— 105

321 妊娠期特发性血小板减少性紫癜产妇所产新生儿
如何处理？ —— 105

第16章　妊娠合并肾脏疾病 —— 105

322 肾脏在妊娠期易受损害的因素有哪些？ —— 105

323 急性肾盂肾炎有哪些表现？ —— 106

324 怀疑急性肾盂肾炎应做哪些实验室检查？ —— 106

325 泌尿系感染对妊娠有何影响？ —— 106

326 妊娠对慢性肾小球肾炎有何影响？ —— 107

327 慢性肾小球肾炎对妊娠有何影响？ —— 107

328 妊娠合并慢性肾小球肾炎有何临床表现？ —— 107

329 如何诊断无症状菌尿症？ —— 107

330 肾病综合征对妊娠有什么影响？ —— 107

331 妊娠对肾病综合征有何影响？ —— 108

332 孕期如何诊断肾病综合征？ —— 108

333 妊娠对慢性肾衰竭患者有何影响？ —— 108

334 如何诊断急性膀胱炎？ —— 108

335 急性肾盂肾炎如何处理？ —— 109

336 如何治疗无症状菌尿症？ —— 109

337 如何治疗急性膀胱炎？ —— 109

338 妊娠合并慢性肾小球肾炎如何处理？ —— 109

339 做血液透析和腹膜透析的育龄妇女能否妊娠？
试说明理由。 —— 110

340 慢性肾功能不全的妇女能否妊娠？试说明理由。 — 110

第17章　妊娠合并糖尿病 —— 110

341 妊娠合并糖尿病的种类有哪些？ —— 110

342 糖尿病高危因素有哪些？ —— 111

343 妊娠早期、中晚期高糖环境对胎儿的影响有何不同？ 111

344 妊娠后糖代谢主要发生哪几方面的变化？ —— 111

345 妊娠后为何出现血糖降低？ —— 111

346 妊娠后为何出现餐后高血糖和高胰岛素血症？ —— 111

347 妊娠期对抗胰岛素主要因素有哪些？ —— 112

348 妊娠期糖代谢的生理与病理意义各是什么？ —— 112

349 妊娠对糖尿病有何影响？ —— 112

350 GDM对胎盘有何影响？ —— 112

351 糖尿病对孕妇有何影响？ —— 113

352 糖尿病对胎儿有何影响？ —— 113

353 糖尿病对新生儿有何影响？ —— 113

354 2010年卫生部行业规范制定妊娠期糖尿病的诊断
标准是什么？ —— 113

355 如何做葡萄糖耐量试验？————————————— 114

356 葡萄糖耐量试验的注意事项是什么？———————— 114

357 妊娠合并糖尿病是如何分级的？————————— 114

358 妊娠期理想的血糖水平控制标准是多少？———— 115

359 为什么要对GDM孕妇产后进行随访？如何随访？— 115

360 为什么要对GDM孕妇的后代进行随访？————— 115

361 如何随访GDM孕妇的后代？——————————— 116

362 糖尿病患者计划妊娠前需做哪些方面的咨询？— 116

363 糖尿病患者孕期应做哪些实验室检查及检测？— 116

364 妊娠合并酮症酸中毒的实验室评估指标有哪些？— 117

365 妊娠合并酮症酸中毒常见并发症有哪些？———— 117

366 妊娠合并酮症酸中毒的治疗原则是什么？———— 117

367 治疗酮症酸中毒时如何应用胰岛素？—————— 117

368 治疗酮症酸中毒时如何补液？—————————— 118

369 治疗酮症酸中毒什么条件下需延缓补钾？——— 118

370 治疗酮症酸中毒时何时需补钾？如何补钾？—— 118

371 酮症酸中毒患者如何行胎儿监护？——————— 118

372 如何治疗酮症酸中毒患者的胎儿窘迫？———— 118

373 如何预防DKA发生？——————————————— 119

374 如何指导GDM患者饮食？————————————— 119

375 如何指导GDM患者运动？————————————— 119

376 孕期能口服降糖药物吗？———————————— 120

377 孕期应用胰岛素的原则是什么？———————— 120

378 妊娠合并糖代谢异常孕妇何时终止妊娠？——— 120

379 产程中及产后如何应用胰岛素？———————— 120

380 如何护理GDM患者的新生儿？—————————— 121

第18章　妊娠合并甲状腺功能亢进————————— **121**

381 妊娠期甲状腺功能有何变化？————————— 121

382 试述孕期甲状腺功能正常值。————————— 121

383 胎儿甲状腺何时开始形成？何时开始有功能？ —— 122

384 妊娠对甲亢有何影响？ —————————— 122

385 未控制的甲亢对母儿有何影响？ ————— 122

386 对诊断妊娠早期轻度甲亢有价值的症状有哪些？ — 122

387 重度子痫前期患者出现哪些症状时应考虑有甲亢存在
的可能？ ——————————————— 123

388 如何诊断甲亢？ —————————————— 123

389 甲亢危象的诊断依据是什么？ ——————— 123

390 甲亢如何分度？ —————————————— 123

391 计划妊娠前应做何咨询？ ————————— 123

392 妊娠期抗甲状腺药（ATD）治疗目标是什么？ —— 124

393 妊娠期如何选择抗甲状腺药物？ ————— 124

394 丙硫氧嘧啶的药理作用是什么？ ————— 124

395 丙硫氧嘧啶治疗甲亢的用法用量如何？ —— 124

396 应用抗甲状腺药物的注意事项是什么？ —— 125

397 甲亢危象如何处理？ ——————————— 126

398 妊娠合并甲亢产褥期如何处理？ ————— 126

399 如何诊断新生儿甲亢？ —————————— 127

400 怎样治疗新生儿甲亢？ —————————— 127

第19章 妊娠合并甲状腺功能减退 —————— 127

401 妊娠合并甲状腺功能减退分为哪两类？ —— 127

402 妊娠合并甲状腺功能减退高危人群有哪些？ —— 127

403 妊娠期甲减患者产科并发症有哪些？ ——— 128

404 孕妇甲减对胎儿有何影响？ ———————— 128

405 妊娠合并甲状腺功能减退如何诊断 ———— 128

406 妊娠合并甲状腺功能减退如何治疗 ———— 129

407 如何诊断新生儿甲减？ —————————— 129

408 如何治疗新生儿甲减？ —————————— 130

409 新生儿甲减治疗的目标与时限是什么？ —— 130

410 妊娠合并甲状腺功能减退围生期如何处理？ —— 130

411 如何诊治妊娠期甲状腺功能紊乱？ —— 131

第20章 妊娠合并系统性红斑狼疮 —— 132

412 何谓系统性红斑狼疮？ —— 132

413 何谓狼疮肾炎？ —— 132

414 妊娠对 SLE 有何影响？ —— 132

415 SLE 对妊娠有何影响？ —— 132

416 SLE 的临床表现有哪些？ —— 132

417 可能与 SLE 的流产、早产、胎死宫内有关的因素
有哪些？ —— 133

418 妊娠合并系统性红斑狼疮如何诊断？ —— 133

419 SLE 活动及恶化的标准是什么？ —— 133

420 SLE 患者妊娠的适应证有哪些？ —— 134

421 SLE 患者妊娠的禁忌证有哪些？ —— 134

422 如何通过实验室检查鉴别子痫前期与 SLE 活动？ — 134

423 SLE 患者孕期治疗的原则是什么？ —— 135

424 SLE 患者计划妊娠前应做什么准备？ —— 135

425 SLE 患者孕期如何监护？ —— 135

426 如何治疗妊娠合并系统性红斑狼疮恶化？ —— 136

427 妊娠合并系统性红斑狼疮妇女如何选择分娩方式？ — 136

第21章 妊娠合并皮肤病 —— 136

428 妊娠特发性皮肤病有哪些？各有何特点？ —— 136

429 妊娠瘙痒症的定义、临床特点及治疗是什么？ —— 139

430 妊娠痒疹的定义、临床特点及治疗是什么？ —— 139

431 妊娠疱疹的定义、临床特点及治疗是什么？ —— 139

第22章 妊娠合并癫痫 —— 140

432 癫痫对妊娠有何影响？ —— 140

433 妊娠对癫痫有何影响？ —— 140

434 癫痫的发作类型有哪些？ —— 140

435 妊娠合并癫痫需与哪些疾病鉴别？————— 141

436 癫痫患者计划妊娠前应做哪些咨询？————— 141

437 癫痫患者孕期注意事项有哪些？————— 141

438 妊娠合并癫痫患者如何保健？————— 142

439 癫痫患者如何选择分娩方式？————— 142

440 癫痫患者围术期如何处理？————— 142

441 癫痫持续状态如何治疗？————— 142

442 癫痫患者新生儿护理注意事项有哪些？————— 143

443 服用抗癫痫药物的癫痫产妇能哺乳吗？为什么？— 143

444 服用抗癫痫药物的癫痫产妇如何避孕？————— 143

第23章 妊娠合并急性阑尾炎 ————— **144**

445 妊娠期急性阑尾炎的特点有哪些？————— 144

446 妊娠期急性阑尾炎临床表现是什么？如何诊断？— 144

447 妊娠期急性阑尾炎需与哪些疾病鉴别？————— 144

448 妊娠期急性阑尾炎先行剖宫产再行阑尾切除的指征
有哪些？————— 145

449 妊娠期急性阑尾炎手术注意事项有哪些？————— 145

450 妊娠期急性阑尾炎手术后如何处理？————— 145

第24章 流产 ————— **146**

451 何谓流产？————— 146

452 流产的分类？————— 146

453 何谓生化妊娠？————— 146

454 自然流产的常见原因有哪些？————— 146

455 自然流产的常见临床表现是什么？————— 146

456 自然流产有哪些类型？————— 147

457 各种类型流产如何鉴别？————— 147

458 先兆流产如何处理？————— 148

459 完全流产如何处理？————— 148

460 习惯性流产如何处理？————— 148

461 难免流产及不全流产如何处理？ —————— 148

462 稽留流产如何处理？ —————————— 148

463 流产合并感染时能彻底搔刮宫腔吗？其原因为何？— 149

第25章 早产 ————————————————— **149**

464 何谓早产？ —————————————— 149

465 早产的诊断依据是什么？ ———————— 149

466 早产的高危因素有哪些？ ———————— 150

467 如何预测早产？ ———————————— 150

468 糖皮质激素在治疗早产中的作用是什么？ —— 151

469 何时应用糖皮质激素？ ————————— 151

470 促胎肺成熟时，糖皮质激素应用方案有哪些？ — 151

471 促胎肺成熟时，糖皮质激素的不良反应有哪些？— 151

472 促胎肺成熟时，何时禁用糖皮质激素？ ——— 152

473 早产的处理原则是什么？ ———————— 152

474 早产患者常用的宫缩抑制药有哪些？ ——— 152

475 对早产患者如何进行母胎监测？ ————— 152

476 早产患者何时应用抗生素？ ——————— 152

477 早产患者怎样选择分娩时机？ —————— 153

478 早产患者怎样选择分娩方式？ —————— 153

479 何谓早产胎膜早破？ —————————— 153

480 如何诊断早产胎膜早破？ ———————— 153

481 如何诊断宫内感染？ —————————— 153

482 如何处理早产胎膜早破？ ———————— 154

483 预防早产的措施有哪些？ ———————— 154

484 何谓宫颈功能不全？ —————————— 154

485 宫颈功能不全的发病机制是什么？ ———— 155

486 通过病史查体如何诊断宫颈功能不全？ —— 155

487 宫颈功能不全者妊娠中期超声检查有哪些表现？ — 155

第26章　过期妊娠 —————————— **156**

488 何谓过期妊娠？ ———————————— 156

489 过期妊娠常见原因有哪些？ —————— 156

490 过期妊娠时胎盘有哪些病理变化？ —— 156

491 过期妊娠的胎儿分期如何？ ————— 156

492 过期妊娠的并发症有哪些？ ————— 157

493 过期妊娠诊断要点是什么？ ————— 157

494 如何核实预产期？ ————————— 158

495 过期妊娠终止妊娠的指征是什么？ —— 158

496 过期妊娠患者引产的时机如何？ ——— 158

497 过期妊娠剖宫产指征是什么？ ———— 158

498 过期儿预后如何？ ————————— 159

499 如何预防过期妊娠？ ———————— 159

第27章　前置胎盘 —————————— **159**

500 何谓前置胎盘？ —————————— 159

501 前置胎盘常见病因有哪些？ ————— 160

502 前置胎盘常见类型有哪些？ ————— 160

503 前置胎盘的常见症状是什么？ ———— 160

504 前置胎盘的常见体征是什么？ ———— 161

505 前置胎盘对母儿有哪些影响？ ———— 161

506 如何诊断前置胎盘？ ———————— 161

507 随着孕周增加胎盘位置上升的机制是什么？ — 162

508 前置胎盘的处理原则是什么？ ———— 162

509 前置胎盘期待治疗的指征有哪些？ —— 162

510 前置胎盘终止妊娠的指征有哪些？ —— 162

511 前置胎盘如何进行期待治疗？ ———— 163

512 前置胎盘剖宫产的指征包括什么？ —— 163

513 前置胎盘阴道分娩的指征包括什么？ — 163

514 前置胎盘患者剖宫产术前应做何准备？ — 163

515 前置胎盘患者行剖宫产时，术中如何处理？ —— 164

516 何谓凶险性前置胎盘？ —— 165

517 凶险性前置胎盘如何处理？ —— 165

518 如何预防前置胎盘？ —— 165

519 胎盘植入分为哪三种类型？ —— 165

520 如何诊断前置胎盘合并胎盘植入？ —— 166

521 胎盘植入保守治疗的适应证、必备条件是什么？ —— 166

522 胎盘植入药物保守治疗常用药物有哪些？ —— 166

523 前置胎盘合并胎盘植入何时选择剖宫产？ —— 166

524 前置胎盘合并胎盘植入怎样选择剖宫产手术方式？ —— 167

第28章 胎盘早剥 —————————————— **168**

525 何谓胎盘早剥？ —— 168

526 胎盘早剥常见病因有哪些？ —— 168

527 胎盘早剥的主要病理改变是什么？ —— 168

528 胎盘早剥的常见病理类型有哪些？ —— 168

529 何谓子宫胎盘卒中？ —— 169

530 胎盘早剥的常见临床表现及分类是什么？ —— 169

531 胎盘早剥的超声声像图特点是什么？ —— 170

532 胎盘早剥患者应做哪些实验室检查？ —— 170

533 胎盘早剥患者发生凝血功能障碍时处于高凝期常用
实验室诊断指标及标准是什么？ —— 170

534 凝血功能障碍时处于纤溶亢进期常用实验室诊断指
标及标准是什么？ —— 170

535 胎盘早剥如何诊断？ —— 171

536 如何鉴别前置胎盘和胎盘早剥？ —— 171

537 如何鉴别先兆子宫破裂和胎盘早剥？ —— 171

538 胎盘早剥常见并发症有哪些？ —— 171

539 胎盘早剥对母儿有何影响？ —— 172

540 胎盘早剥合并凝血功能障碍如何处理？ —— 172

541 胎盘早剥患者阴道分娩指征及阴道分娩注意事项

是什么？ —————————————— 172

542 胎盘早剥剖宫产的指征是什么？ —————— 172

543 胎盘早剥并发肾衰竭如何处理？ —————— 173 ·

544 胎盘早剥并发产后出血如何处理？ ———— 173

第29章 羊水过多 —————————————— **173**

545 何谓羊水过多？ ———————————— 173

546 羊水过多的常见原因有哪些？ —————— 173

547 何谓急性羊水过多？有何表现？ ————— 174

548 何谓慢性羊水过多？有何表现？ ————— 174

549 诊断羊水过多常用什么辅助检查？ ———— 174

550 羊水过多对母儿有何影响？ ——————— 175

551 羊水过多合并胎儿畸形如何处理？ ———— 175

552 羊水过多合并正常胎儿如何处理？ ———— 175

553 羊膜腔穿刺减压放羊水注意事项有哪些？ — 175

554 人工破膜注意事项有哪些？ ——————— 176

第30章 羊水过少 —————————————— **176**

555 何谓羊水过少？ ———————————— 176

556 羊水过少的常见原因有哪些？ —————— 176

557 羊水过少的临床表现是什么？ —————— 177

558 羊水过少常用的辅助检查有哪些？ ———— 177

559 羊水过少对母儿有何影响？ ——————— 177

560 羊水过少终止妊娠的指征是什么，如何终止妊娠

方式？ ————————————————— 177

561 胎盘功能、胎儿正常的未足月妊娠合并羊水过少

如何处理？ —————————————— 178

第31章 脐带异常 —————————————— **178**

562 何谓脐带过短？ ———————————— 178

563 脐带过短有何危害？ —————————— 178

564 何谓脐带缠绕？ —————— 178

565 脐带缠绕的原因是什么？ —————— 179

566 脐带缠绕的临床特点有哪些？ —————— 179

567 如何处理脐带缠绕？ —————— 179

568 何谓球拍状胎盘？ —————— 179

569 何谓脐带帆状附着、前置血管？ —————— 179

570 前置血管有何危害？如何诊断前置血管？ —————— 179

571 何谓脐带扭转？有何危害？ —————— 180

572 何谓脐带先露？ —————— 180

573 何谓脐带脱垂？ —————— 180

574 脐带脱垂的高危因素有哪些？ —————— 180

575 如何诊断脐带脱垂？ —————— 180

576 如何处理脐带脱垂？ —————— 181

577 如何预防脐带脱垂？ —————— 181

578 何谓单脐动脉？有何危害？ —————— 181

第32章 胎膜早破 —————— **181**

579 何谓胎膜早破？ —————— 181

580 胎膜早破常见病因有哪些？ —————— 181

581 胎膜早破有何临床表现？ —————— 182

582 诊断胎膜早破常用哪些辅助检查？ —————— 182

583 羊膜腔感染如何诊断？ —————— 183

584 胎膜早破对母儿有何影响？ —————— 183

585 胎膜早破期待疗法的指征是什么？ —————— 183

586 期待疗法常用措施有哪些？ —————— 183

587 胎膜早破经阴道分娩的指征有哪些？ —————— 183

588 胎膜早破剖宫产的指征是什么？ —————— 184

589 如何预防胎膜早破？ —————— 184

第33章 胎儿生长受限 —————— **184**

590 何谓胎儿生长受限？ —————— 184

591 胎儿生长受限的常见病因是什么？————184

592 胎儿生长受限分为哪几种类型？————185

593 内因性均称型 FGR 有何特点？————185

594 外因性不均称型 FGR 有何特点？————185

595 外因性均称型 FGR 有何特点？————186

596 诊断胎儿生长受限的临床指标有哪些？————186

597 如何借助超声检查诊断胎儿生长受限？————186

598 孕期如何治疗胎儿生长受限？————187

599 FGR 继续妊娠的指征是什么？————187

600 FGR 终止妊娠的指征是什么？————187

601 FGR 阴道分娩的指征是什么？————187

602 FGR 剖宫产的指征是什么？————188

第34章　母儿血型不合————188

603 母儿血型不合的发病机制如何？————188

604 血型不合的种类有哪些？————188

605 何谓 ABO 血型不合？————188

606 何谓 Rh 血型不合？————189

607 孕期如何诊断母儿血型不合？————189

608 产后如何诊断母儿血型不合？————190

609 母儿血型不合孕期如何处理？————190

610 如何确定母儿血型不合患者终止妊娠的时间和
方式？————191

611 新生儿如何处理？————191

第35章　妊娠与病毒、细菌感染————191

612 何谓风疹？————191

613 妊娠合并风疹病毒感染的临床表现是什么？————191

614 何谓先天风疹综合征？————192

615 妊娠合并风疹病毒如何治疗？————192

616 如何预防妊娠合并风疹病毒？————192

617 巨细胞病毒感染与妊娠的相互关系是什么？ —— 192

618 巨细胞病毒的传播途径有哪些？ —— 192

619 妊娠合并巨细胞病毒感染的临床表现是什么？ —— 193

620 妊娠合并巨细胞病毒感染的临床表现及对妊娠、
胎儿的影响是什么？ —— 193

621 如何诊断巨细胞病毒感染？ —— 193

622 如何治疗妊娠合并巨细胞病毒感染？ —— 193

623 妊娠合并生殖器疱疹对胎儿、新生儿有何影响？ — 194

624 妊娠合并单纯疱疹病毒感染如何治疗？ —— 194

625 何谓弓形虫病？ —— 194

626 弓形虫病的传播途径有哪些？ —— 194

627 妊娠合并弓形虫病对妊娠有何影响？ —— 194

628 妊娠合并弓形虫病对胎婴儿有何影响？ —— 195

629 妊娠合并弓形虫病对胎婴儿如何治疗？ —— 195

630 弓形虫病如何预防？ —— 195

第36章 妊娠与性传播疾病 195

631 妊娠期沙眼衣原体感染治疗的意义是什么？ —— 195

632 CT感染的高危人群有哪些？ —— 196

633 妊娠期衣原体感染的处理原则是什么？ —— 196

634 妊娠期宫颈沙眼衣原体感染如何治疗？ —— 197

635 新生儿沙眼衣原体如何治疗？ —— 197

636 妊娠期宫颈沙眼衣原体感染如何随访？ —— 197

637 妊娠期下生殖道支原体感染的处理原则是什么？ — 197

638 梅毒的传播途径是怎样的？ —— 198

639 梅毒患者临床表现是什么？ —— 198

640 妊娠合并梅毒对胎儿及婴幼儿有何影响？ —— 199

641 梅毒胎盘有何病理特点？ —— 199

642 妊娠合并梅毒常做哪些实验室检查？ —— 199

643 孕妇早期梅毒如何治疗？ —— 200

644 孕妇晚期梅毒如何治疗？ —————————————— 200

645 先天梅毒如何治疗？ —————————————————— 200

646 梅毒的治愈标准是什么？ —————————————— 200

647 如何随访梅毒患者？ —————————————————— 201

648 何谓淋病？ —————————————————————— 201

649 淋病传播途径有哪些？ ——————————————— 201

650 淋病对妊娠、分娩有何影响？ ————————————— 201

651 淋病对胎儿新生儿有何影响？ ————————————— 202

652 怎样诊断淋病？ —————————————————— 202

653 妊娠合并淋病如何治疗？ —————————————— 202

654 淋菌产妇娩出的新生儿如何处理？ ————————— 203

655 淋病的治愈标准是什么？ —————————————— 203

656 生殖道尖锐湿疣的病因是什么？ ——————————— 203

657 生殖道尖锐湿疣传播途径有哪些？ ————————— 203

658 如何诊断生殖道尖锐湿疣？ ————————————— 203

659 妊娠合并尖锐湿疣对母儿有何影响？ ——————— 204

660 妊娠合并尖锐湿疣如何处理？ ————————————— 204

661 何谓艾滋病？ ——————————————————— 204

662 艾滋病的传播途径有哪些？ ————————————— 205

663 HIV 感染对母儿有何影响？ ————————————— 205

664 如何诊断 HIV 感染？ ———————————————— 205

665 如何治疗受 HIV 感染的孕产妇？ —————————— 205

666 治疗受 HIV 感染的孕产妇常用的药物有哪些？ —— 206

667 如何预防艾滋病？ ————————————————— 206

第37章　产力异常 ————————————————— **207**

668 子宫收缩力异常是如何分类的？ ——————————— 207

669 子宫收缩乏力的常见原因是什么？ —————————— 207

670 协调性宫缩乏力有何特点？ ————————————— 207

671 不协调性宫缩乏力有何特点？ ————————————— 207

672 何谓潜伏期延长？ —— 208

673 何谓活跃期延长？ —— 208

674 何谓活跃期停滞？ —— 208

675 何谓第二产程延长？ —— 208

676 何谓第二产程停滞？ —— 208

677 何谓胎头下降延缓？ —— 208

678 何谓胎头下降停滞？ —— 209

679 何谓滞产？ —— 209

680 宫缩乏力对胎儿有何影响？ —— 209

681 宫缩乏力对产妇有何影响？ —— 209

682 协调性宫缩乏力在第一产程如何处理？ —— 209

683 应用地西泮治疗宫缩乏力的机制是什么？ —— 210

684 协调性宫缩乏力第二产程如何处理？ —— 210

685 静脉滴注缩宫素的注意事项有哪些？ —— 210

686 协调性宫缩乏力第三产程如何处理？ —— 210

687 怎样处理不协调性宫缩乏力？ —— 210

688 协调性子宫收缩过强有何临床表现？ —— 210

689 协调性宫缩过强对产妇有何影响？ —— 211

690 协调性宫缩过强对胎儿有何影响？ —— 211

691 怎样处理协调性宫缩过强？ —— 211

692 强直性子宫收缩过强的原因是什么？ —— 211

693 强直性子宫收缩过强的临床表现是什么？ —— 211

694 怎样处理强直性子宫收缩过强？ —— 211

695 何谓子宫痉挛性狭窄环？ —— 212

696 子宫痉挛性狭窄环有何临床表现？ —— 212

697 怎样鉴别子宫痉挛性狭窄环与病理性缩复环？ —— 212

698 如何处理子宫痉挛性狭窄环？ —— 212

第38章 骨产道异常 —— 212

699 何谓狭窄骨盆？ —— 212

700 骨盆入口平面狭窄如何分级？如何选择分娩方式？ —— 213

701 中骨盆平面、骨盆出口平面狭窄如何分级？ —— 213

702 何谓漏斗骨盆？ —— 213

703 何谓均小骨盆？ —— 213

704 如何估计头盆关系？ —— 214

705 骨盆入口平面狭窄的常见临床表现有哪些？ —— 214

706 中骨盆、骨盆出口平面狭窄的常见临床表现有哪些？ —— 214

707 狭窄骨盆对产妇有何影响？ —— 214

708 狭窄骨盆对胎儿及新生儿有何影响？ —— 215

709 骨盆入口平面狭窄如何处理？ —— 215

710 均小骨盆如何处理？ —— 215

711 中骨盆平面狭窄如何处理？ —— 215

712 骨盆出口狭窄怎样处理？ —— 215

第39章 软产道异常 —— **216**

713 会阴坚韧如何处理？ —— 216

714 怎样处理外阴水肿？ —— 216

715 外阴瘢痕产妇怎样处理？ —— 216

716 阴道横隔产妇怎样处理？ —— 216

717 阴道纵隔产妇怎样处理？ —— 216

718 阴道狭窄产妇怎样处理？ —— 217

719 阴道尖锐湿疣产妇怎样处理？ —— 217

720 阴道囊肿和肌瘤产妇怎样处理？ —— 217

721 分娩过程中宫颈水肿如何处理？ —— 217

722 宫颈瘢痕产妇如何选择分娩方式？ —— 217

723 宫颈肌瘤产妇如何选择分娩方式？ —— 218

724 分娩过程中宫颈坚韧如何处理？ —— 218

725 宫颈癌产妇如何选择分娩方式？ —— 218

第40章 胎位异常及胎儿异常 —— **218**

726 何谓持续性枕后位、枕横位？ —— 218

727 持续性枕后位、枕横位的病因有哪些？ —— 218

728 持续性枕后位的临床表现是什么？ —— 219

729 持续性枕后位、枕横位的体征是什么？ —— 219

730 枕后位、枕横位的分娩机制如何？ —— 219

731 持续性枕后位、枕横位对产妇有何影响？ —— 220

732 持续性枕后位、枕横位对胎儿有何影响？ —— 220

733 持续性枕后位、枕横位在第一产程如何处理？ —— 220

734 持续性枕后位、枕横位在第二产程如何处理？ —— 220

735 持续性枕后位、枕横位在第三产程如何处理？ —— 220

736 何谓胎头高直位？ —— 221

737 胎头高直位的常见病因有哪些？ —— 221

738 如何诊断胎头高直位？ —— 221

739 如何处理胎头高直位？ —— 221

740 何谓前不均倾位？ —— 222

741 何谓后不均倾位？ —— 222

742 前不均倾位的临床表现有哪些？ —— 222

743 如何处理前不均倾位？ —— 222

744 何谓面先露？ —— 222

745 面先露常见病因是什么？ —— 223

746 如何诊断面先露？ —— 223

747 面先露如何与臀先露鉴别？ —— 223

748 颏右前位的分娩机制如何？ —— 224

749 颏后位的分娩机制如何？ —— 224

750 颏横位的分娩机制如何？ —— 224

751 面先露对产妇有何影响？ —— 224

752 面先露对胎儿及新生儿有何影响？ —— 224

753 怎样处理面先露？ —— 225

754 臀先露分为哪三种类型？ —— 225

755 臀先露常见原因有哪些？ —— 225

756 臀先露如何诊断？ ——————————— 225

757 臀先露对产妇有何影响？ ——————— 226

758 臀先露对胎儿及新生儿有何影响？ ——— 226

759 臀先露剖宫产的指征是什么？ ————— 226

760 臀先露第一产程如何处理？ —————— 226

761 臀先露第二产程如何处理？ —————— 227

762 臀先露分娩时注意事项有哪些？ ———— 227

763 臀先露第三产程如何处理？ —————— 227

764 纠正臀位的方法有哪些？ ——————— 227

765 臀围外倒转术方法及注意事项是什么？ — 228

766 何谓忽略性肩先露？ ————————— 228

767 何谓病理缩复环？ —————————— 228

768 肩先露的常见原因有哪些？ —————— 228

769 肩先露的临床表现是什么？ —————— 228

770 肩先露时腹部检查有何表现？ ————— 229

771 肩先露时肛门检查和阴道检查有何表现？ — 229

772 肩先露分娩期如何处理？ ——————— 229

773 何谓复合先露？ —————————— 230

774 复合先露的病因有哪些？ ——————— 230

775 复合先露的临床经过及对母儿影响是什么？ — 230

776 复合先露如何处理？ ————————— 230

777 试产中潜伏期及活跃期延长的处理是什么？ — 230

第41章　胎儿窘迫 ————————————— 231

778 何谓胎儿窘迫？ —————————— 231

779 胎儿窘迫分为哪两种类型？ —————— 231

780 胎儿窘迫的常见病因有哪些？ ————— 231

781 如何诊断急性胎儿窘迫？ ——————— 232

782 如何诊断慢性胎儿窘迫？ ——————— 232

783 如何处理急性胎儿窘迫？ ——————— 233

784 如何处理慢性胎儿窘迫？—————— 233

第42章　子宫破裂—————————— 233

785 何谓子宫破裂？ ————————— 233

786 子宫破裂常见原因有哪些？ ———— 234

787 子宫破裂如何分类？ ——————— 234

788 先兆子宫破裂有何表现？ ————— 234

789 不完全性子宫破裂有何表现？ ——— 235

790 完全性先兆子宫破裂有何表现？ —— 235

791 如何诊断子宫破裂？ ——————— 236

792 如何处理先兆子宫破裂？ ————— 236

793 如何处理子宫破裂？ ——————— 236

794 如何预防子宫破裂？ ——————— 236

第43章　产后出血—————————— 237

795 何谓产后出血？ ————————— 237

796 产后出血的常见原因有哪些？ ——— 237

797 宫缩乏力引起产后出血的常见病因有哪些？ —— 237

798 宫缩乏力引起产后出血的常见高危因素有哪些？ — 237

799 产道损伤引起产后出血的常见高危因素有哪些？ — 238

800 凝血功能障碍引起产后出血的常见高危因素
　　有哪些？ ——————————— 238

801 产后出血如何诊断？ ——————— 238

802 产后出血的临床表现是什么？ ——— 238

803 常用估计失血量的方法有哪些？ —— 239

804 休克指数与估计失血量的关系是什么？ —— 239

805 会阴裂伤如何分度？ ——————— 240

806 产后出血处理原则是什么？ ———— 240

807 治疗子宫收缩乏力所致产后出血常用药物及注意事项
　　是什么？ ——————————— 240

808 产后出血处理原则是什么？ ———— 241

809 产后出血常用手术治疗方法及注意事项有哪些？ —— 241

810 胎盘因素所致产后出血如何处理？ —— 242

811 会阴阴道裂伤如何处理？ —— 242

812 凝血功能障碍所致产后出血如何处理？ —— 242

813 出血性休克处理原则是什么？ —— 243

814 如何预防产后出血？ —— 243

第44章 羊水栓塞 —— **243**

815 何谓羊水栓塞？ —— 243

816 羊水栓塞的常见诱因有哪些？ —— 244

817 羊水栓塞的临床表现有哪些？ —— 244

818 诊断羊水栓塞常用哪些辅助检查？ —— 244

819 羊水栓塞如何抗过敏治疗？ —— 245

820 羊水栓塞如何缓解肺动脉高压？ —— 245

821 羊水栓塞如何抗休克治疗？ —— 245

822 DIC诊断标准是什么？ —— 246

823 羊水栓塞如何防治DIC？ —— 246

824 羊水栓塞如何预防肾衰竭？ —— 247

825 发生羊水栓塞时，应做哪些产科处理？ —— 247

第45章 子宫内翻 —— **247**

826 何谓子宫内翻？ —— 247

827 子宫内翻分类有哪些？ —— 247

828 子宫内翻的原因有哪些？ —— 248

829 子宫内翻时，机体发生哪些病理生理变化？ —— 248

830 子宫内翻的临床表现有哪些？ —— 249

831 如何诊断子宫内翻？ —— 249

832 子宫内翻需与哪些疾病鉴别？ —— 249

833 如何鉴别子宫内翻与子宫黏膜下肌瘤？ —— 249

834 如何鉴别子宫内翻与子宫脱垂？ —— 249

835 如何鉴别子宫内翻与胎盘嵌顿？ —— 250

836 如何处理子宫内翻？ ———— 250

837 子宫内翻的复位方法有哪些？ ———— 250

838 子宫内翻时如何进行手法复位？ ———— 250

839 子宫内翻时如何进行手术复位？ ———— 251

第46章　宫腔内感染 ———— **251**

840 何谓羊膜腔感染综合征？ ———— 251

841 羊膜腔感染的临床表现有哪些？ ———— 251

842 导致宫腔内感染的好发因素有哪些？ ———— 252

843 如何诊断临床型羊膜腔感染综合征？ ———— 253

844 如何诊断亚临床型羊膜腔感染综合征？ ———— 253

845 羊膜腔感染的并发症有哪些？ ———— 254

846 宫腔内感染如何选择抗生素？ ———— 254

847 宫腔内感染终止妊娠的时机如何选择？ ———— 254

848 宫腔内感染者产后如何处理？ ———— 255

第47章　产后异常 ———— **255**

849 何谓产褥感染？ ———— 255

850 何谓产褥病率？ ———— 255

851 产褥感染常见病原菌有哪些？ ———— 255

852 产褥感染的临床表现是什么？ ———— 255

853 产褥感染诊断要点有哪些？ ———— 256

854 产褥感染治疗原则是什么？ ———— 256

855 何谓晚期产后出血？ ———— 257

856 晚期产后出血的原因及临床表现有哪些？ ———— 257

857 子宫切口裂开原因是什么？ ———— 257

858 如何诊断晚期产后出血？ ———— 258

859 产后出血如何治疗？ ———— 258

860 何谓产褥中暑？ ———— 258

861 产褥中暑临床表现有哪些？ ———— 258

862 抢救产褥中暑成功的关键是什么？ ———— 259

863 产褥中暑的治疗原则是什么？ —————— 259

864 产褥中暑如何治疗？ ———————————— 259

865 何谓产褥期抑郁症？如何治疗？ ————— 259

866 产褥期抑郁症表现有哪些，如何诊断？ — 259

867 产褥期抑郁症如何治疗？ —————————— 260

868 何谓产后乳房炎？ ———————————— 260

869 产后乳房炎病因有哪些？ ———————— 260

870 产后乳房炎细菌入侵的途径是什么？ — 260

871 乳头炎和乳晕炎的病因是什么？ ————— 261

872 产后乳汁淤积的原因是什么？ —————— 261

873 乳头炎和乳晕炎的临床表现是什么？ —— 262

874 产后乳腺炎的临床表现有哪些？ ————— 262

875 早期乳腺炎临床表现有哪些？ —————— 262

876 乳腺蜂窝织炎的临床表现有哪些？ ——— 262

877 乳腺脓肿的临床表现是什么？ —————— 262

878 产后乳腺炎如何预防？ —————————— 263

879 产后乳腺炎常用的治疗措施有哪些？ —— 263

880 终止乳汁分泌的方法有哪些？ —————— 263

881 乳头皲裂如何治疗？ ———————————— 264

882 如何应用物理疗法治疗产后乳腺炎？ —— 264

883 产后乳腺炎手术治疗的适应证是什么？ — 264

884 产后乳腺炎手术治疗的方法有哪些？ —— 264

885 产后乳房胀痛如何治疗？ ———————— 265

886 乳汁不足的原因有哪些？ ———————— 265

887 如何解决乳汁不足？ ———————————— 265

第48章　产前诊断 ———————————— 265

888 何谓产前筛查？ ———————————————— 265

889 中孕期何时产前筛查？ —————————— 266

890 何谓先天愚型？ ———————————————— 266

891 何谓神经管畸形？ —————————— 266

892 怎样进行产前筛查？ —————————— 266

893 产前筛查注意事项有哪些？ ——————— 266

894 在产前筛查中β-HCG有何意义？ ————— 267

895 如何对筛查结果进行解释，其处理原则是什么？ — 267

896 何谓产前诊断？ —————————— 267

897 产前诊断的指征有哪些？ ——————— 267

898 产前诊断方法有哪些？ ———————— 268

899 创伤性产前诊断常用的取材方法有哪些？ —— 268

900 非创伤性产前诊断方法有哪些？ ————— 269

901 羊膜腔穿刺的基本原则有哪些？ ————— 269

902 羊膜腔穿刺前需做哪些准备工作？ ———— 269

903 如何进行羊膜腔穿刺？ ———————— 269

904 羊膜腔穿刺的注意事项和并发症是什么？ —— 270

905 何谓遗传咨询？ —————————— 270

906 遗传咨询的对象有哪些？ ——————— 271

907 遗传咨询内容有哪些？ ———————— 271

908 如何进行遗传咨询？ ————————— 271

909 如何判断近亲结婚对遗传病的影响程度？ —— 272

第49章　产科麻醉与止痛 ————————— 272

910 分娩疼痛的产生原因是什么？ —————— 272

911 分娩疼痛的产生机制是什么？ —————— 272

912 分娩疼痛所致的不良影响有哪些？ ———— 273

913 理想的分娩镇痛应具备哪些条件？ ———— 273

914 分娩镇痛的意义是什么？ ——————— 274

915 分娩镇痛的禁忌证有哪些？ —————— 274

916 常用的分娩镇痛方法有哪些？ —————— 275

917 常用的非药物分娩镇痛法有哪些？ ———— 275

918 水针分娩镇痛的机制及方法是什么？ ——— 275

919 常用的镇痛药物有哪些？ —————— 275

920 药物分娩镇痛的方法有哪些？ —————— 276

921 吸入性麻醉镇痛常用药物及特点是什么？ —— 276

922 局部麻醉镇痛有哪几种方法？ —————— 277

923 分娩镇痛的时机如何选择？ —————— 277

924 椎管内给药与分娩镇痛的关系如何？ —————— 277

925 椎管内给药行分娩镇痛的方式有哪些？ —— 278

926 药物分娩镇痛的并发症有哪些？ —————— 278

第50章 产科手术 —————— 278

927 会阴切开的目的及分类是什么？ —————— 278

928 会阴切开的适应证有哪些？ —————— 278

929 会阴侧 - 斜切开时如何麻醉？ —————— 278

930 如何做会阴侧斜切开（左侧）？ —————— 279

931 如何做会阴正中切开？ —————— 279

932 会阴切开术后注意事项有哪些？ —————— 280

933 何谓外阴及阴道血肿？ —————— 280

934 如何治疗外阴及阴道血肿？ —————— 280

935 吸引器助产术的目的是什么？ —————— 280

936 吸引器助产术的适应证有哪些？ —————— 280

937 吸引器助产术的禁忌证有哪些？ —————— 281

938 吸引器助产术的手术条件有哪些？ —————— 281

939 吸引器助产术的手术步骤是怎样的？ —————— 281

940 吸引器助产术的注意事项有哪些？ —————— 282

941 吸引器助产术的并发症有哪些？ —————— 282

942 产钳助产术的目的是什么？ —————— 283

943 产钳助产术分为哪几类？ —————— 283

944 产钳助产术的适应证有哪些？ —————— 283

945 产钳助产术的禁忌证有哪些？ —————— 283

946 产钳助产术前需做哪些准备工作？ —————— 284

947 产钳助产术的手术步骤是怎样的？———— 284

948 产钳助产术的注意事项有哪些？———— 285

949 产钳助产术的并发症有哪些？———— 285

950 剖宫产术的适应证是什么？———— 286

951 前次剖宫产史孕妇经阴试产注意事项有哪些？—— 286

952 剖宫产术的术前需做哪些准备工作？———— 286

953 剖宫产术的手术方式分为几种？———— 287

954 如何做剖宫产术？———— 287

955 剖宫产术中胎头娩出困难时如何处理？———— 288

956 剖宫产术后如何处理？———— 288

957 人工剥离胎盘术的适应证有哪些？———— 289

958 人工剥离胎盘术何时需要麻醉？———— 289

959 怎样人工剥离胎盘？———— 289

960 人工剥离胎盘术的注意事项有哪些？———— 289

961 髂内动脉结扎术的适应证有哪些？———— 290

962 髂内动脉结扎术的注意事项有哪些？———— 290

963 如何行髂内动脉结扎术？———— 290

964 妊娠期宫颈环扎术的适应证有哪些？———— 291

965 妊娠期宫颈环扎术的时机如何选择？———— 291

966 妊娠期如何行宫颈环扎术？———— 291

967 妊娠期宫颈环扎术后的注意事项有哪些？—— 291

968 臀牵引术的适应证有哪些？———— 291

969 如何行臀牵引术？———— 292

970 臀牵引术后需做哪些工作？———— 293

第51章　催产与引产 ———————————— 293

971 何谓催产？———— 293

972 催产常用的方法有哪些？———— 293

973 如何应用缩宫素催产？———— 293

974 如何应用人工剥膜和破膜催产？———— 294

975 应用地西泮催产的机制及方法是什么？ —— 294

976 应用乳头刺激法催产的机制是什么？ —— 294

977 如何针刺穴位催产？ —— 294

978 何谓妊娠晚期引产？ —— 295

979 引产的适应证是什么？ —— 295

980 引产的禁忌证是什么？ —— 295

981 引产前应做何准备？ —— 295

982 何时需促宫颈成熟？促宫颈成熟常用的药物
有哪些？ —— 296

983 PG 促宫颈成熟的主要机制是什么？ —— 296

984 可控释地诺前列酮栓用于引产有何优点？ —— 296

985 如何应用可控释地诺前列酮栓？ —— 297

986 如何应用米索前列醇在妊娠晚期促宫颈成熟？ —— 297

987 应用前列腺素制剂促宫颈成熟的注意事项是什么？ —— 297

988 缩宫素静脉滴注引产有何特点？ —— 298

989 缩宫素引产的使用方法及剂量是什么？ —— 298

990 缩宫素引产的注意事项有哪些？ —— 298

991 人工破膜术引产特点及注意事项是什么？ —— 299

992 常用的机械性扩张法促宫颈成熟的机制和缺点
有哪些？ —— 299

993 引产中如何进行产程管理？ —— 299

第二篇　妇科

第52章　外阴及阴道炎症 —— 303

994 何谓非特异性外阴炎？ —— 303

995 非特异性外阴炎的常见症状是什么？ —— 303

996 非特异性外阴炎的常见体征是什么？ —— 303

997 诊断非特异性外阴炎常用哪些辅助检查？ —— 303

998 非特异性外阴炎的诊断要点是什么？——————— 303

999 如何治疗非特异性外阴炎？————————— 304

1000 诊断前庭大腺炎常用的辅助检查有哪些？——— 304

1001 前庭大腺炎的诊断要点是什么？——————— 304

1002 前庭大腺炎的治疗原则是什么？——————— 304

1003 前庭大腺脓肿切开引流术及造口术术后如何处理？ 304

1004 滴虫阴道炎的传播途径有哪些？——————— 305

1005 滴虫阴道炎与妇产科常见的哪些疾病相关？——— 305

1006 滴虫阴道炎的主要临床表现有哪些？————— 305

1007 滴虫阴道炎的确诊方法是什么？——————— 305

1008 如何治疗滴虫阴道炎？————————— 306

1009 滴虫阴道炎患者的性伴侣如何治疗？————— 306

1010 妊娠合并滴虫阴道炎如何治疗？——————— 306

1011 滴虫阴道炎患者哺乳期如何治疗？—————— 306

1012 外阴阴道假丝酵母菌病的分类是什么？———— 306

1013 何谓单纯性外阴阴道假丝酵母菌病？————— 307

1014 何谓复杂性外阴阴道假丝酵母菌病？————— 307

1015 外阴阴道假丝酵母菌病常用的实验室检查方法
有哪些？————————————— 307

1016 外阴阴道假丝酵母菌病的临床表现有哪些？—— 307

1017 外阴阴道假丝酵母菌病的治疗原则是什么？—— 308

1018 单纯性外阴阴道假丝酵母菌病如何治疗？—— 308

1019 重度外阴阴道假丝酵母菌病如何治疗？———— 308

1020 妊娠期外阴阴道假丝酵母菌病如何治疗？——— 309

1021 复发性外阴阴道假丝酵母菌病如何治疗？——— 309

1022 外阴阴道假丝酵母菌病治疗后怎样随访？——— 309

1023 细菌性阴道炎诊断标准有哪些？——————— 310

1024 细菌性阴道炎与其他阴道炎的鉴别诊断要点
有哪些？————————————— 310

1025 细菌性阴道炎如何治疗？ —————— 310

1026 萎缩性阴道炎如何诊断及治疗？ ————— 311

1027 外阴硬化性苔藓的病理变化是什么？ —————— 311

第53章 盆腔炎性疾病及生殖器结核 ————— **312**

1028 何谓盆腔炎性疾病？ ————— 312

1029 盆腔炎性疾病常见的病原体有哪些？ ————— 312

1030 盆腔炎性疾病的感染途径有哪些？ ————— 312

1031 导致急性盆腔炎的病因有哪些？————— 312

1032 2010年美国CDC盆腔炎性疾病最低诊断标准
有哪些？ —————— 313

1033 2010年美国CDC盆腔炎性疾病附加诊断标准
有哪些？ —————— 313

1034 2010年美国CDC盆腔炎性疾病特异性诊断标准
有哪些？ —————— 313

1035 盆腔炎性疾病的诊断要点是什么？ ————— 313

1036 盆腔炎性疾病后遗症的诊断要点是什么？ ————— 314

1037 急性盆腔炎的临床诊断标准是什么 ————— 314

1038 盆腔炎性疾病住院治疗指征是什么？ ————— 314

1039 盆腔炎性疾病的基本治疗措施是什么？ ————— 314

1040 如何对盆腔炎性疾病患者进行非药物治疗？ ———— 315

1041 盆腔炎性疾病使用抗生素的基本原则如何？ ———— 315

1042 国内盆腔炎性疾病使用抗生素的常用配伍方案
有哪些？ —————— 315

1043 2010年美国CDC推荐的治疗盆腔炎性疾病选择抗
生素方案有哪些？ —————— 316

1044 盆腔炎性疾病患者的性伴侣何时需治疗，其治疗
方案如何？ —————— 317

1045 盆腔炎性疾病手术治疗指征有哪些？ ———— 317

1046 盆腔炎性疾病手术治疗方式有哪些？ ———— 317

1047 盆腔炎性疾病后遗症治疗的基本原则是什么？ —— 317

1048 盆腔炎性疾病后遗症的治疗措施有哪些？ —— 317

1049 盆腔炎性疾病后遗症手术治疗指征有哪些？ —— 318

1050 盆腔炎性疾病后遗症手术治疗方式有哪些？ —— 318

1051 妊娠期盆腔炎性疾病如何治疗？ —— 318

1052 盆腔结核的诊断要点是什么？ —— 318

1053 生殖器结核子宫输卵管碘油造影的征象有

哪些？ —— 318

1054 盆腔结核治疗原则是什么？ —— 319

1055 盆腔结核药物治疗方案有哪些？ —— 319

1056 生殖器结核的手术指征是什么？ —— 319

1057 如何对盆腔结核治疗效果进行判定？ —— 319

第54章　宫颈肿瘤 —— 320

1058 宫颈上皮内瘤变分哪几级？ —— 320

1059 诊断宫颈上皮内瘤变常用的辅助检查有哪些？ —— 320

1060 宫颈上皮内瘤变的治疗方案是什么？ —— 320

1061 宫颈癌发病的相关因素有哪些？ —— 321

1062 宫颈癌的症状有哪些？ —— 321

1063 宫颈癌的体征是什么？ —— 322

1064 宫颈癌好发部位在哪里？ —— 322

1065 何谓鳞状上皮化生？ —— 322

1066 何谓鳞状上皮化？ —— 322

1067 子宫颈癌是如何形成的？ —— 323

1068 子宫颈癌的病理类型有哪些？ —— 323

1069 鳞状细胞浸润癌巨检分型如何？ —— 323

1070 宫颈癌的转移途径有哪些？ —— 323

1071 宫颈癌的FIGO临床分期怎样？ —— 324

1072 宫颈癌的诊断方法有哪些？ —— 324

1073 宫颈癌的手术治疗方法有哪些？如何选择？ —— 325

1074 妊娠合并宫颈癌如何处理？ —————— 325

1075 何谓宫颈残端癌？如何处理？ —————— 326

第55章 子宫肿瘤————————————— **326**

1076 何谓子宫肌瘤？ ————————————— 326

1077 子宫肌瘤的类型有哪些？ ————————— 326

1078 特殊病理组织类型的子宫肌瘤有哪些？ —— 326

1079 何谓子宫肌瘤变性？ —————————— 327

1080 子宫肌瘤变性的种类有哪些？ —————— 327

1081 子宫肌瘤病理检查巨检有何表现？ ———— 328

1082 子宫肌瘤病理检查镜下有何表现？ ———— 328

1083 子宫肌瘤的临床症状有哪些？ —————— 328

1084 子宫肌瘤的体征有哪些？ ————————— 329

1085 子宫肌瘤需与哪些疾病鉴别？如何鉴别？ — 329

1086 子宫肌瘤的治疗原则有哪些？ —————— 330

1087 子宫肌瘤药物治疗的指征是什么？常用药物有
哪些？ ——————————————————— 330

1088 子宫肌瘤何时行期待治疗？ ——————— 330

1089 子宫肌瘤手术的指征是什么？手术方式有哪些？ — 330

1090 子宫肌瘤患者行子宫肌瘤剔除术的条件是什么？ — 330

1091 子宫肌瘤治疗进展有哪些？ ——————— 331

1092 子宫肌瘤合并妊娠处理原则是什么？ ———— 331

1093 子宫内膜癌FIGO分期是什么？ —————— 331

1094 子宫内膜癌的临床症状及体征有哪些？ —— 332

1095 子宫内膜癌如何分类？ ————————— 332

1096 如何诊断子宫内膜癌？ ————————— 332

1097 子宫内膜癌的转移途径有哪些？ ————— 333

1098 子宫内膜癌的治疗原则有哪些？ ————— 333

1099 子宫内膜癌的手术治疗方案如何？ ———— 333

1100 子宫内膜癌手术加放射治疗的指征是什么？ —— 334

1101 子宫内膜癌手术加放射治疗的指征是什么？ —— 334

1102 子宫内膜癌的药物治疗指征及常用药物是什么？ — 334

1103 如何预防子宫内膜癌？ —— 334

1104 子宫内膜癌术后如何随访？ —— 334

1105 何谓子宫肉瘤？ —— 335

1106 子宫肉瘤的组织学来源有哪些？ —— 335

1107 子宫肉瘤的临床分期是什么？ —— 335

1108 子宫肉瘤的转移途径和临床表现是什么？ —— 335

1109 子宫肉瘤的治疗原则是什么？ —— 336

第56章　卵巢肿瘤 —————————— **337**

1110 从组织学来源看卵巢肿瘤如何分类？ —— 337

1111 卵巢上皮性瘤分为哪几类？ —— 337

1112 生殖细胞肿瘤分为哪几类？ —— 337

1113 性索间质肿瘤分为哪几类？ —— 337

1114 诊断卵巢肿瘤的标志物有哪些？ —— 337

1115 良恶性卵巢肿瘤如何鉴别？ —— 337

1116 卵巢肿瘤常见并发症有哪些？ —— 338

1117 卵巢良性肿瘤的治疗原则是什么？ —— 338

1118 卵巢恶性肿瘤的手术-病理分期如何？ —— 339

1119 卵巢恶性肿瘤的转移途径有哪些？ —— 339

1120 卵巢恶性肿瘤的治疗原则是什么？ —— 339

1121 卵巢恶性肿瘤术后如何随访？复诊检查内容有哪些？ 340

1122 何谓复发性卵巢恶性肿瘤？ —— 340

1123 卵巢恶性肿瘤复发的迹象和证据有哪些？ —— 340

1124 怎样降低卵巢恶性肿瘤复发和未控？ —— 340

1125 卵巢恶性肿瘤复发和未控是如何分型的？ —— 341

1126 复发性卵巢恶性肿瘤治疗前应做哪些准备？ —— 341

1127 复发性卵巢恶性肿瘤治疗时主要考虑哪些因素？ — 341

1128 复发性卵巢恶性肿瘤手术治疗的目的是什么？ —— 342

1129 复发性卵巢恶性肿瘤手术治疗的种类有哪些？ —— 342

1130 复发性卵巢恶性肿瘤手术治疗选择的原则
是什么？ —— 342

第57章 葡萄胎 —————————————————— **343**

1131 何谓妊娠滋养细胞疾病？ —— 343

1132 妊娠滋养细胞疾病有何特点？ —— 343

1133 何谓葡萄胎？ —— 343

1134 葡萄胎分为哪两种类型，如何鉴别？ —— 343

1135 葡萄胎病理组织学有何特点？ —— 344

1136 完全性葡萄胎临床表现有哪些？ —— 344

1137 葡萄胎的自然转归如何？ —— 345

1138 葡萄胎局部侵犯和远处转移的高危因素
是什么？ —— 345

1139 葡萄胎的诊断要点有哪些？ —— 345

1140 葡萄胎的治疗原则是什么？ —— 345

1141 葡萄胎吸宫术注意事项有哪些？ —— 346

1142 葡萄胎子宫切除的适应证是什么？ —— 346

1143 葡萄胎预防性化疗适应证及化疗方案是什么？ —— 346

1144 葡萄胎合并黄素囊肿如何处理？ —— 346

1145 葡萄胎如何随访？如何避孕？ —— 346

第58章 妊娠滋养细胞肿瘤 ————————————— **347**

1146 何谓妊娠滋养细胞肿瘤？ —— 347

1147 葡萄胎后妊娠滋养细胞肿瘤的诊断标准是什么？ —— 347

1148 非葡萄胎后妊娠滋养细胞肿瘤的诊断标准是什么？ —— 347

1149 侵蚀性葡萄胎病理特点有哪些？ —— 348

1150 绒毛膜癌病理特点有哪些？ —— 348

1151 侵蚀性葡萄胎有哪些临床表现？ —— 348

1152 如何诊断侵蚀性葡萄胎？ —— 349

1153 妊娠滋养细胞肿瘤解剖学分期是什么？ —— 349

1154 妊娠滋养细胞肿瘤改良FIGO预后评分系统是什么？ —— 349

1155 妊娠滋养细胞肿瘤治疗原则是什么？ ———— 350

1156 对妊娠滋养细胞肿瘤患者怎样进行随访？ —— 350

第59章　功能失调性子宫出血 ———— **350**

1157 功能失调性子宫出血的定义是什么？ ———— 350

1158 功能失调性子宫出血如何分类？ ———— 351

1159 无排卵型功血的特点是什么？ ———— 351

1160 有排卵型功血的特点是什么？ ———— 351

1161 黄体功能异常引起的排卵型功血的特点是什么？ — 351

1162 诊断功血时询问病史的注意事项有哪些？ —— 352

1163 诊断功血时体格检查的内容有哪些？ ———— 352

1164 诊断功血时需做哪些辅助检查？ ———— 352

1165 功能失调性子宫出血的诊断步骤有哪些？ —— 353

1166 功能失调性子宫出血的处理原则是什么？ —— 353

1167 无排卵性功血患者如何止血治疗？ ———— 353

1168 无排卵性功血患者如何调节月经周期？ ——— 355

1169 无排卵性功血患者何时手术治疗，常用的手术治疗
方案有哪些？ ———— 356

1170 有排卵型功血月经过多时如何治疗？ ———— 356

1171 有排卵型功血月经间期出血时如何治疗？ —— 356

第60章　高催乳素血症 ———— **357**

1172 高催乳素血症的定义是什么？ ———— 357

1173 人体如何分泌和调节催乳素？ ———— 357

1174 催乳素有什么生理功能？ ———— 357

1175 PRL 在生理情况下有哪些变化？ ———— 358

1176 HPRL 的原因有哪些？ ———— 359

1177 HPRL 的生理性原因有哪些？ ———— 359

1178 HPRL 的药物性原因有哪些？ ———— 359

1179 HPRL 的病理性原因有哪些？ ———— 360

1180 HPRL 的特发性原因有哪些? ———————— 361

1181 高催乳素血症的临床症状有哪些? ————— 361

1182 垂体腺瘤的压迫症状有哪些? ——————— 361

1183 高催乳素血症的影像学检查有哪些? ———— 362

1184 高催乳素血症的内分泌检查有哪些? ———— 362

1185 HPRL 的治疗目标是什么? ————————— 362

1186 如何制定 HPRL 的治疗方案? ——————— 362

1187 HPRL 的应用多巴胺受体激动药治疗指征及常用
药物是什么? ————————————————— 363

1188 如何应用溴隐亭治疗 HPRL 及注意事项是什么? — 363

1189 药物治疗后怎样随诊? ———————————— 364

1190 HPRL 的手术适应证是什么? ——————— 365

1191 HPRL 的手术禁忌证是什么? ——————— 365

1192 HPRL 的手术并发症是什么? ——————— 365

1193 HPRL 手术治疗后如何进行随访和处理? ——— 366

第61章　闭经 ———————————————— 366

1194 何谓原发性闭经? ——————————————— 366

1195 何谓继发性闭经? ——————————————— 366

1196 闭经的分类有哪些? —————————————— 366

1197 下丘脑功能性闭经的原因有哪些? ———————— 367

1198 基因缺陷性闭经的常见原因有哪些? ————— 367

1199 器质性闭经的常见原因有哪些? ——————— 367

1200 药物性闭经的常见原因有哪些? ——————— 368

1201 垂体性闭经常见原因有哪些? ——————— 368

1202 卵巢性闭经的常见原因是什么? ——————— 368

1203 先天性性腺发育不全所致卵巢性闭经是如何分
类的? ——————————————————— 369

1204 何谓酶缺陷导致的卵巢性闭经? ——————— 369

1205 何谓卵巢抵抗综合征? ———————————— 369

1206 何谓卵巢早衰？ —————————— 369

1207 子宫性闭经是如何分类的？ ———————— 370

1208 何谓MRKH综合征？ ———————————— 370

1209 何谓雄激素不敏感综合征？ ——————— 370

1210 宫腔粘连引起闭经的常见原因有哪些？ —— 370

1211 下生殖道发育异常性闭经常见原因是什么？ —— 370

1212 雄激素水平升高引发闭经常见疾病有哪些？—— 371

1213 何谓PCOS？ ——————————————— 371

1214 分泌雄激素的卵巢肿瘤有哪些？ ————— 371

1215 何谓卵泡膜细胞增殖症？ ————————— 371

1216 何谓先天性肾上腺皮质增生症（CAH）？ —— 371

1217 引起闭经的甲状腺疾病有哪些？ ————— 372

1218 如何诊断闭经？ —————————————— 372

1219 什么是孕激素试验？ ——————————— 373

1220 孕激素试验方法有哪些？ ————————— 373

1221 什么是雌、孕激素序贯试验？ ——————— 373

1222 什么是垂体兴奋试验（又称GnRH刺激试验）？ —— 373

1223 各种激素参考值及临床意义是什么？ ——— 374

1224 闭经的治疗措施是什么？ ————————— 374

1225 闭经的病因治疗措施有哪些？ ——————— 374

1226 何时应用雌激素和（或）孕激素治疗闭经？
治疗方案如何？ —————————————— 375

1227 青春期性幼稚患者闭经的治疗方案如何？ —— 375

1228 成人低雌激素血症所致的闭经的治疗方案是
怎样的？ ————————————————— 375

1229 激素治疗的注意事项是什么？ ——————— 375

1230 针对疾病病理、生理紊乱所致闭经的内分泌治疗
方法有哪些？ ——————————————— 376

1231 闭经患者何时诱发排卵治疗，方案怎样？ —— 376

第62章 多囊卵巢综合征 —————————— **376**

1232 何谓多囊卵巢综合征？ —————————— 376

1233 PCOS的病因是什么？ ————————————— 376

1234 多囊卵巢综合征的临床症状有哪些？ ————————— 377

1235 多囊卵巢综合征的重要辅助检查有哪些？ ————— 377

1236 多囊卵巢综合征的诊断标准有哪些？ ————— 377

1237 多囊卵巢综合征的诊断标准中如何判断稀发排卵或

无排卵？ ————————————————— 378

1238 雄激素水平升高的表现是什么？ ————————— 378

1239 彩超检查多囊卵巢（PCOS）诊断标准是什么？ — 378

1240 多囊卵巢综合征诊断的排除标准有哪些？ ————— 378

1241 青春期PCOS的诊断标准是什么？ ————————— 379

1242 PCOS的合并症包括什么？ —————————————— 379

1243 多囊卵巢综合征的一般治疗措施是什么？ ————— 379

1244 多囊卵巢综合征患者如何进行药物治疗？ ————— 379

1245 多囊卵巢综合征患者应用二线促排卵药物的适应证

是什么？ ————————————————— 380

1246 多囊卵巢综合征患者应用二线促排卵药物的禁忌证

是什么？ ————————————————— 380

1247 多囊卵巢综合征患者口服避孕药的益处有哪些？ — 380

1248 多囊卵巢综合征患者口服避孕药的注意事项

有哪些？ ————————————————— 380

1249 腹腔镜下卵巢打孔术（LOPD）促使排卵的适应证

是什么？ ————————————————— 380

1250 LOPD的促排卵机制是什么？ ————————————— 381

1251 LOPD可能出现的问题有哪些？ ————————————— 381

1252 PCOS患者进行体外受精-胚胎移植的适应证

是什么？ ————————————————— 381

1253 PCOS患者进行体外受精-胚胎移植的机制是什么？ — 381

1254 PCOS 患者进行体外受精-胚胎移植可能出现的问题
及解决方法？———————————————— 381

第63章　围绝经期综合征———————————— 381

1255 何谓围绝经期？ ———————————————— 381
1256 围绝经期综合征典型临床表现有哪些？ ———— 382
1257 性激素替代治疗适应证有哪些？ ——————— 382
1258 性激素替代治疗禁忌证有哪些？ ——————— 383
1259 围绝经期何时开始激素治疗？ ———————— 383
1260 围绝经期激素治疗的慎用情况有哪些？ ———— 383
1261 围绝经期激素治疗做哪些准备？ ——————— 383
1262 围绝经期激素治疗的注意事项有哪些？ ———— 384
1263 激素治疗的方案有哪些？ —————————— 384
1264 雌激素用药剂量如何？ ——————————— 384
1265 雌激素用药途径有哪些？ —————————— 385
1266 孕激素用药剂量及用药途径是什么？ ————— 385

第64章　子宫内膜异位症———————————— 386

1267 子宫内膜异位症定义是什么？ ———————— 386
1268 子宫内膜异位症的主要特点有哪些？ ————— 386
1269 子宫内膜异位症的临床表现是什么？ ————— 386
1270 子宫内膜异位症的体征有哪些？ ——————— 387
1271 诊断子宫内膜异位症常用哪些辅助检查？ ——— 387
1272 子宫内膜异位症的临床病理类型有哪些？ ——— 387
1273 何谓腹膜型内异症？ ———————————— 387
1274 何谓卵巢型内异症？ ———————————— 387
1275 何谓深部浸润型内异症？ —————————— 388
1276 子宫内膜异位症如何诊断？ ————————— 388
1277 子宫内膜异位症治疗的目的是什么？ ————— 388
1278 为子宫内膜异位症患者制定治疗方案时主要考虑
哪些因素？ ————————————————— 388

1279 子宫内膜异位症药物治疗方法有哪些？ —————— 389

1280 子宫内膜异位症手术治疗方式有哪些？ —————— 389

1281 子宫内膜异位症药物治疗目的是什么？ —————— 389

1282 子宫内膜异位症药物治疗注意事项有哪些？ ——— 389

1283 治疗子宫内膜异位症常用药物有哪些？ —————— 389

1284 口服避孕药治疗子宫内膜异位症的治疗方案、作用
机制以及不良反应是什么？ —————————————— 390

1285 孕激素受体水平拮抗药治疗子宫内膜异位症的治疗
方案、作用机制以及不良反应是什么？ —————— 390

1286 高效孕激素治疗子宫内膜异位症的治疗方案、作用
机制以及不良反应是什么？ —————————————— 390

1287 雄激素衍生物治疗子宫内膜异位症的治疗方案、作
用机制以及不良反应是什么？ —————————————— 390

1288 促性腺激素释放激素激动药（GnRH-α）治疗子宫内膜
异位症的治疗方案、作用机制以及不良反应是什么？ — 391

1289 何谓GnRH-α+ 反向添加（Add-back）方案？ ——— 391

1290 痛经的治疗原则是什么？ ———————————————— 391

1291 痛经的常用治疗药物方案有哪些？ —————————— 392

1292 何谓内异症复发？ ———————————————————— 392

1293 内异症复发如何治疗？ ————————————————— 392

1294 什么条件下需警惕内异症恶变？ ——————————— 392

1295 何谓不典型内异症？ —————————————————— 393

1296 不典型内异症的诊断标准是什么？ —————————— 393

1297 何谓子宫腺肌病？ ———————————————————— 393

1298 子宫腺肌病临床表现有哪些？ ————————————— 393

1299 如何诊断子宫腺肌病？ ————————————————— 394

1300 子宫腺肌病怎样治疗？ ————————————————— 394

第65章 女性生殖器官发育异常 ———————————— **394**

1301 女性生殖器官发育异常有何表现？ —————————— 394

1302 何谓处女膜闭锁？ —————— 395

1303 如何诊断处女膜闭锁？ —————— 395

1304 如何处理处女膜闭锁？ —————— 395

1305 阴道发育异常常见的类型有哪些？ —————— 395

1306 何谓先天性无阴道？ —————— 395

1307 如何诊断先天性无阴道？ —————— 396

1308 如何治疗先天性无阴道？ —————— 396

1309 阴道闭锁是怎样形成的？ —————— 396

1310 如何诊断阴道闭锁？ —————— 396

1311 如何治疗阴道闭锁？ —————— 396

1312 阴道横隔是怎样形成的？ —————— 396

1313 如何治疗阴道横隔？ —————— 397

1314 阴道纵隔是怎样形成的？ —————— 397

1315 如何治疗阴道纵隔？ —————— 397

1316 子宫未发育或发育不全包括哪几种情况？ —————— 397

1317 先天性无子宫是怎样形成的？ —————— 398

1318 如何诊断先天性无子宫？ —————— 398

1319 如何治疗先天性无子宫？ —————— 398

1320 始基子宫是怎样形成的？ —————— 398

1321 如何诊断始基子宫？ —————— 398

1322 如何处理始基子宫？ —————— 399

1323 何谓子宫发育不良？ —————— 399

1324 如何诊断子宫发育不良？ —————— 399

1325 如何治疗子宫发育不良？ —————— 399

1326 子宫发育异常包括哪几种情况？ —————— 399

1327 何谓双子宫？ —————— 399

1328 如何诊断双子宫？ —————— 400

1329 如何治疗双子宫？ —————— 400

1330 何谓双角子宫和鞍状子宫？ —————— 400

1331 如何诊断双角子宫和鞍状子宫？ —————— 400

1332 如何处理双角子宫和鞍状子宫？ —————— 401

1333 何谓中隔子宫？ —————————————— 401

1334 如何诊断中隔子宫？ —————————————— 401

1335 如何处理中隔子宫？ —————————————— 401

1336 何谓单角子宫？ —————————————— 402

1337 如何诊断单角子宫？ —————————————— 402

1338 如何处理单角子宫？ —————————————— 402

1339 何谓残角子宫？ —————————————— 402

1340 如何诊断残角子宫？ —————————————— 402

1341 如何处理残角子宫？ —————————————— 403

1342 输卵管发育异常包括哪几种情况？ —————— 403

1343 卵巢发育异常包括哪几种情况？ —————— 404

第66章　女性盆底功能障碍性疾病、损伤性疾病 —————— 404

1344 何谓子宫脱垂？ —————————————— 404

1345 子宫脱垂的原因有哪些？ —————————— 404

1346 子宫脱垂临床如何分度？ —————————— 404

1347 子宫脱垂的临床表现有哪些？ —————————— 405

1348 子宫脱垂的非手术治疗方式有哪些？ —————— 405

1349 子宫脱垂的手术治疗方式有哪些？ —————— 405

1350 阴道前壁脱垂临床如何分度？ —————————— 406

1351 何谓压力性尿失禁？ —————————————— 406

1352 压力性尿失禁的病因有哪些？ —————————— 406

1353 压力性尿失禁的发病机制是什么？ —————— 406

1354 压力性尿失禁如何诊断？ —————————— 406

1355 压力性尿失禁非手术疗法有哪些？ —————— 407

1356 压力性尿失禁手术疗法有哪些？ —————— 407

1357 如何诊断陈旧性会阴Ⅲ度裂伤？ —————— 408

1358 如何预防陈旧性会阴Ⅲ度裂伤？ —————— 408

1359 如何治疗陈旧性会阴Ⅲ度裂伤？ —————— 409

1360 如何诊断子宫穿孔？ —————— 409

1361 如何预防子宫穿孔？ —————— 409

1362 如何治疗子宫穿孔？ —————— 410

1363 如何诊断宫腔粘连？ —————— 410

1364 如何预防宫腔粘连？ —————— 411

1365 如何治疗宫腔粘连？ —————— 411

1366 外阴血肿的临床表现是什么？ —————— 411

1367 如何治疗外阴血肿？ —————— 411

1368 外阴阴道裂伤的临床表现是什么？ —————— 412

1369 如何治疗外阴阴道裂伤？ —————— 412

1370 肛肠裂伤的临床表现是什么？ —————— 412

1371 如何治疗肛肠裂伤？ —————— 412

1372 尿道前庭裂伤的临床表现是什么？ —————— 412

1373 如何治疗尿道前庭裂伤？ —————— 412

第67章 不孕症 —————— **413**

1374 不孕症的定义是什么？ —————— 413

1375 不孕症如何分类？ —————— 413

1376 女性不孕的因素有哪些？ —————— 413

1377 男性不育的因素有哪些？ —————— 413

1378 男女双方不孕的因素有哪些？ —————— 414

1379 女方的检查有哪些？ —————— 414

1380 何谓性交后精子穿透力试验？ —————— 415

1381 男方的检查有哪些？ —————— 415

1382 辅助生殖技术有哪些？ —————— 415

1383 女性不孕如何治疗？ —————— 415

1384 何谓人工授精？ —————— 416

1385 何谓体外受精与胚胎移植？ —————— 417

1386 体外受精与胚胎移植的适应证是什么？ —————— 417

1387 如何做体外受精与胚胎移植？ —————— 417

1388 体外受精与胚胎移植常见并发症有哪些？ ———— 417

第68章 计划生育 ———————————————— 417

1389 计划生育的具体内容是什么？ —————— 417

1390 目前常用避孕方法有哪些？———————— 418

1391 甾体激素药物避孕的原理是什么？ ————— 418

1392 常用避孕药物有哪些？———————————— 418

1393 目前常用的短效口服避孕药有哪些及其主要成分
是什么？ ————————————————————— 418

1394 短效口服避孕药的用法及用量如何？ ————— 419

1395 目前常用探亲避孕药物有哪些？其主要成分及
用法是怎样的？ ————————————————— 420

1396 目前常用长效避孕针剂有哪些？其主要成分及
用法是怎样的？ ————————————————— 420

1397 药物避孕的禁忌证是什么？ —————————— 421

1398 服用避孕药物的停药指征有哪些？ —————— 421

1399 使用口服避孕药时的注意事项是什么？ ———— 422

1400 服用避孕药的不良反应有哪些？怎样处理？ —— 423

1401 停药后多长时间可恢复排卵？ ————————— 424

1402 长期应用是否引起妇科癌症的发生？ ————— 424

1403 长期用药是否引起血栓性疾病？ ——————— 424

1404 长期用药是否影响子代发育？ ————————— 425

1405 外用避孕药具有哪些？ ———————————— 425

1406 何谓紧急避孕？ ———————————————— 425

1407 紧急避孕的适应证有哪些？ —————————— 425

1408 紧急避孕的禁忌证有哪些？ —————————— 425

1409 紧急避孕方法有哪些？ ———————————— 426

1410 紧急避孕需注意什么问题？ —————————— 426

1411 目前常用节育器有哪些？各有哪些优点？——— 427

1412 宫内节育器的避孕机制是什么？——— 427

1413 放置宫内节育器（IUD）的禁忌证有哪些？—— 428

1414 哪些人适合放置宫内节育器？——— 428

1415 宫内节育器的放置时间怎样？——— 428

1416 放置IUD前需要做哪些检查？——— 428

1417 放置节育器后应告知患者哪些注意事项？——— 429

1418 放置IUD后随访内容有哪些？——— 429

1419 宫内节育器放置后并发症有哪些？——— 429

1420 宫内节育器的不良反应是什么？——— 430

1421 如何放置宫内节育器？——— 430

1422 取出宫内节育器的适应证是什么？——— 430

1423 取出宫内节育器的禁忌证是什么？——— 430

1424 何时取出宫内节育器？——— 430

1425 如何取出宫内节育器？——— 431

1426 取出宫内节育器的注意事项有哪些？——— 431

1427 米非司酮配伍米索前列醇流产的适应证是什么？—— 431

1428 米非司酮配伍米索前列醇流产的禁忌证是什么？—— 431

1429 米非司酮配伍米索前列醇流产时如何用药？——— 432

1430 药物流产的并发症、不良反应及相应处理措施
是什么？——— 432

1431 何谓人工流产？——— 432

1432 负压吸引术的适应证是什么？——— 432

1433 负压吸引术的禁忌证是什么？——— 432

1434 如何做负压吸引术？——— 433

1435 人工流产的并发症及相应处理措施有哪些？——— 433

1436 何谓输卵管绝育术？——— 434

1437 经腹输卵管结扎术的适应证有哪些？——— 434

1438 经腹输卵管结扎术的禁忌证有哪些？————— 435

1439 经腹腔镜输卵管结扎术的禁忌证有哪些？————— 435

1440 输卵管结扎术后如何处理？————— 435

1441 计划生育措施如何选择？————— 435

第一篇

产 科

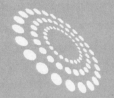

第1章 产科基础

1 早期妊娠有哪些临床表现？

① 停经：停经是妊娠最早和最重要的症状。生育年龄已婚妇女，平时月经周期规则，一旦月经过期10d或以上，应疑为妊娠。

② 早孕反应：约半数妇女于停经6周左右出现头晕、乏力、嗜睡、食欲缺乏、厌恶油腻或恶心、晨起呕吐等症状，称早孕反应。

③ 尿频：妊娠早期增大的前倾子宫在盆腔内压迫膀胱而出现尿频。

④ 乳房的变化：可有乳房胀痛、刺痛和乳头疼痛。妊娠8周以后，可见乳房增大、丰满，乳头、乳晕皮肤色素沉着，乳晕的皮脂腺肥大，出现结节状隆起，称为蒙氏结节（Montgomery's tubercles）。

⑤ 妇科检查：妊娠6～8周阴道窥见阴道壁和子宫颈充血，呈紫蓝色。双合诊检查子宫颈变软，子宫峡部极软，有子宫颈与子宫体似不相连的感觉，称为黑加征（Hegar sign）。随妊娠进展，宫体增大变软，至妊娠8周宫体约为非孕宫体的2倍，妊娠12周时约为非孕宫体的3倍。

2 诊断早期妊娠常用哪些辅助检查？

（1）妊娠试验　孕妇尿液含有HCG，检测为阳性，可协助诊断早期妊娠。

（2）超声检查

① B型超声显像法：是检查早期妊娠快速准确的方法。在增大的子宫轮廓中，见到来自羊膜囊的圆形光环（妊娠环）。最

早在妊娠5周时见到妊娠环。若在妊娠环内见到有节律的胎心搏动和胎动，可确诊为早期妊娠、活胎。

② 超声多普勒法：在增大的子宫区内，用超声多普勒仪能听到有节律、单一高调的胎心音，可确诊为早期妊娠且为活胎，最早出现在妊娠7周时。

（3）宫颈黏液检查　早孕时量少黏稠，涂片干燥光镜下见排列成行的椭圆体。

（4）基础体温　双相型体温的妇女出现高温相持续18d不下降者，早孕的可能性很大。

3　中、晚期妊娠有哪些临床表现？

① 子宫增大。

② 胎动：胎儿在子宫内冲击子宫壁的活动称胎动（fetal movement，FM）。妊娠12周后可用听诊器经孕妇腹壁听及胎动，孕妇于妊娠18～20周开始自觉胎动，胎动每小时3～5次。妊娠周数越多，胎动越活跃，但至妊娠末期胎动渐减少。

③ 胎体妊娠：20周以后，经腹壁可触到子宫内的胎体。妊娠24周以后，可触及圆而硬有浮球感的胎头、宽而平坦的胎背、宽而软且形状略不规则的胎臀、小且有不规则活动的胎儿肢体。

④ 胎儿心音：妊娠18～20周用听诊器经孕妇腹壁能听到胎儿心音。正常胎心率120～160次/分。妊娠24周以前，胎儿心音多在脐下正中或稍偏左或右听到；妊娠24周以后，胎儿心音多在胎背所在侧听得最清楚。

4　何谓胎姿势、胎产式、胎方位、胎先露？

① 胎姿势：为胎儿在子宫内的姿势。胎儿在子宫内的姿势为胎头俯屈，颏部贴近胸壁，脊柱略前弯，四肢屈曲交叉于胸腹前，其体积及体表面积均明显缩小，整个胎体成为头端小、臀端大的椭圆形，以适应妊娠晚期椭圆形宫腔的形状。

② 胎产式：胎体纵轴与母体纵轴的关系称胎产式。两轴平

行者为纵产式，两轴垂直者为横产式，两轴交叉成锐角者称斜产式，以纵产式最常见。

③ 胎方位：胎儿先露部的指示点与母体骨盆的关系称胎方位。枕先露以枕骨为指示点，面先露以颏骨、臀先露以骶骨、肩先露则以肩胛骨为指示点。头先露、臀先露各有6种胎方位，肩先露则为4种。

④ 胎先露：最先进入骨盆入口的胎儿部分叫胎先露。纵产式为头先露及臀先露；横产式为肩先露。臀先露又分为混合臀先露、单臀先露、单足先露、双足先露。

5 胎儿心音需与哪些音响相鉴别？如何鉴别？

胎儿心音需与子宫杂音、腹主动脉音、胎动音及脐带杂音鉴别。子宫杂音为血液流过扩大的子宫血管时出现的吹风样低音响。腹主动脉音为"咚咚"样强音调，两种杂音均与孕妇的脉搏数相一致。胎动音为强弱不一的无节律音响。脐带杂音为脐带血流受阻出现的与胎心率一致的吹风样低音响。

6 何时进行产前检查？

产前检查从确诊妊娠，即从早期妊娠开始。孕26周以前，每3～4周一次；孕26周以后，每2周一次；孕36周以后，每周一次。高危病例根据病情酌情增加产前检查次数。

7 首次产前检查时应做哪些检查？

① 详细询问病史：包括年龄、孕产次、职业、本次妊娠经过、月经婚姻史、既往孕产史、丈夫健康状况、家族史、有无遗传病和出生缺陷等。

② 全身体格检查：包括步态、发育、营养状态、血压、体重、心肺、肝脾检查。

③ 妇科检查：子宫大小是否符合孕月、软产道和骨盆腔内有无异常。

8 孕期为何进行骨盆测量？何时测量？

骨盆大小和形状是决定胎儿能否经阴道分娩的重要因素之一，故骨盆测量为产前检查必不可少的项目。骨盆测量的时间宜在30～34周。

9 如何进行骨盆外测量？各条经线的正常值是多少？

① 髂棘间径：孕妇取伸腿仰卧位，测量两髂前上棘外缘的距离，正常值23～26cm。

② 髂嵴间径：孕妇取伸腿仰卧位，测量两髂嵴外缘的距离，正常值25～28cm。

③ 骶耻外径：孕妇取左侧卧位，右腿伸直，左腿屈曲，测量耻骨联合上缘中点至第五腰椎棘突下凹陷处的距离，正常值18～20cm。此径线可间接推测骨盆入口前后径长度。

④ 坐骨结节间径：孕妇呈仰卧位，两腿弯曲双手抱双膝，测量两坐骨结节内缘间的距离，正常值8.5～9.5cm。此径线直接了解骨盆出口横径长度。

⑤ 出口后矢状径：当出口横径小于8cm时，应测后矢状径。此时嘱孕妇取膝胸或左侧卧位，检查者右手示指戴指套并涂润滑油后，伸入肛门，指腹朝骶骨方向与拇指共同协作找到骶尾关节后予以标记。若骶尾关节已固定，则以尾骨尖为标记，测量从标记处至出口横径中点间的距离，即为后矢状径。若后矢状径与出口横径之和大于15cm，则出口可通过正常足月胎儿。

⑥ 耻骨弓角度：孕妇呈仰卧位，两腿弯曲分开，检查者左右两拇指尖斜着对拢，放置于耻骨联合下缘，左右两拇指平放于耻骨降支上面，测量两拇指间的角度，正常值为90°，小于80°为不正常。此角度可反映出口横径的宽度。

10 如何进行骨盆内测量？

内测量能较准确地经阴道测知骨盆大小，适用于骨盆外测量有狭窄者。测量时孕妇取膀胱截石位，检查者戴消毒手套并涂以润滑油或肥皂液，动作要轻柔。

① 骶耻内径（又称对角径）：耻骨联合下缘至骶岬上缘中点的距离，正常值为 12.5 ~ 13cm。此值减去 1.5 ~ 2cm 得出真结合径长度（即骨盆入口前后径）。真结合径正常距离约为 11cm（骶耻内径若≤11.5cm，则真结合径必＜10cm，是诊断骨盆入口狭窄的重要依据）。

② 坐骨棘间径：中骨盆平面的横径，测量两坐骨棘间的距离，正常值约为 10cm。测量方法是一手示指、中指放入阴道内，向侧后分别触及两坐骨棘，估计其间的距离。

③ 坐骨切迹宽度：坐骨棘与骶骨下部同侧边缘间的距离，即骶棘韧带宽度，它代表中骨盆平面后矢状径。将阴道内手指置于骶棘韧带上移动，坐骨切迹宽度能容纳 2 横指（为 5.5 ~ 6cm）者为正常，小于 2 横指者考虑中骨盆平面狭窄。

11 孕前和孕期保健的目的是什么？

孕前和孕期保健的目的是降低孕产妇死亡和出生缺陷的重要措施。

12 何谓孕前保健？

孕前保健是通过评估和改善计划妊娠夫妇的健康状况，降低或消除导致出生缺陷等不良妊娠结局的危险因素，预防出生缺陷发生，提高出生人口素质，是孕期保健的前移。

13 对计划妊娠的夫妇应进行哪些方面的孕前健康教育及指导？

遵循普遍性指导和个性化指导相结合的原则，对计划妊娠的夫妇进行孕前健康教育及指导，主要内容包括：①有准备、有计划的妊娠，避免高龄妊娠。②合理营养，控制体重增加。③补充叶酸 0.4 ~ 0.8mg/d 或经循证医学验证的含叶酸的复合维生素。既往发生过神经管缺陷（NTD）的孕妇，则需每天补充叶酸4mg。④有遗传病、慢性疾病和传染病而准备妊娠的妇女，应予以评估并指导。⑤合理用药，避免使用可能影响胎儿正常发育的药物。⑥避免接触生活及职业环境中的有毒有害物质（如放射线、高温、铅、汞、苯、砷、农药等），避免密切接触宠物。⑦改变不良的生活习惯（如吸烟、酗酒、吸毒等）及生活方式；避免高强度的工作、高噪声环境和家庭暴力。⑧保持心理健康，解除精神压力，预防孕期及产后心理问题的发生。⑨合理选择运动方式。

14 如何评估孕前高危因素？

① 询问准备妊娠夫妇的健康状况。②评估既往慢性疾病史、家族和遗传病史，不宜妊娠者应及时告之。③详细了解不良孕产史。④生活方式、饮食营养、职业状况及工作环境、运动（劳动）情况、家庭暴力、人际关系等。

15 孕前需做哪些身体检查？

① 包括测量血压、体重，计算体质指数（BMI），BMI=体重（kg）/身高（m）^{2}。②常规妇科检查。

16 孕前需做哪些辅助检查？

（1）必查项目　包括以下项目：①血常规；②尿常规；③血型（ABO和Rh）；④肝功能；⑤肾功能；⑥空腹血糖；⑦HBsAg；⑧梅毒螺旋体；⑨HIV筛查；⑩宫颈细胞学检查（1年内未查者）。

（2）备查项目　包括以下项目：①弓形虫、风疹病毒、巨细胞病毒和单纯疱疹病毒（TORCH）筛查。②宫颈阴道分泌物检查（阴道分泌物常规、淋球菌、沙眼衣原体）。③甲状腺功能检测。④地中海贫血筛查（广东、广西、海南、湖南、湖北、四川、重庆等地）。⑤75g口服葡萄糖耐量试验（OGTT；针对高危妇女）。⑥血脂检查。⑦妇科超声检查。⑧心电图检查。⑨胸部

X线检查。

17 孕期保健的特点是什么？

孕期保健的主要特点是要求在特定的时间，系统提供有证可循的产前检查项目。产前检查的时间安排要根据产前检查的目的来决定。

18 孕期在何时做产前检查？

产前检查孕周分别是：妊娠6～13周$^{+6}$，14～19周$^{+6}$，20～24周，24～28周。30～32周，33～36周，37～41周。有高危因素者，酌情增加次数。

19 首次产前检查（妊娠6～13周$^{+6}$）需做哪些方面的健康教育和指导？

① 流产的认识和预防。

② 营养和生活方式的指导（卫生、性生活、运动锻炼、旅行、工作）。

③ 继续补充叶酸0.4～0.8mg/d至孕3个月，有条件者可继续服用含叶酸的复合维生素。

④ 避免接触有毒有害物质（如放射线、高温、铅、汞、苯、砷、农药等），避免密切接触宠物。

⑤ 慎用药物，避免使用可能影响胎儿正常发育的药物。

⑥ 必要时，孕期可接种破伤风或流感疫苗。

⑦ 改变不良的生活习惯（如吸烟、酗酒、吸毒等）及生活方式；避免高强度的工作、高噪声环境和家庭暴力。

⑧ 保持心理健康，解除精神压力，预防孕期及产后心理问题的发生。

20 首次产前检查（妊娠6～13周$^{+6}$）需做哪些方面常规保健？

① 建立孕期保健手册。

② 仔细询问月经情况：确定孕周，推算预产期。

③ 评估孕期高危因素：孕产史，特别是不良孕产史如流产、早产、死胎、死产史，生殖道手术史，有无胎儿畸形或幼儿智力低下。孕前准备情况。本人及配偶家族史和遗传病史。注意有无妊娠合并症，如慢性高血压、心脏病、糖尿病、肝肾疾病、系统性红斑狼疮、血液病、神经和精神疾病等，及时请相关学科会诊，不宜继续妊娠者应告知并及时终止妊娠；高危妊娠继续妊娠者，评估是否转诊。本次妊娠有无阴道出血，有无可能致畸的因素。

④ 身体检查：包括测量血压、体重，计算BMI；常规妇科检查（孕前3个月未做者）；胎心率测定（采用多普勒听诊，妊娠12周左右）。

21 首次产前检查（妊娠6～13周$^{+6}$）需做哪些辅助检查？

（1）必查项目　①血常规；②尿常规；③血型（ABO和Rh）；④肝功能；⑤肾功能；⑥空腹血糖；⑦HBsAg；⑧梅毒螺旋体；⑨HIV筛查。（注：孕前6个月已查的项目，可以不重复检查。）

（2）备查项目　①丙型肝炎病毒（HCV）筛查。②抗D滴度检查（Rh阴性者）。③75g OGTT（高危孕妇或有症状者）。④地中海贫血筛查（广东、广西、海南、湖南、湖北、四川、重庆等地）。⑤甲状腺功能检测。⑥血清铁蛋白（血红蛋白＜105g/L者）。⑦结核菌素（PPD）试验（高危孕妇）。⑧宫颈细胞学检查（孕前12个月未检查者）。⑨宫颈分泌物检测淋球菌和沙眼衣原体（高危孕妇或有症状者）。⑩细菌性阴道病（BV）的检测（早产史者）。⑪胎儿染色体非整倍体异常的早孕期母体血清学筛查［妊娠相关血浆蛋白A（PAPP-A）］和游离β-HCG。妊娠10～13周$^{+6}$。注意事项：空腹；超声检查确定孕周；确定抽血当天的体重。高危者，可考虑绒毛活检或联合中孕期血清学筛查结果再决定羊膜腔穿刺检查。⑫超声检查。在早孕期行超声检查以确定宫内妊娠和孕周，胎儿是否存活，胎儿数目或双胎绒毛膜性质，子宫附件情况。在妊娠11～13周$^{+6}$超声检查测量胎儿颈后透明层厚度（nuchal translucellcy，NT）；核定孕周。⑬心电图检查。

22 妊娠14～19周$^{+6}$需做哪些方面健康教育及指导？

① 流产的认识和预防。

② 妊娠生理知识。

③ 营养和生活方式的指导。

④ 中孕期胎儿染色体非整倍体异常筛查的意义。

⑤ 血红蛋白＜105g/L，血清铁蛋白＜12μg/L，补充元素铁60～100mg/d。

⑥ 开始补充钙剂，600mg/d。

23 妊娠14～19周$^{+6}$需做哪些方面常规保健？

① 分析首次产前检查的结果。

② 询问阴道出血、饮食、运动情况。

③ 身体检查，包括血压、体重，评估孕妇体重增长是否合理；宫底高度和腹围，评估胎儿体重增长是否合理；胎心率测定。

24 妊娠14～19周$^{+6}$需做哪些辅助检查？

（1）必查项目　无。

（2）备查项目　①胎儿染色体非整倍体异常的中孕期母体血清学筛查（妊娠15～20周，最佳检测孕周为16～18周）。注意事项：同早孕期血清学筛查。②羊膜腔穿刺检查胎儿染色体核型（妊娠16～21周；针对预产期时孕妇年龄≥35岁或高危人群）。

25 妊娠20～24周需做哪些方面健康教育及指导？

① 早产的认识和预防。

② 营养和生活方式的指导。

③ 胎儿系统超声筛查的意义。

26 妊娠20 ~ 24周需做哪些方面常规保健?

① 询问胎动、阴道出血、饮食、运动情况。

② 身体检查同妊娠14 ~ 19周[+6]产前检查。

27 妊娠20 ~ 24周需做哪些方面辅助检查?

（1）必查项目　①胎儿系统超声筛查（妊娠18 ~ 24周），筛查胎儿的严重畸形。②血常规、尿常规。

（2）备查项目　宫颈评估（超声测量宫颈长度）。

28 妊娠24 ~ 28周需做哪些方面健康教育及指导?

① 早产的认识和预防。

② 妊娠期糖尿病（GDM）筛查的意义。

29 妊娠24 ~ 28周需做哪些方面常规保健?

① 询问胎动、阴道出血、宫缩、饮食、运动情况。

② 身体检查同妊娠14 ~ 19周[+6]产前检查。

30 妊娠24 ~ 28周需做哪些辅助检查?

（1）必查项目　①GDM筛查。先行50g葡萄糖筛查（GCT），如血糖≥7.2mmol/L、≤11.1mmol/L，则进行75g OGTT；若≥11.1mmol/L。则测定空腹血糖。国际最近推荐的方法是可不必先行50g GCT，有条件者可直接行75g OGTT，其正常上限为空腹血糖5.1mmol/L，1h血糖为10.0mmol/L，2h血糖为8.5mmol/L。或者通过检测空腹血糖作为筛查标准。②尿常规。

（2）备查项目　①抗D滴度检查（Rh阴性者）。②宫颈阴道分泌物检测胎儿纤维连接蛋白（fFN）水平（早产高危者）。

31 妊娠30 ～ 32周需做哪些方面健康教育及指导？

① 分娩方式指导。

② 开始注意胎动。

③ 母乳喂养指导。

④ 新生儿护理指导。

32 妊娠30 ～ 32周需做哪些方面常规保健？

① 询问胎动、阴道出血、宫缩、饮食、运动情况。

② 身体检查同妊娠14 ～ 19周$^{+6}$产前检查；胎位检查。

33 妊娠30 ～ 32周需做哪些方面辅助检查？

（1）必查项目 ①血常规、尿常规。②超声检查：胎儿生长发育情况、羊水量、胎位、胎盘位置。

（2）备查项目 早产高危者，超声测量宫颈长度或宫颈阴道分泌物检测fFN水平。

34 妊娠33 ～ 36周需做哪些方面健康教育及指导？

① 分娩前生活方式的指导。

② 分娩相关知识（临产的症状、分娩方式指导、分娩镇痛）。

③ 新生儿疾病筛查。

④ 抑郁症的预防。

35 妊娠33 ～ 36周需做哪些常规保健？

① 询问胎动、阴道出血、宫缩、皮肤瘙痒、饮食、运动、分娩前准备情况。

② 身体检查同妊娠30 ～ 32周产前检查。

36 妊娠33 ～ 36周需做哪些辅助检查？

（1）必查项目 尿常规。

（2）备查项目　①妊娠35～37周B组链球菌（GBS）筛查：具有高危因素的孕妇（如合并糖尿病、前次妊娠出生的新生儿有GBS感染等），取肛周与阴道下1/3的分泌物培养。②妊娠32～34周肝功能、血清胆汁酸检测[妊娠期肝内胆汁淤积症（ICP）高发病率地区的孕妇]。③妊娠34周开始电子胎心监护（无负荷试验，NST）检查（高危孕妇）。④心电图复查（高危孕妇）。

37 妊娠37～41周需做哪些方面健康教育及指导？

① 分娩相关知识（临产的症状、分娩方式指导、分娩镇痛）。
② 新生儿免疫接种指导。
③ 产褥期指导。
④ 胎儿宫内情况的监护。
⑤ 妊娠≥41周，住院并引产。

38 妊娠37～41周需做哪些方面常规保健？

① 询问胎动、宫缩、见红等。
② 身体检查同妊娠30～32周产前检查；行宫颈检查及Bishop评分。

39 妊娠37～41周需做哪些辅助检查？

（1）必查项目　①超声检查：评估胎儿大小、羊水量、胎盘成熟度、胎位和脐动脉收缩期峰值和舒张末期流速之比（S/D比值）等。②NST检查（每周1次）。
（2）备查项目　无。

40 孕期需常规检查弓形虫、巨细胞病毒和单纯疱疹病毒血清学筛查吗？试说明理由。

目前，对这3种病原体没有成熟的筛查手段，孕妇血清学特异性抗体检测均不能确诊孕妇何时感染、胎儿是否受累以及有无远期后遗症，也不能依据孕妇的血清学筛查结果来决定是否需要终止妊娠。建议孕前筛查或孕期有针对性地筛查，不宜对所有的孕妇进行常规筛查，以免给孕妇带来心理恐惧和不必要的干预。

41 孕期需常规检查BV吗？

妊娠期BV的发生率为10%～20%，与早产有关，早产高危孕妇可筛查BV，但不宜针对所有孕妇进行常规BV筛查。

42 每次产前检查时需检查尿蛋白和血常规吗？

不需要每次产前检查时进行尿蛋白和血常规检查，但妊娠期高血压疾病和妊娠期贫血的孕妇可反复进行尿蛋白和血常规检查。

43 孕前不同BMI孕妇孕期体重增长范围及速度是多少？

为了减少母儿并发症、获得良好的妊娠结局，基于多年临床医学研究，美国医学研究院（Institute of Medicine，IOM）于2009年制定了不同妊娠阶段的孕妇体重增长适宜范围。妊娠早期（最初3个月）体重平均增加0.5～2.0kg，孕妇合理体重增加范围与其孕前体重指数有关，详见表1。我国目前尚无孕妇合理体重增加推荐范围。经过我们的研究，IOM的推荐范围适合中国人。

表1 单胎妊娠孕妇孕期体重增加建议

组别	孕期体重增加/kg	妊娠中晚期每周体重增加/kg
低体重（BMI＜18.5kg/m²）	12.5～18.0	0.51
正常体重（BMI 18.5～24.9kg/m²）	11.5～16.0	0.42
超重（BMI 25～29.9kg/m²）	7.0～11.5	0.28
肥胖（BMI≥30kg/m²）	5.0～9.0	0.22

2009年美国IOM对多胎妊娠孕妇孕期体重增长建议范围如

下：孕前正常体重的孕妇，孕期体重增长范围为17.0～25kg，孕前体重超重孕妇为14.0～23.0kg，孕前肥胖孕妇为11.0～19kg。

44 妊娠期进行超声、X线摄片及MRI检查是否安全？

目前关于妊娠期超声、X线摄片、MRI检查的安全性已达成如下共识，见表2。

表2 妊娠期影像学检查的共识

影像学类型	共　　识
超声	目前没有报道证明超声影像学检查，包括多普勒对胎儿的有不良影响。孕期超声检查没有禁忌，并且应尽可能取代X线摄片用作胎儿影响学检查的首选方法[①]
X线摄片	单次X线摄片检查不会对胎儿造成损害，胎儿暴露于5rads以下的吸收剂量并不增加胎儿的畸形以及妊娠丢失；当辐射剂量超过15rads以上畸变风险才显著增加[②]
MRI	尽管尚无MRI对胎儿不良影响的报道，但英国国立放射防护局明确反对在孕早期使用MRI[③]

① American College of Obstetricians and Gynecologists，ACOG。
② 美国国立辐射委员会、ACOG及美国放射学会。
③ ACOG及英国国立放射防护局。

45 临床上如何根据尺测和手测子宫底高度来简易判断正常孕妇妊娠周数？

临床上常根据尺测和手测子宫底高度来简易判断正常孕妇妊娠周数方法具体见表3。

表3 不同妊娠周数的子宫底高度及子宫长度

妊娠周数	手测子宫底高度	尺测子宫底高度/cm
12周末	耻骨联合上2～3横指	
16周末	脐耻之间	
20周末	脐下1横指	18

续表

妊娠周数	手测子宫底高度	尺测子宫底高度/cm
24周末	脐上1横指	24
28周末	脐上3横指	26
32周末	脐与剑突之间	29
36周末	剑突下2横指	32
40周末	脐与剑突之间或略高	33

46 四步触诊法的操作步骤是什么？

第一步：检查者双手置于子宫底部，手测宫底高度，估计宫底高度与孕周是否相符，再以双手指腹交替轻推，分辨宫底处是胎体的哪一部分，圆而硬且有浮球感的为胎头，宽而软且不规则的为胎臀。

第二步：检查者双手置于腹部左右侧，一手固定，另一手深按，两手交替进行。分辨胎背及胎儿四肢各在母体腹壁的哪一侧，平坦饱满者为胎背，高低不平、有结节者为胎儿肢体。

第三步：检查者右手拇指与其余四指分开，置于耻骨联合上方，握住先露部，进一步判断先露是头还是臀；再左右推动先露部，以确定是否入盆，能被推动提示未入盆，反之提示已衔接。

第四步：两手分别插入先露部两侧，向骨盆入口深按，再一次核对先露部的诊断是否正确，并确定先露部入盆程度。

47 胎儿身长、体重计算公式是什么？

① 妊娠20周前：身长=妊娠月数的平方（cm）；体重=妊娠月数的立方×2（g）。

② 妊娠20周后：身长=妊娠月数×5（cm）；体重=妊娠月数的立方×3（g）。

48 胎头各径线起点及妊娠足月时正常值为何？

①双顶径：两顶骨隆突间的距离，是胎头最大横径，平均值约为9.3cm。②枕额径：又称前后径，从鼻根至枕骨隆突的距离，胎头以此衔接，平均值约为11.3cm。③枕下前囟径：前囟门的中央至枕骨隆突下方的距离，胎头俯屈后以此径通过产道，平均值约为9.5cm。④枕额径：又称大斜径，颏骨下方中央至后囟顶部的距离，平均值约为13.3cm。

49 怎样进行胎儿生物物理评分？

1980年Manning指出利用胎儿电子监护仪与B型超声联合监测胎儿宫内缺氧情况。5项指标包括：无应激试验（NST）、胎儿呼吸样运动（FBM）、胎动（FM）、胎儿肌张力（FT）及羊水容量（AFV）。每项2分，满分10分。

50 胎儿生物物理相评分的标准是什么？

胎儿生物物理相评分的标准见表4。

表4　MANNING评分法

指标	22分（正常）	0分（异常）
NST（20min）	≥2次胎动，FHR加速，振幅≥15次/分，持续≥15s	<2次胎动，FHR加速，振幅<15次/分，持续<15s
FBM（30min）	≥1次，持续≥30s	无或持续<30s
FM（30min）	≥3次躯干和肢体活动（连续出现计1次）	≤2次躯干和肢体活动
FT	≥1次躯干伸展后恢复到屈曲，手指摊开合拢	无活动，肢体完全伸展，伸展缓解，部分恢复到屈曲
AFV	≥1个羊水暗区，最大羊水池垂直ϕ≥2cm	无或最大羊水池垂直ϕ<2cm

51 进行胎儿生物物理相评分有何意义？

8～10分无急慢性缺氧，6～8分可能有急性或慢性缺氧，4～6分有急性或慢性缺氧，2～4分有急性缺氧伴慢性缺氧，0分有急慢性缺氧。

52 新生儿Apgar评分的标准如何？

新生儿Apgar评分的标准见表5。

表5 新生儿Apgar评分

体征	应得分数		
	0分	1分	2分
每分钟心率	0	少于100次	100次及以上
呼吸	0	浅慢且不规则	佳
肌张力	松弛	四肢稍屈	四肢活动
喉反射	无反射	有些动作	咳嗽、恶心
皮肤颜色	苍白	青紫	红润

53 对新生儿进行Apgar评分的意义是什么？

新生儿Apgar评分法用以判断有无新生儿窒息及窒息的严重程度，是以出生后一分钟时的心率、呼吸、肌张力、喉反射、皮肤颜色5项体征为依据，每项为0～2分。满分10分，属正常新生儿。7～9分为轻度窒息，需一般处理。4～7分为中度窒息，需清理呼吸道、吸氧等治疗。0～3为重度窒息，必须紧急抢救，缺氧重需再次评分。

54 怎样进行新生儿复苏？

新生儿复苏见图1。

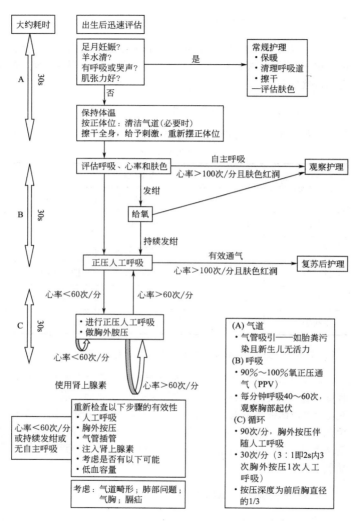

图1 新生儿复苏

55 何谓无应激试验?

孕期未临产时进行的监护,通过胎动时胎心率的变化,了解胎儿的储备能力。称为无应激试验(non stress test, NST)。NST主要从5个方面评价和分析胎儿监护曲线:基线率、基线变异、20min内胎动次数、胎动后胎心率加速幅度、胎动后胎心率加速持续时间。

56 无应激试验反应型诊断标准是什么?

20min内有3次以上的胎动,胎动时胎心率加速≥15次/分,持续时间≥15s为NST反应型。

57 无应激试验无反应型诊断标准是什么?

若胎动时无胎心率加速,胎动时胎心率加速<15次/分,持续时间<15s为NST无反应型。

58 何谓缩宫素激惹试验?

缩宫素激惹试验(oxytocin challenge test, OCT)又称宫缩应激试验(contraction stress test, CST),通过缩宫素诱导宫缩观察20min内宫缩时胎心率的变化,了解胎盘一过性缺氧的负荷变化,测定胎儿的储备能力。

59 宫缩应激试验诊断标准是什么?

若10min内连续出现3次以上晚期减速,胎心基线变异减少(<5次/分),胎动后无胎心率加速为OCT阳性,提示胎盘功能减退;若胎心率基线无晚期减速,胎动后胎心好胎心率加速为OCT阴性,提示胎盘功能良好,1周内胎儿无死亡危险。

60 胎儿电子监护的评价指标有哪些?

胎儿电子监护(electronic fetal monitoring, EFM)的评价指

标有胎心基线、胎心变异、胎心加速、胎心减速。

61 何谓胎心基线？

长期以来我国教科书正常胎心基线的定义是120～160次/分，低于或超出上述标准为异常。但临床上常有基线低于120次/分而胎心加速和变异均良好的EFM图形被诊断为胎儿窘迫，并因此行急诊剖宫产术，无形中增加了剖宫产率，而新生儿却无任何宫内缺氧的表现。经过长期临床实践验证，随着孕周增加，妊娠足月时胎心率呈现下降趋势，目前大多数国家采用的正常胎心率基线的定义是110～160次/分，基线≥160次/分为胎儿心动过速，≤110次/分为胎儿心动过缓。需要指出的是，在EFM的评定中基线的高低不能作为一个独立的因素来考虑，必须结合基线的变异、有无加速和减速等进行综合评定。

62 如何评定胎心基线？

先在EFM图纸上找寻一段10min的区域，该区域内的平均胎心率变化应在5次/分左右，读取此区域内2min的区段进行评估，并除外以下情况：①周期性出现的变化；②明显的基线变异；③基线变化超过25次/分。

63 何谓胎心基线变异？

基线变异是指振幅和频率不规则的基线波动，变异度可以量化为每分钟胎心率峰值和最低值的振幅。根据变异的程度，可分为变异缺失（振幅无改变）、微小变异（振幅有变异，但＜5次/分）、中度变异（振幅变异为6～25次/分）、显著变异（振幅变异＞25次/分），其中中度变异为正常变异，其他类型的变异均为异常变异。

64 何谓胎心加速？

胎心加速：指胎心率明显迅速增加（30s内达到峰值）。根据孕周不同，评判胎心加速的标准也不同。妊娠≥32周的加速标准是胎心率至少增加15次/分，且持续15s以上，出现后2min内恢复到原来水平；妊娠＜32周的加速标准是胎心率至少增加10次/分，且持续10s以上，2min内恢复到原来水平；加速持续时间2～10min称为延长加速，如果加速持续≥10min应认为是胎心基线的改变。

65 何谓胎心减速？

根据胎心减速与子宫收缩的关系，分为早期、晚期和变异减速。在辨别各类减速时要注意减速波的波形及其与宫缩的关系，尤其要注意胎心率下降的速度，这是鉴别各类减速的关键点。

66 胎心早期减速评判标准是什么？

早期减速：与宫缩对应出现的胎心率缓慢下降后又缓慢恢复。胎心率缓慢下降是指从开始下降至减速波的最低点（谷底）的时间≥30s，减速谷底和子宫收缩的峰值同时出现。大部分情况下，减速出现、谷底和恢复与宫缩的开始、峰值、结束相一致并对应出现。出现在第一产程晚期的频发早期减速往往受尼古丁类制剂等的影响。但是，若早期减速出现在第一产程的早期，出现的频率逐渐增加且减速谷底低达100次/分，则需要密切观察胎儿的情况，可能与胎儿缺氧有关。

67 胎心晚期减速评判标准是什么？

晚期减速：胎心率缓慢下降，从开始到降至谷底≥30s，减速的开始出现在宫缩的峰值，减速的谷底出现在宫缩的峰值之后，宫缩结束后才开始减速的缓慢恢复。晚期减速往往提示胎儿缺氧，与胎儿大脑氧供下降密切相关，常常出现在胎儿生长受限、羊水过少、脐动脉血流波形异常等情况。若晚期减速伴有变异减少或消失及无胎心加速，常提示胎儿严重缺氧。

68 胎心变异减速评判标准是什么?

变异减速:胎心率不是缓慢下降而是迅速下降,从开始至降到谷底的时间<30s,胎心率下降至少15次/分,且持续15s以上,出现后2min内恢复到原来水平。典型的变异减速是先有一初始加速的肩峰,紧接一快速的减速,之后快速恢复到正常基线伴有继发性加速,常与部分或完全的脐带受压有关。非典型的变异减速往往有以下一个或几个特点:肩峰消失、肩峰过宽或过于突出、延迟恢复、减速期间没有变异、双减速波;非典型的变异减速与脐带血pH低值有关。

69 胎心延长减速评判标准是什么?

延长减速:与基线相比,胎心率明显下降至少15次/分以上,持续≥2min,但不超过10min。

70 何谓正弦曲线?

正弦曲线:胎心率明显、平滑的、正弦波形摆动,幅度为5~15次/分,频率3~5次/分,没有胎心率变异或加速,持续≥20min。正弦曲线与胎儿严重贫血、酸中毒或无脑儿有关,是胎儿临终前的征兆,但需排除母亲使用哌替啶或尼古丁类制剂等的影响。

71 美国ACOG对EFM是如何分级评价?

美国ACOG对EFM是分级评价见表6。

表6 EFM的分级、定义、评价及处理

分级	定义	评价	处理
I	同时满足以下条件 1.基线:110~160次/分 2.基线变异:中度 3.晚期或变异减速:无 4.早期减速:有或无 5.加速:有或无	正常	定期监护

续表

分级	定义	评价	处理
Ⅱ	胎心监护未达Ⅰ和Ⅲ级标准，出现以下任一种情况 1.基线 （1）胎心过缓但不伴变异缺失 （2）胎心过速 2.基线变异 （1）微小变异 （2）变异缺失不伴反复出现晚期减速 （3）显著变异 3.加速：刺激胎儿后仍缺失 4.减速 （1）反复出现的变异减速伴微小变异或中度变异 （2）延长减速 （3）反复出现的晚期减速伴基线中度变异 （4）非特异性的变异减速	可疑	需进行持续监护和再评估，必要时行其他辅助检查以必要时行其他辅助检查以确定胎儿情况及实施宫内复苏
Ⅲ	满足以下条件之一 1.胎心基线变异缺失伴下列情况之一 （1）反复出现的晚期减速 （2）反复出现的变异减速 （3）胎心过缓 2.正弦曲线	异常	立即评估，迅速采取措施如吸氧、侧卧、停止刺激、处理孕妇低血压以及宫缩过频引起的胎心改变；如上述措施均无效，应立即终止妊娠

72 药物对EFM结果的影响有哪些？

药物对EFM结果的影响：产时用药有可能影响胎儿心率。大部分情况下，这些改变是暂时的，尽管其中一些会导致产科干预的发生。表7为几种常见药物对胎心率的影响。

表7　几种常见药物对胎心率的影响

药物	影响
麻醉镇静药	变异减少和加速频率减少
	不同麻醉镇静药对EFM有相似影响时的剂量换算：75mg哌替啶=10mg吗啡=0.1mg芬太尼=10mg那布芬
布托啡诺（阿片类）	短暂的正弦曲线，使胎心率轻微上升
可卡因	胎心变异减少
糖皮质激素	倍他米松可引起胎心变异减少，孕29周或以上时影响更明显，地塞米松则无此影响
硫酸镁	短时间变异减少，胎心率下降不明显，随孕周增加，对胎心加速增加幅度的抑制更明显
特布他林	胎心基线上升，胎心过速发生率增加
齐多夫定	胎心基线、变异、加速和减速的次数无改变

73　Ⅱ级和Ⅲ级胎心监护如何鉴别？

一般来讲，出现Ⅱ级或Ⅲ级EFM图形，应采取一些辅助手段来确定是否存在胎儿宫内缺氧或酸中毒。刺激胎儿是常用的措施，以下4种方法可用于刺激胎儿：胎儿头皮血取样、皮钳刺激胎头、震动和声音刺激、数码头颅刺激，后两者因创伤小而更受欢迎。如刺激后有加速则酸中毒可能性小，可以继续试产。如Ⅲ级胎心监护图形持续存在，可考虑行胎儿头皮血pH或乳酸测定，然而，由于检测技术或操作创伤性等限制，该方法已经越来越少使用。有研究显示，胎儿头皮血低pH值预测脐动脉血pH＜7.0的敏感性和阳性预测值分别为36%和9%，预测新生儿缺血缺氧性脑病的敏感性和阳性预测值分别为50%和3%，阴性预测值较高（97%～99%）。数据显示，与头皮血pH相比，头皮血的乳酸水平有更高的敏感性和特异性。然而，一项最近的大型随机临床研究也对这两种方法进行了比较，发现对酸中毒的预测、新生儿Apgar评分、新生儿重症监护室的入住率无差异。虽然美国国内的头皮血pH和乳酸水平的测定已经逐渐被头皮刺激取代，但是这两种方法仍然为Ⅱ级和Ⅲ级EFM提供了额外的信息。

74 Ⅱ级和Ⅲ级EFM的宫内复苏方法有哪些？

出现Ⅱ级和Ⅲ级EFM时需要对可能的原因进行分析。及时的评估和处理包括：①停用任何可以引发宫缩的药物；②阴道检查了解有无脐带脱垂、宫口扩张过快或胎头下降过快；③改变体位至左侧卧或右侧卧，减少对下腔静脉的压迫和改善子宫胎盘血流；④监测母亲血压以排除低血压，特别是有局麻的孕妇（如存在低血压则扩容或使用麻黄碱或去氧肾上腺素）；⑤评估是否存在宫缩过频；⑥吸氧。但是并没有对上述措施有效性和安全性的研究数据。通常，胎心监护可能会持续异常而对体位改变和吸氧无反应。在这种情况下，可建议使用宫缩抑制药以减少宫缩和缓解脐带受压。一项对3个随机临床试验的荟萃分析比较了EFM无反应孕妇中宫缩抑制药的使用情况，结果发现与对照组相比，宫缩抑制药可改善EFM图形，但不改变围生儿死亡率、低5min Apgar评分发生率或新生儿重症监护病房入住率。因此，虽然宫缩抑制药能减少EFM异常率，仍缺乏足够的证据推荐使用。

与宫缩过频相关的胎心改变可用β_2受体激动药物（海索那林或特布他林）治疗。一项回顾性研究提示其有效率可达98%。

当胎心监护反复出现变异减速时，可考虑羊膜腔灌注减轻脐带受压。一项对12个随机试验的荟萃分析表明，与不处理相比，经宫颈羊膜腔灌注能显著降低减速的发生率和可疑胎儿窘迫导致的剖宫产率。由于剖宫产率降低，羊膜腔灌注同样减少了患者和新生儿住院日＞3d的可能性。羊膜腔灌注可采取一次性或持续注入，有随机研究认为两种灌注方法缓解反复出现的变异减速的作用相似。

出现Ⅱ级和Ⅲ级EFM的另一常见原因是局麻药引起的母亲低血压。此时可同时采取扩容处理或静脉使用肾上腺素，或两者同时使用。

75 雌激素的生理作用有哪些？

① 促使子宫发育，肌层增厚，血运增加，增强子宫平滑肌对缩宫素的敏感性。

② 促进子宫内膜腺体及间质增殖、修复。

③ 使宫颈口松弛、扩张，宫颈黏液分泌增加，稀薄，便于精子通过。

④ 促进输卵管肌层发育及上皮细胞分泌，加强输卵管平滑肌节律性收缩振幅。

⑤ 促使阴道上皮细胞增生角化，增加细胞内糖原含量，使阴道维持酸性环境。

⑥ 促使女性第二性征发育。

⑦ 协同FSH促进卵泡发育。

⑧ 通过对下丘脑和垂体的正负反馈调节，控制促性腺激素的分泌。

⑨ 促使乳腺管增生，乳头、乳晕着色。

⑩ 促进水钠潴留。

76 孕激素的生理作用有哪些？

① 子宫肌：降低子宫平滑肌兴奋性及其对缩宫素的敏感性，抑制子宫收缩。

② 使子宫内膜从增殖期转化为分泌期。

③ 使宫颈口闭合，黏液分泌减少，形状变黏稠。

④ 抑制输卵管平滑肌节律性收缩频率及振幅。

⑤ 加快阴道上皮细胞脱落。

⑥ 通过对下丘脑、垂体的正负反馈作用，调节激素的分泌。

⑦ 促进乳腺小叶及腺泡的发育。

⑧ 对下丘脑体温调节中枢有兴奋作用，使基础体温在排卵后升高 $0.3 \sim 0.5℃$。

⑨ 促使体内钠和水的排出。

77 胎盘的生理功能有哪些？

① 气体交换：血氧依靠压力差以扩散作用通过绒毛间隙进入胎儿血循环；二氧化碳更易通过绒毛间隙直接向母体扩散。

② 营养作用：胎儿生长发育所需的葡萄糖、氨基酸、维生素、电解质等可经胎盘输送到胎儿血中，同时胎盘产生各种酶，能把结构复杂的物质分解为简单的物质，或把结构简单的物质合成糖原、蛋白质、胆固醇等，供应给胎儿。

③ 排泄作用：胎儿代谢废物，如尿素、尿酸、肌酐、肌酸等经胎盘送入母血排出。

④ 防御作用：能阻止母血中某些物质进入胎儿血中，但各种病毒及分子量小对胎儿有害药物可通过胎盘。母血中IgG能通过胎盘，使胎儿得到被动免疫力。

⑤ 合成功能：胎盘主要合成以下几种激素缩宫素酶、耐热性碱性磷酸酶、细胞因子、生长因子。

78 如何测定胎盘功能？

① 胎动：12h < 10次，提示胎儿缺氧，胎盘功能低下。

② 尿中E3值：24 h尿 > 15mg正常值，$10 \sim 15$mg为警戒值，< 10mg为危险值。提示胎盘功能低下。

③ 随意尿雌激素/肌酐（E/C）：> 15为正常值，$10 \sim 15$为警戒值，< 10为危险值。

④ 血清游离雌三醇：< 40nmol/L提示胎盘功能低下。

⑤ 孕妇血清胎盘生乳素（HPL）和妊娠特异性β糖蛋白（$PSβ_1G$）：妊娠足月孕妇血清HPL < 4mg/L或突然下降50%提示胎盘功能低下；妊娠足月孕妇血清$PSβ_1G$ < 170mg/L提示胎盘功能低下。

⑥ OCT/CST试验：NST无反应者需做OCT，OCT阳性提示胎盘功能低下。

⑦ 阴道脱落细胞检查：舟状细胞成堆，无表层细胞，嗜伊红细胞指数＜10%，致密核少者提示胎盘功能良好；舟状细胞极少或消失，有外底层细胞出现，嗜伊红细胞指数＞10%，致密核多者，提示胎盘功能减退。

⑧ 胎儿电子监护仪与B超联合生物物理监测也能反映胎盘功能。

79 如何进行胎儿成熟度监测？

① 正确推算预产期，核实孕周。

② 测宫高、腹围及超声测定胎儿大小，胎盘成熟度，B超测胎儿双顶径＞8.5cm提示成熟。

③ 泡沫试验或震荡试验　如两管均有完整的泡沫环，提示胎肺已成熟。

④ 监测羊水中卵磷脂/鞘磷脂（L/S）比值，该值＞2提示肺成熟。

⑤ 监测羊水中肌酐：该值≥176.8μmol/L（2mg%）提示肾成熟。

⑥ 监测羊水中胆红素　$\Delta OD_{450} < 0.02$，表示肝成熟。

⑦ 监测羊水中淀粉酶及脂肪细胞：碘显色法测淀粉酶值≥450U/L，表示唾液腺已成熟，含脂肪细胞出现率达20%，表示胎儿皮肤已成熟。

80 羊水胎粪污染分度及意义如何？

Ⅰ度污染：浅绿色，示慢性缺氧。Ⅱ度污染：黄或深绿色，示急性缺氧。Ⅲ度污染，黄棕色、稠厚，示缺氧严重。

81 宫颈成熟度Bishop评分标准是什么？

宫颈成熟度Bishop评分标准见表8。

表8　宫颈成熟度Bishop评分

指标	分数			
	0	1	2	3
宫口开大	0	1～2	3～4	5～6
宫颈管消退/%（未消退为2cm）	0～30	40～50	60～70	80～100
先露位置（坐骨棘水平=0）	-3	-2	-1～0	+1～+2
宫颈硬度	硬	中	软	
宫口位置	后	中	前	

82 怎样推算预产期？

　　月经周期规律（28～30d）的妇女，按末次月经第一日算起，月份减3或加7，日数加7。月经周期不规律妇女，可以根据性生活、早孕反应、首次产前检查、胎动时间、首次超声检查等核实孕周，推算预产期。

83 如何指导妊娠早期孕妇的营养？

　　① 妊娠早期（最初3个月）：孕妇每天食物摄入量不需要增加，但应多摄入富含叶酸的动物肝脏、深绿色蔬菜及豆类等维生素丰富的食物。

　　② 每日膳食构成：提倡全面均衡营养。谷类、薯类及杂豆200～300g（杂粮不少于1/5）；蔬菜300～500g，以绿叶蔬菜为主，水果类100～200g；鱼、禽、蛋、肉类（含动物内脏）150～200g，其中鱼类、禽类、蛋类各占50g；奶类及奶制品200～250g，大豆类及坚果类50g；油15～20g，盐6g。需说明的是，孕妇个体有较大的差异，进食食物的数量不可一概而论，也不可能要求每天进食一样多的食物。

③ 实行少量多餐制，每日6餐，其中，早、中、晚餐热量分别：10% ~ 15%、25% ~ 30%、25% ~ 30%，其余热量分配至三次加餐中。

④ 必要时应用营养评估软件进行营养评估。

84 中、晚期妊娠孕妇饮食所需热量是多少？

单胎妊娠中后期每日食物摄入总热量平均增加200kcal，注意铁、钙、锌等微量元素的补充；双胎妊娠中后期每日食物摄入总热量平均增加400kcal，注意铁、钙、锌等微量元素的补充。

85 中期妊娠孕妇饮食中的营养物质如何搭配？

膳食构成：提倡全面均衡营养。谷类350 ~ 450g；大豆制品50 ~ 100g；鱼、禽、瘦肉交替选用约150g，鸡蛋每日一个；蔬菜500g，其中绿叶蔬菜占300g；牛奶或酸奶250g；每周进食一次海产品，以补充碘、锌等微量元素；每周进食一次鸡肝（25g）以补充维生素A和铁；一次鸡或鸭血以补充铁。需说明的是，孕妇个体有较大的差异，进食食物的数量不可一概而论，也不可能要求每天进食一样多的食物。

86 晚期妊娠孕妇饮食中的营养物质如何搭配？

膳食构成：保证谷类、豆类、蔬菜水果的摄入；鱼、禽、蛋、瘦肉合计每日250g，每周至少3次鱼类并以海产鱼类为主，每天一个鸡蛋。每周进食动物肝脏一次；每日至少饮奶250mL，可补充钙300mg。

87 美国FDA妊娠期用药分类标准如何？

在评价药物在妊娠期使用的安全性时，主要是采用美国食品药品管理局（Food and Drug Administration，FDA）的分类标准。这一分类标准是通过动物实验和临床用药的经验总结及药物对妊娠期间胚胎/胎儿发育影响的危险程度不同，将药物分为A、B、

C、D、X五类。

A类 经对照研究显示，在妊娠的前3个月及其以后的妊娠期间用药对胎儿无害。即妊娠期间用药安全，无不良影响。

B类 动物生殖研究未发现药物对胎仔有害但缺乏人类妊娠期的对照研究，或动物生殖研究发现对胎仔有害而在人类妊娠的前3个月及其以后的妊娠期间的对照研究未得到证实。即妊娠期间用药对人类无危害证据。

C类 动物实验中已观察到对胎仔有危害（致畸或胚胎死亡），但在人类妊娠期缺乏临床对照观察研究；或尚无动物及人类妊娠期使用药物的研究结果。本类药品仅在权衡益处大于对胎儿的危害时方可使用。

D类 有明确证据显示对人类胎儿有危害，但尽管如此孕妇应用后绝对有益（如需要抢救生命或必须治疗但又无其他可代替的安全药品选择）。本类药品必须在权衡益处大于对胎儿的危害时方可使用。

X类 动物实验和人类临床观察均已证实导致胎儿异常，妊娠期用药的危害超过治疗获益。对孕妇和准备妊娠的妇女均列为禁忌。

88 药物妊娠期分类是绝对的吗?

药物妊娠期分类并不绝对，还受到在妊娠的不同时期、用药剂量、用药时间长短不同的影响（例如吗啡属C类，但在妊娠晚期大剂量长时间应用则为D类），而且更应强调的是这一分类仅仅是用于指导妊娠期用药，并不能代表哺乳期的安全性。

89 药物对胚胎和胎儿有何影响?

① 致畸作用。
② 长期潜伏效应（如己烯雌酚导致青春期后阴道腺病）。
③ 智力发育受损。
④ 成年后患代谢性疾病和心血管疾病的高倾向性。

90 何谓"致畸高度敏感期"？

指受精后18～55d，是胚胎器官发育分化最重要的时期，组织分化迅速，对药物最为敏感，受到有害药物作用后，即可出现形态异常导致畸形，且任何异常均不可修复，是导致先天畸形危险性最大的时期，因而称为"致畸高度敏感期（teratogenic highly sensitive period）"。

91 妊娠期用药的基本原则是什么？

① 任何科室对任何生育年龄的妇女进行药物治疗时，均应考虑有无受孕可能，尤其是非产科的其他科室接诊女性患者时，以免在不知情的情况下"忽略用药"。

② 有急慢性疾病的妇女应在孕前进行治疗，应待治愈或在医生指导监护下妊娠。

③ 必须用药时首先应核实孕周，严格掌握剂量和持续时间，如必须用药者，应选择最小治疗剂量、最短持续时间，可单一用药不合并用药。在早孕期应尽量避免使用药物（包括非处方药），如治疗可等待则应待"致畸高度敏感期"过后开始用药。

④ 需要用药时应尽量选择对灵长类动物胚胎无害的药物。当有两种以上的药物可供选择时，应选择对胎儿危害较小、临床应用多年并对胚胎、胎儿是否有不良影响已有资料证实的药物，而少用或不用新上市或虽有动物资料但缺乏临床资料的药物。

⑤ 并非中药即意味安全无毒。因中药成分复杂，应参看药物说明或向中医师咨询。

⑥ 妊娠期免疫应针对常见且对母体危害大、免疫有效的疾病，对可免疫预防的疾病最好在孕前接种。使用活疫苗或减毒活疫苗后，应避免短期内妊娠。在妊娠期禁用活疫苗，除非孕妇暴露于该疾病的易感风险超过了免疫对母儿的危害。

92 哺乳期用药的基本原则是什么？

① 母亲应用后几乎所有的药物都可以出现在母乳中。虽然只

有很少的药物对婴儿有毒性，但还是应该减少母亲药品的应用。

② 哺乳期母亲应用药物应权衡利弊，如仅为缓解症状，在告知母亲可能对婴儿存在潜在危害之后，大多数人会选择停止用药。

③ 哺乳期用药应了解药物进入乳汁的影响因素，以便选择使用的药物。

93 药物向乳汁中转运的影响因素有哪些？

① 母体的血药浓度：母体血浆内药物浓度是导致药物向乳汁中转运的最重要的决定因素，乳汁药物浓度的变化与血浆中药物浓度的变化成正比。哺乳期内应减少药物进入血浆的机会以降低乳汁中的药物浓度，如采用局部用药代替全身用药。

② 药物的相对分子质量：相对分子质量小于120的药物极易在血浆和乳汁中达到分布平衡；相对分子质量小于300的药物易通过扩散方式穿过乳腺上皮细胞；相对分子质量大于600的药物则不易进入乳汁。

③ 药物的脂溶性和蛋白结合率：脂溶性高的药物易转运至乳汁并聚积；只有游离状态的药物才能通过血-乳屏障，因此蛋白结合率高的药物转运至乳汁较少。

④ 口服生物利用度：口服吸收动力学较差、易被胃酸破坏以及易被肝脏代谢降解的药物均不易进入婴儿体循环（如头孢曲松、庆大霉素、吗啡等）。

⑤ 药物的解离度：只有非离子态的药物方能转运通过生物膜。血浆的pH值为7.4，乳汁的pH值为7.1，因此弱碱性药物更易以非离子态形式进入乳汁。

⑥ 乳∶血药浓度比（M∶P）：M∶P大于1，表示有较多药物进入乳汁；M∶P小于1，表明仅有少量药物转运至乳汁，例如一些常用药物的M∶P值：对乙酰氨基酚1.0；甲硝唑0.99～1.1；氨苄西林0.2；阿莫西林（羟氨苄青霉素）0.013～0.043；头孢曲松0.04；头孢氨苄0.008～0.14；头孢拉定0.2；头孢唑林0.02；克拉霉素0.25；红霉素0.41；庆大霉素

0.17；环丙沙星 2.17；氟康唑 0.75。

94 狂犬病疫苗孕期能用吗？

狂犬病疫苗属灭活的病毒疫苗，需使用时母体获益远远大于胚胎/胎儿风险，妊娠期可适用。哺乳期无人类资料，可能适用。

95 流行性感冒疫苗孕期能用吗？

属灭活的病毒疫苗，妊娠期适用。美国妇产科医师学会建议在流感流行季节（10月至来年3月）对中孕和晚孕期孕妇接种流感疫苗，而对可能发生肺部并发症的高危孕妇则不考虑孕周均进行接种。哺乳期适用，未发现对哺乳婴儿存在风险。

96 风疹疫苗孕期能用吗？

风疹疫苗属减毒活病毒疫苗，妊娠期禁用。美国妇产科医师学会（ACOG）2003年建议接种后避免在1个月内妊娠，但如受孕前后1个月或妊娠期接种了疫苗，其致畸风险率极低，因此，接种本身不应成为终止妊娠的指征。哺乳期适用，虽有自乳汁中分离出病毒的报道，但美国ACOG和疾病预防控制中心均建议风疹易感妇女哺乳期接种。

97 麻疹疫苗孕期能用吗？

麻疹疫苗属减毒活病毒疫苗。妊娠期禁止接种，接种后避免在短期内妊娠（避免妊娠时间生产厂商建议3个月，美国疾病预防控制中心建议为1个月）。未见到疫苗注射后先天性畸形的报道。哺乳期无人类资料，可能适用。

98 狂犬病免疫球蛋白孕期能用吗？

妊娠期适用。

99 乙肝疫苗能否于孕期注射？

乙肝疫苗为非感染性的表面抗原疫苗，应用于有高危感染暴露前后时接种。母体接种对胎儿无明显副作用。因理论上存在致畸可能，因此，有学者建议早孕期后再进行接种。哺乳期无人类资料，可能适用。

100 妊娠期和哺乳期能否口服依那普利？试说明理由。

人类资料早期使用胎儿畸形风险增加，妊娠中、晚期使用存在风险，可导致严重或致死胎儿/新生儿肾脏损害，且不可逆转。因此孕期降压一般不用，主要用于产后治疗。哺乳期 M：P 为0.012，美国儿科学会认为使用卡托普利可哺乳。

101 妊娠妇女有哪些心理变化？

① 妊娠最初的3个月：最初为妊娠的喜悦；但早孕反应、担心妊娠的失败、恐惧分娩的痛苦又给孕妇带来抑郁和烦恼。

② 妊娠中期的3个月：随着妊娠的继续进展，孕妇的情绪起了变化，食欲和睡眠又恢复了正常，胎动的出现增强了孕妇的信心，此时孕妇精神处于最佳状态。

③ 妊娠最后的3个月：在妊娠的最后3个月中，孕妇重新感到压抑和焦虑、惧怕分娩；临产后宫缩痛加重焦虑、恐惧和不安情绪。

102 如何对妊娠妇女进行心理保健？

① 改善医疗服务质量，建立良好的医患关系。根据孕妇不同的心理问题采取不同的方式加以疏导，对有效地消除孕妇心理上的焦虑、恐惧等问题，保证孕产妇分娩的安全与健康具有积极的促进作用。

② 加强围生期管理，重视妊娠妇女的心理疏导。加强对高危妊娠的筛查、监护及管理，积极治疗合并症，以减轻孕妇的心理负担，使其健康、顺利渡过妊娠期。重视孕妇的心理疏导，对于预防难产、产后出血、产后精神病的发生有着极其重要的作用，有条件的医疗保健机构还应建立孕产妇心理咨询和心理治疗

门诊。

103 妊娠期哪些情况不宜进行性生活？

① 妊娠的前3个月和妊娠最后2个月；②有腹痛或阴道出血等情况；③有流产或早产可能的时候；④有前置胎盘等产科原因者；⑤有严重合并症者。

第2章　正常分娩

104 何谓产力？产力由几部分组成？

产力指将胎儿及其附属物从子宫内逼出的力量。包括子宫收缩力、腹肌及膈肌收缩力和肛提肌收缩力。

105 子宫收缩力的四个特点是什么？

① 节律性：宫缩具有节律性是临产的重要标志之一。临产开始时宫缩持续30s，间歇期5～6min。随着产程进展，子宫阵缩时间延长，间歇期渐短。当宫口开全之后，子宫收缩持续可达60s，间歇期可短至1～2min。

② 对称性：正常宫缩起自两侧子宫角部（受起搏点控制），以微波形式迅速向子宫底中线集中，左右对称，然后以每秒约2cm的速度向子宫下段扩散，约15s均匀协调地遍及整个子宫，此为子宫收缩的对称性。

③ 极性：子宫收缩力以子宫底部最强最持久，向下则逐渐减弱，子宫底部收缩力几乎是子宫下段的2倍，此为子宫收缩的极性。

④ 缩复作用：宫体部平滑肌为收缩段，子宫收缩时，其肌纤维短缩变宽，收缩之后肌纤维虽又重新松弛，但不能完全恢复

到原来的长度，经过反复收缩，肌纤维越来越短，这种现象称为缩复作用。

106 分娩期生殖系统有哪些变化？

① 软产道变化：第一产程主要是子宫下段扩张及宫颈管的消失和扩张；第二产程中阴道扩张成长筒，会阴体变薄；第三产程胎儿娩出后，子宫肌层收缩，排出胎盘，封闭血管，起到止血作用。

② 骨产道：由于孕期激素的作用，关节、韧带松弛，耻骨联合增宽5mm，骶髂关节略增宽，骨盆入口横径增宽1cm。

107 何谓分娩先兆？

（1）假临产（false labor）特点 ①无规律、无效的宫缩；②宫颈管不缩短，宫口扩张不明显；③注射镇静药，无效的宫缩被抑制。

（2）胎儿下降感（lightening） 腹部轻松感、尿频。

（3）见红（show） 24～48h后临产。

108 临产的标志有哪些？

有规律且逐渐增强的子宫收缩，间歇5～6min，持续30s或以上，同时伴随进行性宫颈管消失、宫口扩张和胎先露部下降。

109 子宫阵缩、妊娠子宫生理性收缩、假阵缩如何鉴别？

子宫阵缩：子宫体部肌肉不随意、有节律的阵发性收缩。宫缩的节律性是临产的标志，临产开始时宫缩持续30s，间歇期5～6min。随着产程进展，子宫阵缩时间延长，间歇期渐短当宫口开全之后，子宫收缩持续可达60s，间歇期可短至1～2min。随着宫缩强度增加，腹痛加强。

妊娠子宫生理性收缩：孕 12 ～ 14 周起，子宫有无痛性不规则收缩，随着妊娠周数增加，这种收缩的频率和幅度也相应增加。这种收缩是稀发的、不规则和不对称的。收缩时子宫内压力在 5 ～ 25mmHg，持续时间不足 30s。一般不引起痛感，也不使子宫颈扩张，称为 Braxton Hicks contractions。

假阵缩：宫缩频率不一致，宫缩持续时间不规则；间歇时间长且无规律；宫缩强度不增强，常在夜间出现，而于清晨消失；宫缩只能引起下腹轻微胀痛；宫颈管不缩短，宫口扩张不明显；给予镇静药能抑制宫缩。

110 总产程分哪几个时期？每个产程需多长时间？

总产程（total stage of labor）即分娩全过程，从开始出现规律宫缩直到胎儿胎盘娩出。临床分为三个产程。

第一产程（first stage of labor）：（宫颈扩张期）从规律宫缩到宫口开全初产妇需 11 ～ 12h，经产妇需 6 ～ 8h。

第二产程（second stage of labor）：（胎儿娩出期）从宫口开全到胎儿娩出，初产妇需 1 ～ 2h，经产妇需数分钟至 1h。

第三产程（third stage of labor）：（胎盘娩出）从胎儿娩出到胎盘娩出，需 5 ～ 15min，不超过 30min。

111 何谓分娩机制？

指胎儿先露部为适应骨盆各平面的不同形态，被动地进行一系列的适应性转动，以其最小径线通过产道的全过程。

112 枕先露正常分娩机制如何？

① 衔接：胎头双顶经进入骨盆入口平面，胎头颅骨最低点接近或达到坐骨棘水平，称为衔接。胎头进入骨盆入口时呈半俯屈状态，以枕额径衔接，由于枕额大于骨盆入口前后径，胎头矢状缝坐落在骨盆入口右斜径上，胎儿枕骨在骨盆前方。

② 下降：胎头沿骨盆轴前进的动作，称下降。下降贯穿在

整个分娩过程中。

③ 俯屈：当胎头以枕额径进入骨盆腔后，继续下降至骨盆底，即骨盆轴弯曲处时，处于半俯屈状态的胎头枕部遇到肛提肌的阻力，借杠杆作用进一步俯屈，变胎头衔接时的枕额径为枕下前囟径，以适应产道的最小径线，有利于胎头进一步下降。

④ 内旋转：胎头围绕骨盆纵轴而旋转，使其矢状缝与中骨盆及骨盆出口前后径相一致，称内旋转。

⑤ 仰伸：胎头完成内旋转后到达阴道外口时，子宫收缩力、腹肌及膈肌收缩力使胎头沿骨盆轴下段向下向前方向转向前，胎头的枕骨下部达到耻骨联合下缘时，以耻骨弓为支点，使胎头逐渐仰伸，胎头顶、额、鼻、口、颏相继娩出。

⑥ 复位及外旋转：胎头娩出时，胎儿双肩径沿骨盆入口左斜径下降。胎头娩出后，为使胎头与胎肩成正常关系，枕部向左旋转45°时，称为复位。胎肩在盆腔内继续下降，前（右）肩向前向中线转动45°时，胎儿双肩径转成与骨盆出口前后径相一致的方向，枕部需在外继续向左转45°，以保持胎头与胎肩垂直关系，称外旋转。

⑦ 胎肩及胎儿娩出：胎头完成外旋转后，前肩（右）在耻骨弓下娩出。继之，后肩（左）从会阴道缘娩出。两肩娩出后，胎体及下肢随之顺利娩出。

113 促使胎头下降的因素有哪些？

促使胎头下降的四个因素。①羊水的压力：宫缩时通过羊水传导，压力经骨轴传至胎头。②腹部肌肉的收缩使腹压增加。③胎体在宫内甚至伸长。④宫缩时子宫底直接对胎儿臀部的压力。

114 第一产程的临床经过怎样？

① 规律宫缩：开始时间歇期为5～6min，持续时间约30s；随着产程进展，间歇渐短，为2～3min，持续时间渐长，为50～60s，且强度不断增加。当宫口近开全时，宫缩间歇仅1min

或稍长，持续时间可达1min以上。

② 宫颈扩张：宫颈管在宫缩的牵拉以及羊膜囊或胎先露部向前向下推进的作用下，逐渐短缩、展平、扩张，成为子宫下段的一部分。

③ 胎头下降：胎头下降程度是决定能否经阴道分娩的重要项目。

④ 胎膜破裂：当宫缩继续增强时，前羊水囊的压力增加到一定程度，胎膜破裂，称破膜。破膜多发生在子宫颈口近开全时。

115 第一产程如何处理?

① 子宫收缩：定时连续观察宫缩时间、强度、规律性及间歇时间，并予以记录。

② 胎心：胎心反映胎儿在宫内的情况。产程开始后，潜伏期每1～2h听一次胎心，进入活跃期每15～30min听一次，听胎心应在子宫收缩间歇期听诊。正常胎心率每分钟120～160次。若胎心率低于120次或高于160次，均提示胎儿窘迫。

③ 宫口扩张及胎头下降：产程图描记宫颈扩张曲线和胎头下降曲线，是产程图中最重要的两项。

④ 破膜：胎膜多在宫口近开全时自然破裂，前羊水流出。破膜时，应立即听胎心，并观察羊水的性状、颜色和量，记录破膜时间。

116 第二产程的临床表现怎样?

① 宫口开全后：宫缩紧而强，胎膜往往在此时自然破裂。若胎膜仍未破，应进行人工破膜。

② 宫缩增强：伴排便感。

③ 胎头拨露：随着产程进展，会阴膨隆并变薄，胎头在宫缩时露出阴道口，在间歇期又缩回阴道内，称拨露。

④ 头着冠：当胎头双顶径越过骨盆出口，宫缩间期时胎头不再回缩，称为胎头着冠。

117 第二产程如何处理?

① 监测胎心:进入第二产程,应5~10min听一次胎心,必要时用胎儿监护仪监测。

② 指导产妇屏气:宫口开全后,指导产妇宫缩期屏气,以增加腹压。

③ 接产准备:初产妇宫口开全,经产妇宫口扩张至4cm,应将产妇送至产床,做好接产准备。

④ 接产:接产要领是保护会阴的同时协助胎头俯屈,让胎头以最小径线(枕下前囟径)在宫缩间歇期缓慢通过阴道口。

⑤ 会阴切开:包括会阴左侧后-侧切开术及会阴正中切开术。

118 会阴切开指征有哪些?

会阴过紧或胎儿过大,估计分娩时会阴撕裂不可避免者,或母儿有病理情况急需结束分娩者,应行会阴切开术。

119 胎盘剥离征象有哪些?

子宫底升高,可达脐上,宫体变硬呈球形;阴道有少量流血;阴道口外露的脐带自行下降延伸;耻骨联合上方轻压子宫下段时,子宫体上升而脐带不回缩。

120 第三产程临床经过如何?

胎儿娩出后,子宫腔容积突然明显缩小,胎盘不能相应缩小而与子宫壁发生错位、剥离。剥离面出血,形成胎盘后血肿。由于子宫继续收缩,增加剥离面积,致使胎盘完全剥离而排出。

121 第三产程如何处理?

① 新生儿处理

a. 呼吸道处理:吸净鼻腔及咽部的羊水,轻拍足底使其啼哭。

b. 脐带处理：距脐根 0.5cm 处剪断脐带，消毒无菌纱布覆盖。

c. Apgar 评分：0～3 为重度窒息，需紧急抢救，缺氧重需再次评分。新生儿足印印于新生儿病历上，并进行体格检查。

② 协助娩出胎盘：正确处理胎盘娩出，可以减少产后出血的发生率。接产者切忌在胎盘尚未完全剥离之前，用手按揉、下压子宫底或牵拉脐带，以免引起胎盘部分剥离而出血或拉断脐带，甚至造成子宫内翻。

③ 检查胎盘胎膜：将胎盘铺平，检查胎盘小叶有无缺损及有无副胎盘。

④ 检查软产道裂伤情况，及时缝合。

⑤ 预防产后出血：产后应密切观察子宫收缩及出血情况，如无异常，2h 后可送回病房。

第3章 正常产褥及哺乳

122 产褥期母体子宫有哪些变化？

子宫在胎盘娩出后逐渐恢复至未孕状态的全过程，称为子宫复旧。

① 宫体肌纤维缩复：子宫复旧时子宫体肌细胞数目不变，而是肌细胞体积缩小。于产后 1 周子宫缩小至约妊娠 12 周大小，在耻骨联合上方可扪及。于产后 10d，子宫降至骨盆腔内。产后 6 周，子宫恢复到正常非孕大小。子宫重量也逐渐减少，分娩结束时约为 1000g，产后 1 周时约为 500g，产后 2 周时约为 300g，直至产后 6 周时为 50～60g，接近非孕期子宫大小。

② 子宫内膜的再生：整个子宫的新生内膜缓慢修复，约于产后第 3 周，除胎盘附着处外，子宫腔表面均由新生的内膜修复。胎盘附着处全部修复需至产后 6 周。

③ 子宫血管变化：子宫复旧导致开放的螺旋动脉和静脉窦压缩变窄，数小时后血管内即可有血栓形成，从而使出血减少直至停止。

④ 子宫下段及宫颈：于产后4周时子宫颈完全恢复至非孕时形态；分娩后初产妇的子宫颈外口由产前的O形（未产型）变为产后的"一"字形横裂（已产型）。

123 产褥期乳房有哪些变化？

乳房的主要变化是泌乳。

① 初乳：是指产后7d内分泌的乳汁，其中含蛋白质较成熟乳多，尤其是分泌型IgA、脂肪和乳糖含量较成熟乳少，极易消化，是新生儿早期理想的天然食物。

② 过渡乳：产后7～14d间所分泌的乳汁称过渡乳。其中所含蛋白质量逐渐减少，而脂肪和乳糖含量逐渐增加，系初乳向成熟乳的过渡。

③ 成熟乳：产后14d以后所分泌的乳汁为成熟乳，蛋白质含量逐渐减少，脂肪和乳糖含量逐渐增加。初乳及成熟乳中，均含有大量免疫抗体，如分泌型IgA、多数药物可经母血渗入乳汁中，故哺乳期用药应慎重。

124 产褥期循环系统及血液有哪些变化？

① 血容量于产后2～3周恢复至未孕状态。

② 产妇早期血液仍处于高凝状态，有利于胎盘剥离创面迅速形成血栓，减少产后出血量。

③ 纤维蛋白原、凝血活酶、凝血酶原于产后2～4周内降至正常。

④ 白细胞总数于产褥早期仍较高，中性粒细胞增多，淋巴细胞数减少，血小板数增多。

⑤ 红细胞沉降率于产后3～4周降至正常。

125 产褥期消化系统有哪些变化？

产后胃肠肌张力及蠕动力减弱，约需2周恢复。产褥期容易发生便秘。

126 产褥期泌尿系统有哪些变化？

① 于妊娠期体内潴留的多量水分主要经肾排出，故产后1周的尿量增多。

② 妊娠期发生的肾盂及输尿管扩张需2～8周恢复正常。

③ 产后容易发生尿潴留。

127 产褥期内分泌系统有哪些变化？

① 雌激素、孕激素水平下降。

② 哺乳产妇垂体催乳激素于产后数日下降，吸吮乳汁时此值增高；不哺乳产妇于产后2周降至非孕水平。

③ 不哺乳产妇通常在产后6～10周月经复潮，平均在产后10周左右恢复排卵。哺乳产妇的月经复潮延迟，有的在哺乳期月经一直不来潮，平均在产后4～6个月恢复排卵。

128 产褥期子宫复旧规律如何？

子宫每日下降1～2cm，至产后10d子宫降入骨盆腔内。

129 何谓恶露？分为几种？各自持续时间是多少？

产后随子宫蜕膜脱落，含有血液、坏死的蜕膜等组织经阴道排出，称恶露。可分为三种。

① 血性恶露：量多，色鲜红，含血液、蜕膜组织及黏液，持续3～4d。

② 浆液恶露：色淡红，含较多坏死蜕膜组织、宫腔渗出液、宫颈黏液、少量红细胞及白细胞，并有细菌，持续10d。

③ 白色恶露：含有大量白细胞，色较白，持续3周左右。

130 产后尿潴留如何处理？

① 诱导：让产妇听流水声，或者用温水冲洗外阴诱导排尿。许多产妇通过此法可以达到自己排尿的目的。

② 针刺：气海、关元、中极、阴陵泉、三阴交等穴位。

③ 热敷：下腹部及尿道口热湿敷，特别是尿道有水肿的，更应尽快消肿。

④ 注射：肌内注射新斯的明0.75mg，刺激膀胱收缩，促使排尿。

⑤ 导尿：如果以上各种方法均不能达到自动排尿者，应在严格消毒下导尿，先将膀胱放空，保留尿管24h，一般能自动排尿。

131 如何指导母乳喂养？

推荐母乳喂养，按需哺乳。于产后半小时内开始哺乳，哺乳的时间及频率取决于婴儿的需要及乳母感到奶胀的情况。让新生儿吸空一侧乳房后，再吸吮另侧乳房。哺乳期以10个月至1年为宜。

132 退奶常用方法有哪些？

简单的退奶方法是停止哺乳，不排空乳房，少进汤汁。其他的退乳方法有：生麦芽，水煎当茶饮；芒硝250g分装两纱布袋内，敷于两乳房并包扎，湿硬时更换；维生素B_6 200mg口服，每日3次，共5～7d。

133 何时行产后访视？其具体内容有哪些？

产妇出院后，分娩医院通知居住地区基层保健组织，一般于出院后3d内、产后2周、4周共进行三次家庭访视。内容包括：①了解产妇饮食、睡眠及心理状况；②检查两侧乳房；③观察子宫复旧及恶露；④观察会阴切口、剖宫产腹部切口。产后6周嘱产妇带婴儿来医院复查。

134 母乳喂养对婴儿的好处是什么？

① 提供营养及促进发育。

② 提高免疫功能。

③ 有利于牙齿的发育和保护。

④ 有利于增进母婴感情，对婴儿建立和谐的、健康的心理有重要作用。

135 母乳喂养对母亲有何好处？

① 有助于防止产后出血。

② 哺乳期闭经，有利于产后恢复。

③ 降低母亲患乳腺癌、卵巢癌的风险。

第4章　高危妊娠

136 何谓高危妊娠？

本次妊娠对孕产妇及胎婴儿有较高危险性，可能导致难产或危及母婴者，称高危妊娠。

137 高危妊娠的范畴有哪些？

具有下列情况之一者属高危妊娠。

① 年龄＜18岁或＞35岁。

② 有异常孕产史者，如流产、早产、死胎、死产、各种难产及手术产、新生儿死亡、新生儿溶血性黄疸、先天缺陷或遗传性疾病。

③ 孕期出血，如前置胎盘、胎盘早剥。

④ 妊娠高血压综合征。

⑤ 妊娠合并内科疾病，如心脏病、肾炎、病毒性肝炎、重度贫血、病毒感染（巨细胞病毒、疱疹病毒、风疹病毒）等。

⑥ 妊娠期接触有害物质，如放射线、同位素、农药、化学毒物、一氧化碳中毒及服用对胎儿有害药物。

⑦ 母儿血型不合。

⑧ 早产或过期妊娠。

⑨ 胎盘及脐带异常。

⑩ 胎位异常；产道异常（包括骨产道及软产道）；多胎妊娠；羊水过多、过少；多年不育经治疗受孕者；曾患或现有生殖器官肿瘤者等。

138 高危妊娠如何处理？

① 治疗原发病。

② 考虑胎儿成熟，手术终止妊娠。

③ 胎儿不成熟，给予增加营养、吸氧、促胎肺成熟后终止妊娠。

139 高危儿包括哪些新生儿？

高危产儿包括：①孕龄＜37周或≥42周；②出生体重＜2500g；③小于孕龄儿或大于孕龄儿；④生后1min内Apgar评分为0～3分；⑤产时感染；⑥高危妊娠产妇的新生儿；⑦手术产儿；⑧新生儿的兄或姐有严重的新生儿病史或新生儿期死亡。

第5章　妊娠剧吐

140 何谓妊娠剧吐？

少数孕妇早孕反应严重，恶心、呕吐频繁，不能进食，以致发生体液失衡及新陈代谢障碍，甚至威胁孕妇生命时，称妊娠剧吐。

141 妊娠剧吐的症状有哪些？

妊娠6周左右出现剧烈恶心呕吐、头晕、厌食，甚则食入即吐，或恶闻食气，不食也吐甚则滴水不进，呕吐物为胆汁、清水或夹血丝。日久则出现脱水及代谢性酸中毒，表现为消瘦、体重下降、口唇燥裂、眼窝凹陷、皮肤失去弹性、尿量减少、呼吸深快且有醋酮味。严重者脉搏增快，体温升高，血压下降。当肝肾功能受到影响时，可出现黄疸和蛋白尿。严重时眼底出血，病人意识模糊或呈昏睡状态。频繁呕吐、进食困难可引起维生素B_1缺乏，导致Wernicke-Korsakoff综合征。

142 妊娠剧吐的体格检查有哪些表现？

体格检查见精神委靡、消瘦，严重者可见血压下降、体温升高、黄疸、嗜睡和昏迷。妇科检查可见阴道壁及子宫颈变软、着色，子宫增大与停经月份相符，质软，有饱胀感。

143 何谓Wernicke-Korsakoff综合征？

主要表现为中枢神经系统症状：眼球震颤、视力障碍、步态及站立姿势异常；有时患者出现语言增多、记忆障碍、精神迟钝或嗜睡等脑功能紊乱状态。

144 妊娠剧吐患者应做哪些辅助检查？

1. 实验室检查

（1）尿液检查

① 尿妊娠试验：以明确是否妊娠。阳性提示妊娠。

② 尿分析：尿酮体阳性；尿比重增加；尿中可出现蛋白和管型。

③ 24h尿量减少。

（2）血液检查

① 血常规：可见红细胞总数和血红蛋白升高，血细胞比容增高，提示血液浓缩。

② 血生化检查：全血及血浆黏度增高，血钾、血氯浓度降低；严重者可见肝肾受损表现，如谷丙转氨酶、血胆红素、血尿素氮、血肌酐等升高。动脉血气分析测定血液pH值、二氧化碳结合力等，了解酸碱平衡情况。

2. B超检查

子宫增大如孕月，宫腔内见妊娠囊、胚胎或胎儿。

3. 必要时要进行

心电图检查以了解有无低血钾或高血钾及心肌情况；眼底检查以了解有无视网膜出血。神经系统检查以了解是否并发Wernicke-Korsakoff综合征、大脑深静脉血栓形成、脑梗死、继发脑出血等。

145 妊娠剧吐需与哪些疾病鉴别？

葡萄胎及可能引起呕吐的疾病如肝炎、胃肠炎、脑部肿瘤等。

146 如何治疗妊娠剧吐？

① 一般治疗：对精神情绪不稳定的孕妇，给予心理治疗，解除其思想顾虑。

② 补液止吐：禁食2～3d，每日补液量至少维持3000mL，给予5%～10%葡萄糖2000mL，5%葡萄糖盐水、林格液1000mL，或根据孕妇体质状况和液体丢失情况酌情加减。液体内可加10%氯化钾20mL，维生素C 3g，维生素B_6 200mg，维持每日尿量≥1000mL。维生素B_1肌内注射。营养不良者给予复方氨基酸、英特力比特静脉滴注。低钾者在尿量恢复正常后增加补钾量。

③ 纠正酸中毒：根据血二氧化碳结合力水平，予以静脉补充5%碳酸氢钠溶液。

④ 适时终止妊娠。

147 妊娠剧吐终止妊娠的指征是什么?

经过补液、止吐、纠酸治疗,病情无改善,并出现持续黄疸或蛋白尿;体温持续高于38℃;心率超过120次/分;出现多发性神经炎及神经性体征;出现Wernicke-Korsakoff综合征者等,危及孕妇生命。

第6章 异位妊娠

148 何谓异位妊娠?

凡受精卵在子宫体腔以外着床者,统称为异位妊娠,习称为宫外孕。

149 常见的异位妊娠有哪些类型?

根据着床部位不同,有输卵管妊娠、卵巢妊娠、腹腔妊娠、阔韧带妊娠、宫颈妊娠、子宫残角妊娠及子宫瘢痕妊娠等。异位妊娠中,以输卵管妊娠最多见。

150 输卵管妊娠的病因有哪些?

① 输卵管炎症(输卵管黏膜炎、输卵管周围炎)。
② 输卵管手术所致解剖和生理的改变。
③ 放置宫内节育器,避孕失败发生率较大。
④ 输卵管发育不良或功能异常。
⑤ 助孕生殖技术。
⑥ 其他:输卵管周围肿瘤(子宫肌瘤、卵巢肿瘤)、子宫内膜异位症。

151 输卵管妊娠的常见病理类型有哪些?

① 输卵管妊娠流产:多见于输卵管壶腹部妊娠、8～12周妊娠时。受精卵种植于输卵管黏膜皱襞内。

② 输卵管妊娠破裂:多见于妊娠6周左右输卵管峡部妊娠,受精卵种植于输卵管黏膜皱襞间。输卵管间质部多在孕16周左右破裂,短时间内大量出血而休克。

③ 陈旧性宫外孕:输卵管妊娠流产或破裂,若长期反复内出血所形成的盆腔血肿不能及时消散,血肿机化变硬并与周围组织粘连,则形成陈旧性宫外孕。

④ 继发性腹腔妊娠:输卵管妊娠流产或破裂,一般囊胚从输卵管排出到腹腔内,多数死亡,但偶尔也有存活者,若存活的胚胎绒毛组织排至腹腔后重新种植而获得营养,可继续生长发育,继发腹腔妊娠。

152 输卵管妊娠时子宫发生什么变化?

输卵管妊娠和正常妊娠一样,滋养细胞产生的HCG维持黄体生长,使甾体激素分泌增加,因此,月经停止来潮,子宫增大变软,子宫内膜出现蜕膜反应。若胚胎死亡,滋养细胞活力消失,蜕膜自宫壁剥离而发生阴道流血或阴道排出蜕膜管型;子宫内膜的形态学改变呈多样性,除内膜呈蜕膜改变外,若胚胎死亡已久,内膜可呈增生期改变,有时可见A-S反应,这种子宫内膜超常增生和分泌的反应可能为甾体激素过度刺激所引起,虽对诊断有一定价值,但并非输卵管妊娠时所特有。此外,胚胎死亡后,部分深入肌层的绒毛仍存活,黄体退化迟缓,内膜仍可呈分泌反应。

153 输卵管妊娠的常见症状有哪些?

① 停经:除输卵管间质部妊娠停经时间较长外,多有6～8周停经。有20%～30%患者无明显停经史,或月经仅过

期两三日。

② 腹痛伴肛门坠胀感：输卵管妊娠发生破裂或流产之前，表现为一侧下腹部隐痛或酸胀感。输卵管妊娠发生破裂或流产时，一侧下腹部撕裂样疼痛，血液积聚于子宫直肠陷凹，出现肛门坠胀感。血液流至全腹，全腹部、肩胛部放射性及胸部疼痛。

③ 阴道流血：胚胎死亡后，常有不规则阴道出血，色暗红或深褐，量少，一般不超过月经量，少数患者阴道流血量较多，类似月经，阴道流血可伴有蜕膜碎片排出。

④ 晕厥与休克：由于腹腔急性内出血及剧烈腹痛，轻者出现晕厥，严重者出现失血性休克。出血量越多越快，症状出现也越迅速越严重，但与阴道流血量不成正比。

⑤ 腹部包块：输卵管妊娠流产或破裂时所形成的血肿时间较久者，血液凝固并与周围组织或器官粘连形成包块。

154 输卵管妊娠的体征有哪些？

① 一般情况：贫血貌或休克表现。

② 腹部检查：下腹部压痛、反跳痛，腹肌稍微紧张，有移动性浊音，有些患者可触及包块。

③ 盆腔检查：阴道后穹隆饱满，有触痛，宫颈举痛或摇摆痛明显。子宫略大、有漂浮感。子宫一侧或其后可触及肿块。

155 可以采用哪些检查辅助诊断输卵管妊娠？

① 血β-HCG测定：是目前早期诊断异位妊娠的重要方法。异位妊娠时，血β-HCG水平较宫内妊娠低，且倍增时间大于48h。

② 超声诊断：B型超声检查对异位妊娠的诊断尤为常用，阴道B超检查较腹部B超检查准确性更高。

③ 黄体酮（P）测定：异位妊娠的血清P水平偏低，但在孕5～10周时相对稳定，单次测定即有较大的诊断价值，尽管正常和异常妊娠血清P水平存在交叉重叠，难以确定它们之间的绝对临界值，但血清P水平低于10ng/mL（放免测定），常提示异

常妊娠，其准确率在90%左右。

④ 诊断性刮宫：在不能排除异位妊娠时，可行诊断性刮宫术，获取子宫内膜进行病理检查。但异位妊娠的子宫内膜变化并无特征性，可表现为蜕膜组织，高度分泌相伴有或不伴A-S反应，分泌相及增生相多种。子宫内膜变化与患者有无阴道流血及阴道流血时间长短有关。因而单靠诊断性刮宫对异位妊娠的诊断有很大的局限性。

⑤ 后穹隆穿刺：后穹隆穿刺辅助诊断异位妊娠被广泛采用，常可抽出血液放置后不凝固，其中有小凝血块。若未抽出液体，也不能排除异位妊娠的诊断。

⑥ 腹腔镜检查：大多情况下，异位妊娠患者经病史、妇科检查、血β-HCG测定、B超检查后即可对早期异位妊娠做出诊断，但对部分诊断比较困难的病例，在腹腔镜直视下进行检查，可及时明确诊断，并可同时手术治疗。

⑦ 其他生化标记：Grosskinsky等报道异位妊娠者血清AFP水平升高，E2水平低下，两者与血清HCG、黄体酮联合测定，在异位妊娠检测中优于单项测定。

156 异位妊娠需和哪些疾病相鉴别？

流产，黄体破裂，卵巢囊肿蒂扭转，卵子宫内膜异位囊肿破裂，急性盆腔炎和急性阑尾炎等。

157 输卵管妊娠手术治疗的适应证是什么？常用手术方式有哪几种？

输卵管妊娠手术治疗的适应证如下。

① 生命体征不稳定或有腹腔内出血征象者。

② 诊断不明确者。

③ 异位妊娠有进展者（如血β-HCG处于高水平、附件区大包块等）。

④ 随诊不可靠者。

⑤ 期待疗法或药物治疗有禁忌证者。

手术方式有两种。

① 根治手术：适用于内出血并发休克的急症患者，手术切除输卵管。

② 保守手术：适用于有生育要求的年轻妇女，特别是对侧输卵管已切除尚未生育的妇女。伞部妊娠可将妊娠产物挤出，壶腹部行输卵管切开，峡部行病变阶段切除及断端吻合。

158 手术治疗中需注意什么问题？

① 积极纠正休克。

② 迅速开腹找到出血部位并迅速止血。

③ 输卵管妊娠行保守手术后，残余滋养细胞有可能继续增长，再次发生出血，引起腹痛等，称为持续性异位妊娠。术后应密切监测血 β-HCG 水平，若术后 3d 血 β-HCG 下降＜20%，或术后 2 周血 β-HCG 下降＜10%，均可诊断为持续性异位妊娠，及时给予甲氨蝶呤治疗常获疗效，很少需要再手术。

159 输卵管妊娠何种条件下行期待治疗？

① 疼痛轻微，出血少。

② 随诊可靠。

③ 无输卵管破裂的证据。

④ 血 β-HCG 低于 1000U/L，且继续下降。

⑤ 输卵管包块＜3cm 或未探及包块。

⑥ 无腹腔内出血。

160 异位妊娠保守治疗方案有哪些？

① 甲氨蝶呤（MTX）：0.4mg/（kg·d），肌注，5d 为一个疗程。

② 用药后 4d 和 7d 复查 β-HCG，下降＜15% 时应重复剂量治疗。

③ 中西医结合活血化瘀治疗。

④ 介入治疗。

⑤ 米非司酮口服。

161 异位妊娠化学药物治疗的适应证是什么？

① 无药物治疗禁忌证（肝肾功能正常，白细胞及血小板正常）。

② 输卵管妊娠未发生破裂或流产。

③ 输卵管妊娠包块直径＜4cm。

④ 血 β-HCG＜2000U/L。

⑤ 无明显内出血。若B超提示异位妊娠有胎心搏动，血 β-HCG＞5000U/L，则不宜选择药物治疗。

162 卵巢妊娠诊断标准是什么？

① 双侧输卵管正常。

② 胚泡位于卵巢组织内。

③ 卵巢及胚泡以卵巢固有韧带与子宫相连。

④ 胚泡壁上有卵巢组织。

163 何谓宫颈妊娠？

受精卵着床和发育在宫颈管内者称为宫颈妊娠，极罕见。

164 如何诊断宫颈妊娠？

主要症状为无痛性阴道流血或血性分泌物，流血量一般是由少到多，也可为间歇性阴道大量流血。检查发现宫颈显著膨大呈桶状，变软变蓝，宫颈外口扩张、边缘很薄，内口紧闭，子宫体大小及硬度正常。宫颈妊娠诊断标准：①妇科检查发现膨大的宫颈上方为正常大小的子宫；②妊娠产物完全在宫颈管内；③分段诊刮，宫腔内未发现任何妊娠产物。

165 怎样治疗宫颈妊娠？

确诊后可行搔刮宫颈管术或行吸刮宫颈管术，术前应做好输血准备或于术前行子宫动脉栓堵术以减少术中出血；术后用纱布填塞宫颈管创面以止血，若流血不止，可行双侧髂内动脉结扎。若效果不佳，应及时行全子宫切除术，以挽救生命。为减少刮宫时出血并避免切除子宫，近年采用术前给予MTX治疗。MTX每日肌注20mg，共5d，或MTX单次肌注50mg/m^2直接注入妊娠囊内。经MTX治疗后，胚胎死亡，其周围绒毛组织坏死，刮宫时出血量明显减少。

166 原发性腹腔妊娠的诊断标准有哪些？

① 双侧输卵管和卵巢正常，无近期妊娠的证据。
② 无子宫腹膜瘘形成。
③ 妊娠只存在于腹腔内，无输卵管妊娠等的可能性。

167 何谓剖宫产术后子宫瘢痕妊娠？

剖宫产术后子宫瘢痕妊娠（cesarean sar pregnancy，CSP）是指受精卵着床于既往剖宫产子宫瘢痕处的异位妊娠，可导致胎盘植入、子宫破裂甚至孕产妇死亡，是剖宫产术后远期潜在的严重并发症。妊娠囊不与宫腔相连，周围被子宫瘢痕处肌层和纤维组织包绕。

168 剖宫产术后子宫瘢痕妊娠分为哪两种类型？

一种是孕卵种植在切口瘢痕上，向子宫峡部或宫腔内生长；另一种是孕囊种植在切口瘢痕的缺损上，向子宫外生长，在孕早期即可致子宫破裂或出血。后者需采取手术治疗。

169 子宫瘢痕妊娠超声声像图特点如何？

① 宫腔及宫颈管内未探及妊娠囊。

② 妊娠囊或混合性包块位于子宫峡部前壁宫颈内口水平处或既往剖宫瘢痕处。

③ 妊娠囊或包块与膀胱之间，子宫下段前壁肌层变薄或连续性中断。

④ 彩色多普勒血流成像在妊娠囊滋养层周边探及明显的环状血流信号，脉冲多普勒显示高速（峰值流速＞20cm/s）低阻（搏动指数＜1）血流图，与正常早期妊娠血流图相。

⑤ 附件区未探及包块，直肠子宫陷凹无游离液（CSP破裂除外）。

170 剖宫产术后子宫瘢痕妊娠如何治疗？

一经明确诊断，应及时终止妊娠。凡怀疑本病者不宜刮宫，应先行药物保守治疗。胚胎死亡、机化、β-HCG下降后，等待病灶自行吸收。也可在超声图像显示局部无血流后，行刮宫术。子宫下段切口妊娠导致子宫破裂，发生不可控制的大出血时，有条件时可选择行子宫动脉栓塞术，为保留患者子宫提供一种有效的止血手段。无条件或必要时则需行经腹子宫切口妊娠病灶切除术及子宫修补术或子宫切除术。

171 何谓残角子宫妊娠？

残角子宫妊娠是指受精卵着床和发育于残角子宫内的妊娠。

172 残角子宫分为哪三种类型？

Buttran将残角子宫分为三型：Ⅰ型为残角子宫的宫腔与正常子宫的宫腔相通者；Ⅱ型为不通者；Ⅲ型为无宫腔者。残角子宫妊娠以Ⅱ型为多见。

173 残角子宫妊娠诊断要点有哪些？

残角子宫妊娠大多数在妊娠早期即停止发育，出现类似流产症状。主要症状有停经、下腹部胀痛和不规则阴道流血。妇科检查：在正常子宫旁扪及质地较软的包块。残角子宫妊娠继续生长发育到妊娠中期，由于残角子宫肌壁发育不全，不能承受过大的胎儿，常常在妊娠12～20周时发生子宫破裂，出现严重的腹腔内出血。个别残角子宫妊娠可持续到妊娠晚期，产科检查常有胎位不正及胎儿先露部高浮等异常情况，妊娠足月时可出现宫缩，但子宫颈管不消失，子宫颈口也不扩张，胎儿存活的甚少，多数在此时胎儿死亡。残角子宫妊娠的早期诊断依靠超声和腹腔镜检查。

174 残角子宫妊娠如何治疗？

残角子宫妊娠一经确诊，应尽早实行残角子宫切除术。妊娠已足月胎儿存活者，应先行剖宫产抢救胎儿，然后切除残角子宫。

175 何谓宫内外同时妊娠？

宫内外同时妊娠是指宫腔内妊娠与异位妊娠同时存在的一种妊娠性疾病，可能是双卵双胎分别着床于宫内和宫外，也可能是先后发生于宫内和宫外的两次间隔很近的妊娠。以前极为罕见，近年来，促排卵治疗的应用以及辅助生育技术的大量开展，使得宫内外同时妊娠在接受辅助生育技术治疗不孕症的妇女中发生率明显增高。

176 宫内外同时妊娠诊断要点有哪些？

由于宫内外同时妊娠中的异位妊娠可能发生在不同部位，其病理学改变可能多种多样。临床表现兼有宫腔内妊娠和异位妊娠的特征，异位妊娠仍以输卵管妊娠多见。由于宫腔内妊娠的存在，使得一些在单纯异位妊娠诊断中常用的辅助检查不适用，如β-HCG的动态观察、诊断性刮宫等。因此B超和腹腔镜检查是诊断宫内外同时妊娠的主要手段，而最后的确诊还取决于病理学证据。

177 宫内外同时妊娠如何治疗？

由于宫内外同时妊娠多发生于不孕症患者接受促排卵治疗或体外受精-胚胎移植后，鉴于不孕症患者对生育的期盼；在异位妊娠破裂致内出血的患者中，约有80%的宫内妊娠仍可达足月；其新生儿畸形率未见增高。因此，对宫内外同时妊娠的处理原则是，一旦确诊立即治疗异位妊娠，同时避免或减少对宫内妊娠的干扰。有报道局部注射高渗葡萄糖液或氯化钾可杀死异位妊娠，对宫内妊娠无害，保留宫内妊娠让其继续正常发育至分娩。具体治疗方法需根据异位妊娠发生的部位、患者及家属对宫内妊娠去留的意见、临床有无内出血表现等来选择。

第7章　妊娠期高血压疾病

178 何谓妊娠期高血压疾病？

妊娠期高血压疾病是妊娠期特有的疾病，一般发生在妊娠20周以后，临床表现为高血压、蛋白尿、水肿，严重时出现抽搐、昏迷，甚至母婴死亡，既往称为妊娠高血压综合征（pregnancy induced hypertension syndrome，PIH）。该病严重影响母婴健康，是孕产妇和围生儿发病率及死亡率的主要原因。

179 妊娠期高血压疾病高危因素有哪些？

初产妇、孕妇年龄过小或大于35岁、多胎妊娠、妊娠期高血压疾病史及家族史、慢性高血压、慢性肾炎、抗磷脂抗体综合征、糖尿病、肥胖、营养不良、低社会经济状况等。

180 妊娠期高血压疾病基本病理生理变化是什么？

基本病理生理变化为全身小血管痉挛，全身各系统各脏器灌流减少，对母儿造成危害，重者致母儿死亡。

181 妊娠期高血压疾病如何进行临床分类？

① 妊娠期高血压：血压（BP）≥140/90mmHg，妊娠期首次出现，并于产后12周恢复正常，尿蛋白（-）；少数患者伴有上腹部不适或血小板减少，产后方可确诊。

② 子痫前期轻度：孕20周以后出现BP≥140/90mmHg，尿蛋白≥0.3g/24h或（+），可伴上腹部不适、头痛等症状。

③ 子痫前期重度：BP≥160/110mmHg，尿蛋白≥2.0g/24h或（++），血肌酐>106μmol/L，血小板<100×10⁹/L；血LDH升高；血清ALT或AST升高；持续性头痛或其他脑神经或视觉障碍，持续性上腹部不适。

④ 子痫：子痫前期孕妇抽搐不能用其他原因解释。

⑤ 慢性高血压并发子痫前期：高血压孕妇妊娠20周以前无尿蛋白，若孕20周后出现尿蛋白≥0.3g/24h；高血压孕妇孕20周前突然尿蛋白增加，血压进一步升高或血小板<100×10⁹/L。

182 如何诊断重度子痫前期？

子痫前期患者出现下述任一不良情况可诊断为重度子痫前期。①血压持续升高，收缩压≥160mmHg和（或）舒张压≥110mmHg；②蛋白尿≥2.0g/24h或随机蛋白尿≥（++）；③持续性头痛或视觉障碍或其他脑神经症状；④持续性上腹部疼痛，肝包膜下血肿或肝破裂症状；⑤肝脏功能异常，肝酶ALT或AST水平升高；⑥肾脏功能异常，少尿（24h尿量<400mL或每小时尿量<17mL）或血肌酐>106μmol/L；⑦低蛋白血症伴胸腔积液或腹水；⑧血液系统异常，血小板呈持续性下降并低于100×10⁹/L；血管内溶血、贫血、黄疸或血LDH升高；⑨心力衰竭、肺水肿；⑩胎儿生长受限或羊水过少；⑪孕34周以前发病。

183 子痫前期患者病情加重的表现有哪些？

出现头痛、头晕、眼花、视物模糊、上腹部疼痛、子痫等。血压进一步升高、尿蛋白增加、肝肾功能受损、血液黏稠度增加、胎儿宫内缺氧等。

184 如何诊断妊娠期高血压疾病？

（1）病史 注意询问妊娠前有无高血压、肾病、糖尿病、抗磷脂综合征等病史，了解此次妊娠后高血压、蛋白尿等征象出现的时间和严重程度，有无妊娠期高血压疾病家族史。

（2）高血压的诊断

① 血压的测量：测前被测者至少安静休息5min。取坐位或卧位，注意肢体放松，袖带大小合适。通常测右上肢血压，袖带应与心脏处同一水平。

② 妊娠期高血压定义：同一手臂至少2次测量的收缩压≥140mmHg和（或）舒张压≥90mmHg。血压较基础血压升高30/15mmHg，但低于140/90mmHg时，不作为诊断依据，但须严密观察。对首次发现血压升高者，应间隔4h或以上复测血压，如2次测量均为收缩压≥140mmHg和（或）舒张压≥90mmHg诊断为高血压。对严重高血压患者［收缩压≥160mmHg和（或）舒张压≥110mmHg］，为观察病情指导治疗应密切观察血压。

（3）尿蛋白检测和蛋白尿的诊断 高危孕妇每次产检均应检测尿蛋白（Ⅱ-2B）。尿蛋白检查应选用中段尿。对可疑子痫前期孕妇应进行24h尿蛋白定量检查。尿蛋白≥0.3g/24h或随机尿蛋白≥30mg/dL或尿蛋白定性≥（+）定义为蛋白尿。

（4）辅助检查

① 妊娠期高血压应定期进行以下常规检查：血常规；尿常

规；肝功能；血脂；肾功能；心电图；B超。

② 子痫前期、子痫视病情发展和诊治需要应酌情增加以下检查项目：眼底检查；凝血功能；血电解质；超声等影像学检查肝、胆、胰、脾、肾等脏器；动脉血气分析；心脏彩超及心功能测定；超声检查胎儿发育、脐动脉、子宫动脉等血流指数；必要时头颅CT或MRI检查。

185 如何预测妊娠期高血压疾病？

① 平均动脉压（MAP）：MAP ≥ 85mmHg，表示有发生子痫前期的倾向；当MAP ≥ 140mmHg，易发生脑血管意外，导致孕妇昏迷或死亡。

② 翻身试验：若仰卧位舒张压较左侧卧位 ≥ 20mmHg，则提示有发生子痫前期的倾向。

③ 血液流变学试验：低血容量（血细胞比容 ≥ 0.35）及血液黏度高（全血黏度比值 > 3.6，血浆黏度比值 > 1.6），提示有发生子痫前期的倾向。

④ 尿钙排泄量测定：若尿 Ca/Cr 比值 ≤ 0.04，则有预测子痫前期的价值。

⑤ 尿酸测定：孕24周血清尿酸5.9mg/L，是有33%子痫前期孕妇的预测值。

186 子痫前期治疗原则是什么？

子痫前期应住院治疗，防止子痫及并发症发生。治疗原则：休息、镇静、解痉、降压、合理扩容、必要时利尿、密切监测母胎状态、适时终止妊娠。

187 治疗妊娠期高血压疾病时何时应用硫酸镁？

控制子痫抽搐及防止再抽搐；预防重度子痫前期发展为子痫；子痫前期临产前用药预防抽搐。

188 硫酸镁用药方法及途径有哪些?

用药方法及途径:静脉给药结合肌内给药。

① 静脉给药:25%硫酸镁20mL+25%葡萄糖20mL静脉注射(慢);25%硫酸镁60mL+25%葡萄糖1000mL静脉滴注,1g/h。

② 根据血压情况决定是否加用肌内给药,用法:25%硫酸镁20mL+2%利多卡因2mL臀肌深部注射,每日1~2次。每日总量25~30g/d,用药过程中注意监测镁离子的浓度。

189 镁中毒的临床表现是什么?

正常孕妇血清镁离子浓度为0.75~1mmol/L,治疗有效的血清镁离子浓度为2~3.5mmol/L,若高于5mmol/L,即可发生中毒。首先为膝反射减弱或消失,继之全身肌张力减退、呼吸困难、复视、语言不清、严重者出现呼吸肌麻痹,甚至呼吸停止、心脏停搏,危及生命。

190 应用硫酸镁的注意事项有哪些?

(1) 血Mg^{2+}在2.0~3.5mmol/L为有效治疗浓度,达4.0~5.0mmol/L浓度时膝腱反射消失,达6mmol/L及以上浓度时呼吸抑制,>12.0mmol/L时心跳停止甚至死亡。故每次用药前应做以下检查:①膝腱反射必须存在;②呼吸每分钟不少于16次;③尿量每小时不少于25mL;④必须准备10%葡萄糖酸钙10mL,在出现Mg^{2+}中毒时应5~10min内静脉推注解毒。

(2) 肾功能不全、严重心血管疾病、呼吸系统疾病患者慎用或不用。

(3) 每次用药前和用药过程中,定时检查膝腱反射、呼吸次数、尿量。

(4) 用药过程中突然出现胸闷、胸痛、呼吸急促,应及时听诊,必要时胸部X线摄片,以便及早发现肺水肿。

(5) 保胎治疗时,不宜与肾上腺β受体激动药(如利托君等）同时使用，因易引起血管的不良反应。

191 应用抗高血压药物指征是什么？

收缩压≥160mmHg或舒张压≥110mmHg或平均动脉压≥140mmHg者；原发性高血压、妊娠前高血压已用抗高血压药者。

192 应用抗高血压药物注意事项是什么？

① 个体差异大。②血压不宜降得太低，一般维持收缩压140～150mmHg、舒张压90～100mmHg即可，否则可能减少子宫胎盘血流量。③血压不宜波动太大，否则易致脑出血及胎盘早剥。④长期使用抗高血压药要注意有无胎儿生长受限（FGR）的发生。

193 抗高血压药物选择的原则是什么？

对胎儿无毒副作用，不影响心排血量、肾血浆流量及子宫胎盘灌注量，不致血压急剧下降或下降过低。

194 何谓降压的理想目标？

理想的降压目标：收缩压140～155mmHg，舒张压90～105mmHg。

195 治疗妊娠期高血压疾病常用抗高血压药物有哪些？

① 拉贝洛尔（柳氨苄心定，labetalol）：FDA妊娠期分类为CM级。药理作用为α、β受体阻滞药。用法用量为50～150mg口服，3～4次/天。

② 硝苯地平（nifedipine）：FDA妊娠期分类为CM级。药理作用为钙通道阻滞药。用法用量为10mg口服，3～4次/天，口含作用快，现多不主张应用。

③ 尼莫地平（nimodipine）：FDA妊娠期分类为CM级。药理作用为阻滞药，扩张脑血管效果好。用法用量为20～60mg口

服，3次/天。

④ 苄胺唑啉（酚妥拉明，phentolamine）：FDA妊娠期分类为CM级。药理作用为α受体阻滞药。用法用量为10～20mg溶入5%葡萄糖液100～200mL，以10μg/min速度静脉滴注，逐渐加量至血压满意。

⑤ 硝普钠（nitroprusside）：FDA妊娠期分类为C级。药理作用为强效血管扩张药。其代谢产物硫氰化盐使组织缺氧，代谢性酸中毒，孕期长期应用可能对母儿均不利，因此，产前应用时间不宜过长。

196 孕期能用血管紧张素转换酶抑制药如依那普利降压吗？试说明理由。

不能应用血管紧张素转换酶抑制药如依那普利降压。因其可引起子宫胎盘血流量减少。

197 什么条件下行扩容治疗？

血细胞比容≥0.35，全血黏度比值≥3.6，血浆黏度比值≥1.6，尿比重＞1.020等。

198 扩容治疗的禁忌证是什么？

心血管负担过重、肺水肿、全身水肿、肾功能不全及未达上述扩容指标者。

199 扩容治疗的常用药物有哪些？

白蛋白、血浆、全血、右旋糖酐40等，在血液处于高黏状态时应用复方丹参注射液250mL静滴1日1次，有改善微循环、增加子宫胎盘血流量的作用。

200 妊娠期高血压疾病延长妊娠的指征有哪些？

① 孕龄不足32周经治疗症状好转者，无器官功能障碍或胎

儿情况变化，可考虑延长孕周。

② 孕龄32～34周，24h尿蛋白定量＜5g。

③ 轻度胎儿生长受限、胎儿监测指标良好；羊水轻度过少，彩色多普勒超声测量显示无舒张期脐动脉反流。

④ 重度子痫前期经治疗后血压下降；无症状、仅有实验室检查提示胎儿缺氧经治疗后好转者。

201 妊娠期高血压疾病终止妊娠的指征有哪些？

① 子痫前期患者经积极治疗24～48h无明显好转者。

② 子痫前期患者孕龄已超过34周。

③ 子痫前期患者孕龄不足34周，胎盘功能减退，胎儿已成熟者。

④ 子痫前期患者孕龄不足34周，胎盘功能减退，胎儿尚未成熟者，可用地塞米松促胎肺成熟后终止妊娠。

⑤ 子痫控制后2h可考虑终止妊娠。

202 妊娠期高血压疾病终止妊娠的方式有哪些？

① 阴道分娩：引产，自然分娩。②剖宫产。

203 如何抢救子痫？

① 入院后及时了解病情，曾用过何种药，用药量及用药时间。

② 首先控制抽搐，首次以25% $MgSO_4$ 20mL（5g）+5%或10%葡萄糖20mL静脉慢推5min，即1g/min；再以25% $MgSO_4$ 40mL（10g）溶于5%葡萄糖500mL，以1～2g/h的速度静滴。可同时吗啡10mg皮下注射（估计4h内不分娩者）或地西泮10mg静脉缓慢注射。

③ 抽搐停止后将患者移入暗室，保证其绝对安静，专人护理，加用床围防止跌伤。抽搐时应将包有纱布的压舌板放在患者的上下白齿间，以防咬伤舌头；低头侧卧以防误吸分泌物。

④ 控制血压：收缩压≥160mmHg或舒张压≥110mmHg时静脉给抗高血压药，以维持血压（140～150）/100mmHg。

⑤ 脱水利尿：给予20%甘露醇250mL静脉滴注以治疗脑水肿。必要时用呋塞米（速尿）20mg静脉注射。如疑脑梗死、脑出血应做脑CT或MRI确诊。

⑥ 禁食、吸氧，保持呼吸道畅通，留置尿管及尿量。

⑦ 立特护记录，记录血压、脉搏、呼吸、体温及出入量等。观察一般情况及自觉症状，注意有无规律宫缩，产程进展情况及胎心。注意宫缩弛缓程度与阴道有无出血，以早期发现胎盘早剥。注意有无凝血机制障碍出现。辅助检查同重度子痫前期。

⑧ 纠正缺氧酸中毒：面罩和气囊吸氧，根据二氧化碳结合力适当应用碳酸氢钠。

⑨ 子痫抽搐控制后2h内终止妊娠，根据宫颈条件选择分娩方式。注意分娩前给足量硫酸镁。严防产后出血。

204 何谓HELLP综合征？

HELLP综合征是妊娠期高血压疾病的严重并发症，以溶血、肝酶升高及血小板减少为特点，常危及母儿生命。

205 HELLP综合征对孕产妇有何影响？

HELLP综合征孕产妇可并发肺水肿、胎盘早剥、体腔积液、产后出血、弥散性血管内凝血、肾衰竭、肝破裂等，剖宫产率高，死亡率明显增高等。

206 HELLP综合征的诊断标准有哪些？

① 血管内溶血：外周血涂片见破碎红细胞、球形红细胞，胆红素≥20.5 μmol/L（即1.2mg/dL），血清结合珠蛋白＜250mg/L。

② 肝酶升高：ALT≥40U/L或AST≥70U/L，LDH水平升高。

③ 血小板减少：血小板计数＜100×10^9/L。

④ LDH升高和血清结合珠蛋白降低是诊断HELLP综合征的

敏感指标，常在血清未结合胆红素升高和血红蛋白降低前出现。

HELLP综合征应注意与血栓性疾病、血小板减少性紫癜、溶血性尿毒症综合征、妊娠急性脂肪肝等鉴别。

207 HELLP综合征如何治疗？

HELLP综合征必须住院治疗。

在按重度子痫前期治疗的基础上，其他治疗措施如下。

（1）按血小板计数输注血小板和使用肾上腺皮质激素 ①＞50×10⁹/L且不存在过度失血或者血小板功能异常时，不建议预防性输注血小板或者剖宫术前输注血小板（Ⅱ-2D）；②＜50×10⁹/L可考虑肾上腺皮质激素治疗；③＜50×10⁹/L且血小板数量迅速下降或者存在凝血功能障碍时应考虑备血，包括血小板；④＜20×10⁹/L时阴道分娩前强烈建议输注血小板，剖宫产前建议输注血小板。

（2）适时终止妊娠 ①时机：绝大多数HELLP综合征患者应在积极治疗后终止妊娠。只有当胎儿不成熟且母胎病情稳定的情况下方可在三级医疗单位进行期待治疗。②分娩方式：HELLP综合征患者可酌情放宽剖宫产指征。③麻醉：血小板计数＞75×10⁹/L，如无凝血功能紊乱和进行性血小板下降，首选区域麻醉。

（3）其他治疗 目前尚无足够证据评估血浆置换或者血液透析在HELLP治疗中的价值。

第8章 妊娠合并心脏病

208 最常见的妊娠合并心脏病的种类是什么？

先天性心脏病占30%～50%；风湿性心脏病占20%；其他

有妊娠期高血压性心脏病、围生期心肌病、心肌炎、心律失常、贫血性心脏病、高血压病性心脏病、甲亢性心脏病。

209 妊娠合并心脏病对胎儿有何影响？

① 心功能不良者，流产、早产、死胎、FGR、胎儿窘迫、新生儿窒息。

② 心功能良好者，剖宫产概率高。

③ 心脏病药物对胎儿的潜在毒性。

④ 遗传致胎儿先天性心脏病。

210 1928年纽约心脏病协会如何将心脏病心功能分级？

Ⅰ级：一般体力活动不受限制。

Ⅱ级：一般体力活动轻度受限制，活动后心悸、轻度气短，休息时无症状。

Ⅲ级：一般体力活动明显受限制，休息时无不适，轻微日常工作即感不适、心悸、呼吸困难，或既往有心力衰竭史者。

Ⅳ级：一般体力活动严重受限制，不能进行任何体力活动，休息时有心悸、呼吸困难等心力衰竭表现。

211 2002年美国心脏病学会及美国心脏学会如何将心力衰竭分级？

A级：患者为心力衰竭高危患者，但未发展到心脏结构改变也无症状。B级：指发展到心脏结构改变，但尚未引起症状。C级：指过去或现在有心力衰竭症状并伴有心脏结构损害。D级：终末期心力衰竭，需要特殊的治疗措施。

212 妊娠合并心脏病高度风险状况有哪些？

纽约心脏病协会（NYHA）心功能分级Ⅲ/Ⅳ级、肺动脉高压、主动脉缩窄累及瓣膜、马方综合征累及主动脉。

213 妊娠合并先天性心脏病中低度风险状况有哪些?

瓣膜修补术史、无机械性瓣膜植入史、运动耐受性好、心室功能好及心功能分级好者。

214 合并肺动脉高压孕妇死亡的因素有哪些?

晚住院、肺动脉高压的严重程度和麻醉。

215 心力衰竭的早期表现有哪些?

① 轻微活动后即出现胸闷、心悸、气短。
② 休息时,心率>110次/分,呼吸>20次/分。
③ 夜间常因胸闷而坐起呼吸或到窗口呼吸新鲜空气。
④ 肺底部出现少量持续性湿啰音,咳嗽后不消失。

216 妊娠合并心脏病常见并发症是什么?

① 心力衰竭。
② 亚急性感染性心内膜炎:妊娠、分娩及产褥期易发生菌血症,使病变的心脏易发生感染性心内膜炎。
③ 缺氧和发绀:妊娠外周血管阻力降低,致使发绀型先心病发绀加重。
④ 静脉栓塞和肺栓塞:妊娠时血液处于高凝状态,若静脉压升高、静脉血流淤滞导致深部静脉血栓,一旦脱落肺栓塞可导致死亡。

217 妊娠合并心脏病患者孕期何时易发生心力衰竭?

妊娠32~34周;分娩期,即心脏负担最重的时期;产褥期即产后3d内。

218 何谓围生期心肌病?

围生期心肌病是指妊娠前原无心脏病基础,在妊娠末期

3个月至产后6个月内所发生以心脏扩大、心力衰竭为主的心脏病。

219 围生期心肌病主要临床特点是什么?

病因不清;无心血管疾病史;妊娠后3个月至产后6个月内发生的扩张型心脏病;临床表现:(左/右)心衰,器官栓塞(以脑栓塞、肺栓塞、肾栓塞多见)症状;心电图示左心室肥大、ST段异常、T波低平或倒置、Q-T间期延长等;胸部X线片示心影大、波动弱、肺淤血;超声心动图示心影大、波动弱、左心室射血分数低及附壁血栓。

220 我国制定的围生期心肌病的诊断标准是怎样的?

① 妊娠前半期无器质性心脏病、高血压和(或)肾炎。

② 妊娠末期3个月至产后6个月内逐渐或突发心悸、气短或心力衰竭症状。

③ 心电图示心肌病变,超声心动图发现心室内附壁血栓。

④ 心力衰竭控制后临床症状消失,检查可排除器质性心脏病。

⑤ 窦性心律失常者,再孕时有室上性心律失常或心力衰竭亦属本范围。

221 围生期心肌病的预后如何?

死亡原因:心衰、肺梗死、心律失常等。早期治疗,1/3 ~ 1/2 痊愈。再次妊娠易复发。

222 如何治疗围生期心肌病?

从出现心力衰竭的临床症状开始,围生期心肌病患者需注意以下几点。

① 卧床休息,保证足够的睡眠,定期随访,通常需3 ~ 6个月,直至心脏恢复正常大小。

② 加强营养，补充足够的维生素；饮食应少食多餐易消化食物，低盐饮食，以减少水钠潴留，减轻心脏的容量负荷。

③ 改善心肌代谢，可静脉滴注1,6-二磷酸果糖、辅酶A及ATP等。在急性期应严格卧床，避免体力活动，降低心肌耗氧量，并给予高热量饮食，补充维生素，直至心脏恢复正常大小后，方可逐步恢复正常活动量。

④ 药物治疗同扩张型心肌病。

223 如何应用药物治疗围生期心肌病？

① 以利尿为主：经限制饮食不能消肿，或根据患者水肿和心力衰竭程度选用利尿药。轻症患者应选用口服利尿药，重症患者应选用静脉注射髓袢利尿药。注意利尿、消肿不宜过快，以免有效循环血量减少引起胎儿供血不足和离子紊乱。

② 血管扩张药：主要用于急性左心衰竭或经利尿强心及镇静等治疗无效者。

③ 强心：因心脏明显增大，心肌损害严重，对洋地黄耐受性差，故用药期间应密切注意洋地黄毒性反应。病情轻者可口服地高辛 0.125 ～ 0.25mg/d，直至有效。急性心力衰竭可静脉注射毛花苷C 0.2 ～ 0.4mg，必要时2 ～ 4h可重复使用，多数患者多能奏效。有效后口服维持，对洋地黄治疗效果欠佳或不能耐受者，也可应用非洋地黄类正性肌力药物如多巴胺。

④ 镇静：一般可使用地西泮、硝西泮、艾司唑仑等，禁用吗啡，慎用哌替啶。

⑤ 激素治疗：由于本病与免疫有关，可适当应用免疫抑制药，如泼尼松 60mg/d，或地塞米松 10 ～ 20mg/d，后者尚可降低外周阻力，减少回心血量，解除支气管痉挛，并促进胎肺成熟。

224 心脏病患者妊娠的适应证是什么？

轻度心脏病；心功能Ⅰ～Ⅱ级；无心衰史；无其他并发症。

225 心脏病患者妊娠禁忌证有哪些？

① 心功能Ⅲ级或Ⅲ级以上。

② 既往有心衰史。

③ 有肺动脉高压。

④ 严重心律失常。

⑤ 右向左分流先心病。

⑥ 活动风湿热、心脏病并发细菌性心内膜炎。

⑦ 心肌炎遗留心律失常。

⑧ 围生期心脏病遗留心脏扩大。

⑨ 年龄35岁以上，心脏病病程长。

226 如何诊断左心衰竭？

左心衰竭的临床表现是肺充血与肺毛细血管血压升高所致；呼吸困难、端坐呼吸、咳嗽、咯血、肺部啰音、肺动脉瓣区第二心音亢进与肺活量减小而静脉压正常。急性左心衰竭表现为阵发性呼吸困难和急性肺水肿。

227 如何诊断右心衰竭？

右心衰竭通常继发于左心衰竭。首发的右心衰竭见于肺动脉高压、肺动脉口狭窄等。临床表现主要起源于体循环静脉充血与静脉压升高；浅表静脉充盈、皮下水肿、肝大与触痛、发绀、腹腔积液、胸腔积液、细胞积液及肾、胃肠、神经系统障碍。

228 如何诊断全心衰竭？

病人逐渐发生水肿，通常水肿多从下肢开始，逐渐向上延伸，重症者除皮下水肿外，还会发生乳房积水和腹水，尿量减少，发绀加重，病人除具有左心衰竭期分明的自觉症状外，还发生食欲减退、恶心、腹胀、呕吐。体格诊断可见病人皮肤黏膜明显发绀，颈静脉怒张，乳房腔下部叩诊可呈实音，双肺湿啰音较左心衰竭期有所减少，心界向两侧扩大，心率加快可达100次/分以上，心尖部第一心音低弱，可闻及舒张期奔马律，可发生各种心律变态，乳房骨下线可闻及收缩期吹风样杂音，腹部因腹腔积液而隆起，腹壁静脉曲张，有压痛，肝大，移动性浊音阳性，阴囊、骶尾部、下肢都会发生凹陷性水肿。

229 心脏病患者孕期如何治疗心力衰竭？

① 与未孕者基本相同：强心、利尿、扩血管。

② 常选用作用和排泄较快的制剂。

③ 妊娠晚期心衰的患者，原则是待心衰控制后再行产科处理，应放宽剖宫产指征。但是，严重心衰治疗无效时应边控制边紧急剖宫产以减轻心脏负担挽救母亲生命。

230 心脏病患者产前如何保健？

① 决定能否继续妊娠：凡不宜妊娠的心脏病孕妇，应在妊娠12周前行治疗性人工流产。妊娠超过12周时，终止妊娠必须行较复杂手术，其危险性不亚于继续妊娠和分娩。因此应密切监护，积极防治心力衰竭，使之度过妊娠与分娩期。对顽固性心力衰竭的病例，为减轻心脏负荷，应与内科医师配合，在严密监护下行剖宫取胎术。

② 定期产前检查：能及早发现心力衰竭的早期征象。在妊娠20周前，应每2周行产前检查1次。在妊娠20周后，尤其是32周后，发生心力衰竭的概率增加，产前检查应每周1次。发现早期心力衰竭征象，应立即住院。孕期经过顺利者，应在36～38周提前住院待产。

③ 防治心力衰竭。

231 心力衰竭如何早期防治？

① 避免过劳及情绪激动，保证休息，每日至少10h睡眠。

② 饮食：限制过度加强营养导致体重过度增长。体重每

月增长不超过0.5kg，整个孕期体重增加不宜超过12kg。保证合理的高蛋白、高维生素和铁剂的补充，20周以后预防性应用铁剂防治贫血。适当限制食盐量，一般每日食盐量不超过4～5g。

③ 治疗各种引起心衰的诱因：预防感染，尤其是上呼吸道感染；纠正贫血；治疗心律失常；防治妊高征和其他合并症与并发症。

④ 动态观察心脏功能：定期进行超声心动图检查，测定射血分数、每分心排血量、心脏排血指数及室壁运动状态，判断随妊娠进展的心功能变化。

⑤ 心力衰竭治疗。

232 心脏病孕妇住院治疗的指征有哪些？

① 出现任何合并症时；② 出现早期心衰；③ 出现心衰；④ 孕期经过顺利者在妊娠36～38周前住院。

233 心脏病孕妇在什么条件下可经阴道试产？

心功能Ⅰ、Ⅱ级；宫颈条件好；胎儿不大；胎位正常。

234 心脏病孕妇阴道分娩时如何进行监护？

第一产程：消除紧张情绪；应用镇静药；注意生命体征；注意早期心衰的诊断及处理；抗生素预防感染。

第二产程：避免屏气、用力、加腹压；缩短第二产程，宫口开全者助产。

第三产程：产妇腹部放置砂袋；防止产后出血；禁用麦角新碱；注意输液速度；处理新生儿。

235 心脏病孕妇剖宫产的指征是什么？

心功能Ⅲ级及Ⅲ级以上（心衰控制后剖宫产，顽固性心衰时边控制心衰边剖宫产）；产道条件不好；胎儿大；产科指征。

236 心脏病产妇在产褥期如何处理？

① 产后 1 ～ 3d，避免劳累防心衰。

② 防治感染：产后1周左右无感染即停药。

③ 镇静。

④ 心功能Ⅲ级以上者退乳。

⑤ 不宜妊娠者产后1周绝育术或剖宫产术中输卵管结扎。

⑥ 留院观察2周。

237 心力衰竭的救治顺序？

强调扩血管、利尿、强心，而不是以前的强心、扩血管、利尿。子痫前期并发心力衰竭的扩血管治疗应首选酚妥拉明。

238 应用洋地黄药物的注意事项有哪些？

孕妇血液稀释、血容量增加及肾小球滤过率增强，同样剂量药物在孕妇血中浓度相对偏低。同时孕妇对洋地黄类药物耐受性差，注意其毒性反应。不主张预防性应用洋地黄，可给予作用和排泄较快的药物，以防止药物在体内蓄积。在产褥期随组织内水分一同进入循环引起毒性反应。如地高辛0.25mg，每日2次口服，2 ～ 3d后可根据临床效果改为每日1次，不主张用饱和量，以备随孕周增加、心力衰竭加重时抢救用药，病情好转即停药。

第9章　妊娠合并肺结核

239 妊娠对肺结核有何影响？

妊娠对肺结核的影响看法不一，近年研究调查提示妊娠及分娩对肺结核多无不利影响。妊娠一般不改变肺结核的性质,孕期、产后与同龄未孕妇女比较,预后基本相同。

240 肺结核对妊娠有何影响?

肺结核患者除非同时有生殖器结核,一般不影响受孕。非活动性结核或病变范围不大、肺功能无改变者,对妊娠经过和胎儿发育多无大影响。而活动性肺结核妇女,妊娠后流产、胎死宫内、早产、低体重儿的可能性增大。肺结核的治疗药物对母儿带来不良作用的可能性存在。孕妇可在产前、产时及产后将结核菌传给下一代。有活动性结核未经治疗的母亲,其新生儿在生后第一年内感染的可能性为50%。因此,母亲有活动性肺结核病变,新生儿产后需隔离。

241 妊娠合并肺结核诊断要点有哪些?

需了解孕妇有无结核病史及其治疗情况,有无家族史及与结核患者密切接触史。对肺结核的高危人群及有低热、盗汗、乏力、体重下降者,应做结核菌素试验。妊娠期间使用结核菌素的纯化蛋白衍生物(purified protein derivative,PPD)进行结核菌素试验是安全有效的。对结核菌素试验由阴转阳的孕妇应行胸部X线摄片,此时应以铅围裙遮挡腹部,减少射线影响,最好避开妊娠早期,以免致畸。痰涂片及痰培养有助于诊断。

242 妊娠合并肺结核何时行预防性治疗?

为防止妊娠期间潜在的结核感染发展为活动性病变,消灭结核顾问委员会提出了对下列孕妇进行预防性治疗:有低度危险因素的35岁以上孕妇;结核高发人群的孕妇;PPD反应直径≥10mm;与传染性结核密切接触的孕妇;HIV感染,PPD反应直径≥5mm者;X线胸片有陈旧病灶,PPD反应直径≥5mm者。方法:每日口服异烟肼300mg和维生素B_6 50mg,6～12个月或直至产后3～6个月。预防活动性肺结核的有效率可达

60% ～ 90%。

243 活动性肺结核如何治疗?

即PPD皮试阳性伴有临床症状及阳性体征者,应尽早联合用药。首选药物为口服异烟肼300mg/d、利福平600mg/d、维生素B_6 50mg/d,2个月以后改为异烟肼300mg、利福平600mg每周2次口服。作为一线的抗结核药物异烟肼可以通过胎盘,但目前尚未发现有肯定的致畸作用。但药物有肝脏毒性,用药期间应定期检查肝功能。当转氨酶大于正常5倍时必须停药。用药同时需服用维生素B_6以减轻神经毒性。利福平可通过胎盘,有引起胎儿低纤维蛋白原血症的报道。对于上述药物耐药者的抗结核治疗十分困难,有时需选用孕期禁忌的药物,此时应权衡结核活动与胎儿不良作用的利弊关系做出选择。

244 如何选择分娩方式?

病变广泛的活动性肺结核或曾行肺叶切除的孕妇,有效呼吸面积减少及血氧分压降低,易使胎儿缺氧,应在预产期前1 ～ 2周住院待产。如无产科指征,一般以阴道分娩为宜。但分娩时尽量避免屏气用力,以防止肺泡破裂、病灶扩散和胎儿缺氧,可适当选用手术助产,缩短第二产程。肺结核可在产后加重,产后6周和3个月应复查胸部X线摄片。

245 妊娠合并肺结核能否母乳喂养?

产后抗结核治疗并非母乳喂养的禁忌。母乳中的药物浓度很低,一般不会引起对婴儿的毒害。服用异烟肼的孕妇,新生儿可因维生素B_6缺乏而发生抽搐,需要补充维生素B_6。新生儿应及时接种卡介苗以预防感染,并每3个月检查一次结核菌素试验。但活动性肺结核产后应禁止哺乳,新生儿应隔离。

246 妊娠合并结核者必须终止妊娠吗?

多数学者认为,肺结核并非终止妊娠之适应证。但有以下情况时应终止妊娠:严重肺结核伴有肺功能减低,估计不能耐受继续妊娠及分娩者;早孕期并发妊娠剧吐,经保守治疗无效者;活动性肺结核需要及时进行抗结核治疗,考虑药物对胎儿有不良影响者;已有子女的经产妇,应劝告终止妊娠和考虑施行绝育术。

第10章　妊娠合并支气管哮喘

247 何谓支气管哮喘?

支气管哮喘是嗜酸粒细胞、肥大细胞和T淋巴细胞等多种炎性细胞参与的气道慢性非特异性炎症。妊娠合并支气管哮喘的发生率为0.4% ～ 1.3%。

248 哮喘与妊娠间有何影响?

一般认为,哮喘的严重程度是影响孕期的重要因素。妊娠期能有效控制哮喘发作,则母儿预后良好。哮喘控制不良者,其早产、胎膜早破、低体重儿、围生儿死亡率增加。哮喘持续发作时,孕妇不能适当地维持血氧浓度,可引起胎儿缺氧。

249 诊断要点有哪些?

有哮喘发作史的患者,出现呼吸困难、咳嗽、两肺弥漫性哮鸣音,胸部有过度充气表现(胸腔前后径增大、横膈下降),应考虑哮喘发作的可能。哮喘发作时,喷两次β受体兴奋药吸入后,一分钟用力呼气量增加≥15%可确诊。通过血气分析及肺功能测定，能进一步判断哮喘的严重程度。

250 妊娠期哮喘处理原则有哪些？

控制发作，纠正缺氧，改善肺功能，尽可能避免药物对胎儿的不利影响。

251 轻度哮喘发作如何治疗？

口服或吸入平喘药物，舒张气道平滑肌。如β_2受体兴奋药：沙丁胺醇气雾剂喷吸，每日2～3次；片剂2.4mg，tid；氨茶碱0.1mg，tid；普米克令舒氧驱雾化吸入q12h。

252 重度哮喘发作如何治疗？

低流量吸氧和血气监测的同时，氢化可的松0.2g加入10%葡萄糖液40mL静注，6h一次，或泼尼松40mg加入10%葡萄糖液40mL缓慢静注，4h一次，5～7d逐渐减量。氨茶碱0.25g加入10%葡萄糖液40mL缓慢静注（15min），以后氨茶碱0.5g加入5%葡萄糖液500mL静滴维持，每日总量不超过1.5g。必要时加入肾上腺皮质激素如氢化可的松4mg/kg，一般200mg加入5%葡萄糖液500mL静滴，3～4h滴完。也可用泼尼松每日20～30mg口服，症状缓解后每5～7d逐渐减量。

253 哮喘持续状态如何治疗？

哮喘发作后经积极治疗30～60min仍无改善者称哮喘持续状态。应及早气管插管机械换气，以维持血氧分压在60mmHg以上、血氧饱和度在95%以上。同时积极用药。

254 分娩期如何处理？

据文献报道，10%哮喘孕妇在产时发作。处理原则与孕期相同，但应注意以下环节：β_2受体兴奋药抑制宫缩或引起产后出血；慎用全身麻醉药、镇静药和止痛药；禁用前列腺素类药。无产科指征者可经阴道分娩，重度哮喘发作者可放宽剖宫产指征。

第11章 妊娠期肝内胆汁淤积综合征

255 何谓妊娠期肝内胆汁淤积综合征？

妊娠期肝内胆汁淤积综合征（intrahepatic cholestasis of pregnancy，ICP）是妊娠中晚期特有的并发症，临床上以皮肤瘙痒和黄疸为特征。主要危害胎儿，围生儿发病率和死亡率高。本病具有复发性，本次分娩后可迅速消失，再次妊娠或口服避孕药时常会复发。

256 肝内胆汁淤积综合征对孕妇有何影响？

ICP患者脂溶性维生素K的吸收减少，致使凝血功能异常，导致产后出血，也可发生糖、脂代谢紊乱。

257 肝内胆汁淤积综合征对胎婴儿有什么影响？

胆汁酸毒副作用使围生儿发病率和死亡率明显升高。可发生胎膜早破、胎儿窘迫、自发性早产或孕期羊水胎粪污染。此外，尚有胎儿生长受限、不能预测的突然死亡、新生儿颅内出血、新生儿神经系统后遗症等。

258 肝内胆汁淤积综合征的临床表现有哪些？

① 瘙痒：几乎所有患者首发症状为孕晚期发生无皮肤损伤的瘙痒，约80%患者在妊娠30周后出现，有的甚至更早。瘙痒程度不一，常呈持续性，白昼轻，夜间加剧。瘙痒一般先从手掌和脚掌开始，逐渐向肢体近端延伸甚至可发展到面部，但极少侵

及黏膜，这种瘙痒症状常出现在实验室检查异常结果之前，平均约3周，亦有达数月者，于分娩后数小时或数日内迅速消失。

② 其他症状：严重皮肤瘙痒引起失眠和疲劳、恶心、呕吐、食欲减退及脂肪痢。

③ 体征：四肢皮肤可见抓痕；20%～50%患者在瘙痒发生数日至数周内出现轻度黄疸，部分病例瘙痒与黄疸同时发生，于分娩后数日内消退。同时伴尿色加深等高胆红素血症表现，ICP孕妇有无黄疸与预后关系密切，有黄疸者羊水粪染、新生儿窒息及围生儿死亡率均显著增加。无急慢性肝病体征，肝大但质地软，有轻压痛。

259 妊娠合并胆汁淤积综合征有哪些实验室表现？

① 血清胆酸测定：ICP患者血清胆酸浓度在孕30周时突然升高至2～2.5μmol/L，可达正常水平的100倍左右，并持续至产后下降，5～8周后恢复正常。血清胆酸升高是ICP最主要的特异性实验室证据，在瘙痒症状出现或转氨酶升高前几周血清胆酸已升高，其水平越高，病情越重，出现瘙痒时间越早。测定母血胆酸是早期诊断ICP最敏感方法，对判断病情严重程度和及时监护、处理均有参考价值。

② 肝功能测定：大多数ICP患者的天冬氨酸氨基转移酶（AST）、丙氨酸氨基转移酶（ALT）轻至中度升高，很少超过85.5μmol/L，其中直接胆红素占50%以上。

③ 病理检查：ICP患者肝组织活检见肝细胞无明显炎症或变性表现，仅肝小叶中央区胆红素淤积，毛细胆管胆汁淤积及胆栓形成。电镜切片发现毛细胆管扩张合并微绒毛水肿或消失。

260 妊娠期肝内胆汁淤积综合征诊断基本要点有哪些？

① 起病大多在妊娠晚期，少数在妊娠中期；以皮肤瘙痒为主要症状。

② 以皮肤瘙痒为主要症状，以手掌、脚掌和四肢为主，程

度轻重不等，无皮疹，少数孕妇出现轻度黄疸。

③ 患者全身情况良好。无明显消化道的症状。

④ 可伴肝功能异常，主要是丙氨酸氨基转移酶、天冬氨酸氨基转移酶轻至中度升高。

⑤ 可伴血清胆红素水平升高，以直接胆红素为主。

⑥ 分娩后瘙痒、黄疸迅速消退，肝功能也迅速恢复正常。

261 妊娠期肝内胆汁淤积综合征确诊要点有哪些？

鉴于甘胆酸敏感性强而特异性弱，总胆汁酸特异性强而敏感性弱这一特点，在确诊ICP时可根据临床表现及这两个指标进行综合评估，一般检测空腹血甘胆酸水平升高≥10.75μmol/L（正常值5.6μmol/L），总胆汁酸≥10μmol/L可诊断为ICP。

262 妊娠期肝内胆汁淤积综合征如何判断疾病的严重程度？

① 轻度：生化指标血清总胆汁酸10～39μmol/L，甘胆酸10.75～43μmol/L，总胆红素＜21μmol/L，直接胆红素＜6μmol/L，丙氨酸氨基转移酶＜200U/L，天冬氨酸氨基转移酶＜200U/L。临床症状以瘙痒为主，无明显其他症状。

② 重度：生化指标血清总胆汁酸≥39μmol/L，甘胆酸≥43μmol/L，总胆红素≥21μmol/L，直接胆红素≥6μmol/L，丙氨酸氨基转移酶≥200U/L，天冬氨酸氨基转移酶≥200U/L。临床症状：瘙痒严重，伴有其他症状。＜34周发生的ICP多合并多胎妊娠、妊娠期高血压疾病、复发性ICP、曾因ICP致围生儿死亡者。

263 肝内胆汁淤积综合征治疗目的是什么？

缓解瘙痒症状，恢复肝功能，降低血胆酸水平，注意胎儿宫内状况的监护，及时发现胎儿缺氧并采取相应措施，以改善妊娠结局。

264 妊娠期肝内胆汁淤积综合征的一般处理措施有哪些?

详细了解病史:早期产前检查时,即应常规询问孕妇有无避孕药等雌孕激素服用史,有无ICP的家族史,既往妊娠有无ICP病史等,要特别警惕孕妇年龄>35岁、距前次妊娠>6年、经产妇既往妊娠有皮肤瘙痒、黄疸、早产、胎儿生长受限、死胎等病史者、既往口服避孕药后有皮肤瘙痒、黄疸(雌激素代谢)、某些食物或药物过敏史如青霉素、磺胺类、杨梅、鱼类等(免疫因素)、家族中曾有ICP患者(遗传因素)等高危患者,并及时行胆汁酸及肝功能检查,尽早发现,以便及时治疗,必要时在ICP高发孕周重复检查。

265 妊娠期肝内胆汁淤积综合征为何需加强胎儿监护?如何监护?

由于ICP患者可突然出现胎死宫内,故应加强胎儿监护,包括胎动计数和胎心监护。胎心监护异常时应更加警惕胎儿窘迫可能,特别是在妊娠后期宫缩趋于频繁时,必要时需及时干预。

266 如何对妊娠期肝内胆汁淤积综合征患者进行健康指导?

给予患者及家属心理疏导,使患者积极配合治疗。夜间瘙痒严重时,可服用对胎儿无影响的镇静药,保证患者休息良好。饮食富于营养,注意食物的合理搭配,多吃新鲜蔬菜、水果,保证膳食营养,促进胎儿发育,宜忌辛辣刺激之物,以免加重瘙痒症状。嘱患者穿着全棉内衣,瘙痒严重时不可用力挠抓,以免皮肤破损引起感染。淋浴不宜过勤,时间不宜过久,水温不可过高,不用碱性过大的肥皂,避免皮肤脱脂引起瘙痒,必要时涂抹护肤品,保持皮肤清洁。

267 治疗肝内胆汁淤积综合征药物的治疗目的是什么? 常用的药物有哪些?

ICP药物治疗目标是缓解瘙痒症状, 降低血胆酸浓度, 改善肝功能, 从而降低高胆酸血症所致的胎儿窘迫、死胎以及预防产后出血的发生。目前, 腺苷蛋氨酸、熊去氧胆酸 (ursodeoxycholic acid, UDCA) 是近年被公认为治疗ICP的有效药物。地塞米松、苯巴比妥、Epomeidol、瓜耳豆胶以及中药茵栀黄等也有一定效果, 但由于存在一定的不良反应和对胎儿可能的负面影响等, 应用逐渐受到限制。

268 肝内胆汁淤积综合征患者应做哪些产科处理?

由于ICP可对胎儿宫内安全造成重大威胁, 因此及早诊断、及时干预是改善围生儿预后的关键。加强妊娠期管理, 适时给予药物干预, 及时终止妊娠是ICP处理的重点。

269 肝内胆汁淤积综合征于妊娠期如何管理?

① 提高诊断率: 临床上要重视以瘙痒为主的主诉, ICP高发地区对妊娠34周以上的孕妇应常规检查胆酸, 有症状需随时查甘胆酸。一旦确诊, 应根据病情严重程度和孕周告知危害, 住院或高危门诊加强随访及胎儿胎盘功能监测。

② 加强胎儿监护: 包括无应激试验 (non-stress test, NST)、脐动脉S/D值、胎儿心电图、B超、羊膜镜、CTG、胎儿氧饱和度监测等。NST检查胎心率短程变异的预测值为44%, <35周者需每周检查一次, 35～37周者需每天检查一次。

270 肝内胆汁淤积综合征者收住院的指征有哪些?

对重症ICP患者, 孕32周前发病, 伴黄疸、双胎、合并尿路感染或高血压者, 或以前有因ICP死胎史者均应及时收住院进行对症治疗, 以加强母儿监测, 尽量延长孕周, 改善围生儿结局。对孕32周后发病、胎儿已基本成熟、符合终止妊娠条件者，也可收入院，选择合适的方式及时终止妊娠，减少胆汁酸淤积对胎儿的毒性。

271 肝内胆汁淤积综合征者何时终止妊娠?

① 重症ICP患者，孕周≥35周，胎儿体重≥2500g，估计胎儿已成熟者。

② 重症ICP患者，一旦出现分娩先兆，应剖宫产终止妊娠。

③ 轻症ICP患者在诊断后可在严密胎儿监护下进行随访，但一般分娩孕周不超过38周。

④ 复发性ICP，有因ICP致胎儿或新生儿死亡病史者，妊娠达35周即应予以终止。对胎儿监测无明显胎儿缺氧征兆、分娩条件好、估计短期内可经阴道分娩者可行阴道试产，但产程中需密切监测胎儿情况，有条件时可持续胎心监护。

⑤ 有胎盘功能减退或NST无反应型等不利因素者，应及时剖宫产终止妊娠。

272 肝内胆汁淤积综合征者分娩期如何管理?

全面评估后行阴道试产者，需全程胎儿监护，勤听胎心；及时人工破膜以了解羊水性状，但对ICP患者不建议做缩宫素激惹试验。

273 肝内胆汁淤积综合征患者的新生儿如何监护?

ICP患者分娩前应充分评估新生儿可能的风险，做好新生儿复苏的准备工作。产后也要加强对新生儿的护理，注意新生儿肺炎、早产儿相关并发症等的发生，及时处理。

274 妊娠期急性脂肪肝常见的临床表现有哪些?

① 妊娠晚期特有的疾病，以初产妇多见。

② 腹痛、频繁呕吐，迅速出现黄疸、出血倾向和肝肾功能

衰竭。

③ 血清胆红素及 ALT 明显升高。

④ 尿胆红素阴性，与肾小球基底膜增厚不能滤过有关。

⑤ B 超提示"亮肝"，肝细胞活检可帮助诊断。

⑥ 病情进展迅速，并发 DIC 死亡率高。

275 妊娠期急性脂肪肝实验室检查有哪些表现？

① 血常规：外周血白细胞计数升高，常为 $20 \times 10^9/L$，以中性粒细胞为主，出现中毒颗粒，并见幼红细胞和嗜碱性点彩红细胞；血小板计数减少，外周血涂片可见肥大血小板。

② 血清总胆红素中度或重度升高，以直接胆红素为主，一般不超过 200μmol/L；血转氨酶轻度或中度升高，ALT 不超过 300U/L，有酶-胆分离现象；血碱性磷酸酶轻至中度升高；血清白蛋白偏低，β 脂蛋白升高。

③ 血糖可降至正常值的 1/3 ～ 1/2，是 AFLP 的一个显著特征；血氨升高，出现肝性脑病时可高达正常值的 10 倍。

④ 凝血酶原时间和部分凝血活酶时间延长，纤维蛋白原降低。

⑤ 血尿酸、肌酐和尿素氮均升高。尤其是尿酸的增高程度与肾功能不成比例，有时高尿酸血症可在 AFLP 临床发作前即存在。

⑥ 尿蛋白阳性，尿胆红素阴性。尿胆红素阴性是较重要的诊断之一，但尿胆红素阳性不能排除 AFLP。

276 妊娠期急性脂肪肝其他辅助检查有哪些表现？

（1）影像学检查 B 超见肝区弥漫性高密度区，回声强弱不均，呈雪花状，有典型的脂肪肝波形。CT 及 MRI 检查可显示肝内多余的脂肪，肝实质呈均匀一致的密度减低。

（2）病理学检查 是确诊 AFLP 的唯一方法，可在 B 超定位下行肝穿刺活检。

① 光镜观察：肝组织学的典型改变为肝小叶结构正常，肝

细胞弥漫性、微滴性脂肪变性，肝细胞肿大，以小叶中央静脉附近的肝细胞多见；胞质内散在脂肪空泡，胞核仍位于细胞中央，结构不变；可见胆汁淤积，无炎性细胞浸润。HE 染色下，肝胞呈气球样变，是本病最早的形态学改变，肝窦内可见嗜酸性小体。如肝细胞受损严重，则出现明显的坏死和炎症反应。

② 电镜检查：电镜下可见线粒体明显肿大，出现破裂、疏松和嵴减少，并见类结晶包涵体。滑面和粗面内质网、高尔基体内充满脂质而膨胀。

277 如何处理妊娠期急性脂肪肝？

① 一般治疗：卧床休息，给予低脂肪、低蛋白、高碳水化合物，保证足够热量，静滴葡萄糖纠正低血糖；注意水、电解质平衡，纠正酸中毒。

② 换血或血浆置换：国外使用 3 倍于血容量的血换血，配以血液透析，对 1 例 AFLP 多脏器衰竭患者治疗获得成功。血浆置换治疗可清除血液内的激惹因子，增补体内缺乏的凝血因子，减少血小板聚集，促进血管内皮修复，此治疗方法国外多用，并取得较好疗效。

③ 成分输血：大量冰冻新鲜血浆治疗可获得血浆置换疗法类似效果。可根据情况给予红细胞、血小板、人血白蛋白、新鲜血等。

④ 保肝治疗：维生素 C、支链氨基酸（六合氨基酸）、三磷腺苷（ATP）、辅酶 A 等。

⑤ 肾上腺皮质激素：短期使用以保护肾小管上皮，宜用氢化可的松每天 200 ～ 300mg 静滴。

⑥ 其他：根据病情应用抗凝血药和 H_2 受体拮抗药，维持胃液 pH ＞ 5，不发生应激性溃疡。肾功能衰竭利尿无效后可透析疗法、人工肾等治疗。使用对肝功能影响小的抗生素，如氨苄西林 6 ～ 8g/d，防治感染。

⑦ 产科处理：AFLP 一旦确诊或被高度怀疑时，无论病情轻

重、病情早晚，应尽快终止妊娠。

278 妊娠期急性脂肪肝为何尽快终止妊娠？

① 本病可迅速恶化，危及母胎生命。

② AFLP迄今尚无产前康复的先例，大多数患者的肝功能在产后迅速改善，且只有在产后才开始改善。立即分娩的措施已使母儿存活率明显升高。

③ 本病发生于近足月，分娩对胎儿影响不大。当AFLP与暴发性肝炎不能鉴别时，早期终止妊娠可改善前者的预后，也不会使后者的预后更加恶化。终止妊娠的方式是经剖宫产，还是经阴道分娩，目前尚无一致意见。一般认为宫颈条件差或胎位异常者，因力求迅速分娩，多采用剖宫产，术中采取局麻或硬膜外麻醉，不用全麻，以免加重肝损害。若胎死宫内，宫颈条件差，短期不能经阴道分娩的，也应行剖宫产分娩。剖宫产时如凝血机制障碍，出血不止，经用宫缩药等保守治疗无效者，应行次全子宫切除。术后禁用镇静药、止痛药。若条件许可，胎盘功能好，引产、阴道分娩的结果也较好。

第12章　妊娠合并肝炎

279 何谓慢性乙型肝炎病毒携带？何谓慢性乙型肝炎？

慢性HBV感染指乙型肝炎表面抗原（hepatitis B surface antigen，HBsAg）阳性持续6个月以上的状态，如果肝功能正常，称慢性HBV携带（又称HBV携带）；如肝功能异常，则为慢性乙型肝炎。因此，慢性HBV携带与慢性乙型肝炎的区别仅在于肝功能是否异常。胎儿、新生儿围生期HBV感染大部分将成为慢性感染，故围生期预防是控制慢性HBV感染的关键。

280 妊娠对病毒性肝炎有何影响？

① 妊娠早期食欲缺乏，体内营养物质相对不足，蛋白质缺乏，肝脏抗病能力降低。

② 妊娠期新陈代谢明显增加，糖原不足。

③ 雌激素增多，在肝内灭活，影响脂肪运转及胆汁排泄。

④ 胎儿的代谢产物需要在肝内解毒。

⑤ 并发妊娠期高血压疾病时，由于小动脉痉挛、肝缺血，易发生急性肝坏死和肝内胆汁淤积、急性脂肪肝。

⑥ 分娩时体力消耗、缺氧、酸性代谢物质产生增加，加重肝损害。

281 病毒性肝炎对孕妇和围生儿有何影响？

（1）病毒性肝炎对孕妇的影响

① 妊娠早期：早孕反应重。

② 妊娠晚期：易合并妊娠期高血压疾病。

③ 分娩时：产后出血。

④ 若为重症肝炎：易发生DIC，孕妇病死率为18.3%，为非孕妇66倍。

（2）病毒性肝炎对围生儿的影响

① 胎儿畸形发病率约高2倍；流产、早产、死胎、死产发生率高。

② 新生儿死亡率明显增高达46%。

③ 新生儿对HBsAg免疫耐受，发生慢性携带状态，逐渐发展为肝硬化或原发性肝癌。

282 甲型肝炎病毒的基本知识有哪些？

甲型肝炎病毒（HAV）为嗜肝RNA病毒，主要经粪—口途径传播。潜伏期为2～7周，平均30d，HAV不会经胎盘感染胎儿，仅在分娩前后患HAV病毒血症时，对胎儿有威胁。

283 乙型肝炎病毒的基本知识有哪些?

乙型肝炎病毒(HBV)为嗜肝 DNA 病毒,潜伏期为 1.5 ~ 5 个月(平均 60d),外层含表面抗原(HBsAg),内层含核心抗原(HBcAg)及核心相关抗原(HBeAg 即 e 抗原)。传播途径:①经注射、输血、密切的生活接触等途径传播;②宫内垂直传播;③胎盘产道传播;④经软产道接触母血及羊水传播;⑤接触母亲唾液或母乳传播。

284 丙型肝炎病毒的基本知识有哪些?

丙型肝炎病毒(HCV)为 RNA 病毒,存在母婴垂直传播。感染逐渐发展为慢性肝炎、肝硬化和肝癌。

285 丁型肝炎病毒的基本知识有哪些?

丁型肝炎病毒(HDV)是一种缺陷性负链 RNA 病毒,母婴传播较少见,与乙肝病毒感染为必备条件,合并感染。

286 戊型肝炎病毒的基本知识有哪些?

戊型肝炎病毒(HEV)为 RNA 病毒,已发现母婴传播病例。潜伏期平均 6 周,传播途径及临床表现类似甲肝。孕妇易感染且易为重症,死亡率较高。

287 肝炎的临床表现有哪些?

① 常出现消化系统症状,如恶心、呕吐等。

② 继而出现乏力、畏寒、发热,皮肤、巩膜黄染,尿色深黄。触诊肝大,肝区有叩击痛。

③ 有与病毒性肝炎密切接触史,半年内有接受血、血制品史。另外如献血、吸毒等。

④ 辅助检查:血清谷丙转氨酶升高,血清胆红素升高,尿胆红素阳性,相应的抗原阳性。

288 妊娠合并重症肝炎的诊断要点有哪些？

消化道症状严重；黄疸迅速加重；出现肝臭气味；肝脏进行性缩小；肝功能异常，酶-胆分离，白/球蛋白倒置；凝血功能障碍；肝性脑病及肝肾综合征。

289 乙型肝炎病毒血清学标记及其临床意义如何？

乙型肝炎病毒血清学标记及其临床意义见表9。

表9　各项乙型肝炎病毒血清学标志不同检测结果及其临床意义

HBsAg	抗-HBs	HBeAg	抗-HBe	抗-HBc	临床意义
+	–	+	–	+	感染、传染性强
+	–	–	+	+	感染、有传染性
+	–	–	+	–	感染、有传染性
+	–	–	–	+	感染、有传染性
+	–	+	–	–	感染、传染性强
+	+	+/–	+/–	+/–	感染、有传染性、病毒可能变异
+	–	–	–	–	感染潜伏期、有传染性[1]
+	–	–	–	–	接种疫苗后、无传染性[2]
–	+	–	+	+	既往感染已恢复、有保护力
–	+	–	–	+	既往感染已恢复、有保护力
–	+	–	+	–	既往感染已恢复、有保护力
–	+	–	–	–	接种疫苗或既往感染已恢复、有保护力
–	–	–	+	+	既往感染已恢复、无保护力[3]
–	–	–	+	–	既往感染已恢复、无保护力[3]
–	–	–	–	+	既往感染已恢复、无保护力[3]
–	–	–	–	–	既往无感染、易感人群

① 单纯HBsAg阳性，如果无疫苗接种史，为感染初期，2～4周后复查，将出现其他抗原和（或）抗体。

② 乙型肝炎的有效成分就是HBsAg，少部分人（尤其是婴儿）首次接种后1～3周内血液中可检测到，故单纯HBsAg阳性时需询问接种史，并隔2～4周复查。

③ 少部分人存在隐匿HBV感染，由HBV变异或病毒载量极低引起，有传染性，但较弱。

注："+"表示阳性，"–"表示阴性。

290 孕期用乙肝免疫球蛋白能阻断乙型肝炎病毒的母婴传播吗？试说明理由。

孕晚期使用HBIG预防宫内HBV感染的机制认为，HBIG可使孕妇体内的HBV量降低。然而，HBV携带者肝脏每天释放 $10^{10} \sim 10^{12}$ 个病毒，而且血液中HBsAg含量是HBV的 $1000 \sim 100000$ 倍。以慢性HBV感染后需肝移植的患者为例，为预防移植的肝脏不被HBV再感染，须在无肝期使用 $5000 \sim 10000U$ HBIG，术后7d每天使用5000U（即使在有效抗病毒治疗时，术后第1周每天至少1000U HBIG），此后隔天或每周或每月1次，长期使用，才能获得有效保护。对HBV携带的大猩猩一次性静脉输注高达366200U的抗-HBs，病毒载量仅短期下降，7d后即回复至原有水平。所以，孕妇孕晚期每4周仅200U的HBIG不可能降低病毒载量。我国也有研究证实孕晚期使用HBIG与常规暴露后预防的婴幼儿的慢性HBV感染率相似。因此，孕晚期使用HBIG预防宫内HBV感染这一观点缺乏充分根据，不能应用于实际预防。

291 母亲HBsAg阴性但父亲或其他家庭成员HBsAg阳性的新生儿预防策略如何？

母亲HBsAg阴性时，其新生儿分娩过程中没有暴露于HBV，因此，预防HBV感染只需按"0、1、6"方案全程接种疫苗，无需注射HBIG。如果新生儿出生后主要由HBV携带的家庭成员照顾，新生儿除接种疫苗外，最好注射100U HBIG。如果新生儿未注射HBIG，则在生后 $5 \sim 6$ 周龄前，HBV携带成员不要与新生儿密切接触。尽管有报道在精液中可检测到HBV DNA，但目前没有任何证据证明精液能引起下一代慢性HBV感染。

292 HBsAg阳性母亲的新生儿预防HBV感染的策略是什么？

如母亲的HBsAg阳性，无论是剖宫产还是阴道分娩，新生儿必暴露于HBV，必须采取暴露后预防措施，剖宫产并不能减少HBV的母婴传播。对HBsAg阳性母亲的新生儿务必在生后24h内，最好在出生后12h内，肌内注射HBIG，同时在出生后24h内于不同部位接种乙型肝炎疫苗。新生儿注射100U HBIG后体内的抗-HBs能维持在10mU/mL以上至少1个月，因此，100U HBIG即可发挥保护作用，但对HBeAg阳性母亲或计划母乳喂养的新生儿，HBIG可增加至200U。通常情况下无需第2次注射HBIG。

暴露后预防的疫苗剂量增加1倍，能提高保护率。普通剂型的乙型肝炎疫苗HBsAg含量为5μg重组酵母疫苗或10μg重组中国仓鼠卵巢细胞（Chinese Hamster Ovary cell，CHO）疫苗，接种时同一剂型的疫苗可加倍使用，不会产生额外的副作用。

采取上述正规的预防措施后，对HBsAg和HBeAg同时阳性的母亲的新生儿保护率为85%～95%，对HBsAg阳性而HBeAg阴性母亲新生儿的保护率为90%～100%。如果新生儿不使用HBIG，仅仅使用疫苗，其保护率则明显降低，为55%～85%。

293 妊娠期病毒性肝炎处理原则是什么？

① 注意休息，加强营养，高维生素、高蛋白、足量碳水化合物、低脂肪饮食。

② 应用中西药物，积极进行保肝治疗。

③ 有黄疸的立即住院，按重症肝炎处理。

④ 注意预防感染，避免应用对肝损伤的药物。

294 妊娠合并重症肝炎如何处理？

① 预防及治疗肝昏迷：控制血氨。饮食应限制白蛋白，增加碳水化合物；减少氨产生可用新霉素，以减少氨及毒素吸收，大便通畅；降低血氨用谷氨酸钠或精氨酸静滴。保肝可高血糖素-胰岛素-葡萄糖联合应用。新鲜血浆及白蛋白能促进肝细胞再生、补充凝血因子。

② 预防及治疗DIC及肾功能衰竭。

295 妊娠合并肝炎如何做产科处理？

（1）妊娠期

① 早期妊娠：急性肝炎轻型积极治疗，继续妊娠；急性肝炎中重型及慢活肝经治疗，待病情好转后行人工流产。

② 中、晚期妊娠：给予维生素C、维生素K_1，防治妊娠期高血压疾病，尽量避免中止妊娠；若病情发展，宜终止妊娠。

（2）分娩期

① 准备好新鲜血液，缩短第二产程，减少产后出血。

② 重症肝炎，分娩方式用剖宫产。

（3）产褥期 广谱抗生素控制感染（给予头孢菌素或氨苄西林等）。母血HBsAg、HBeAg、抗-HBc三项阳性及后两项阳性均不宜哺乳；乳汁HBV DNA阳性者不宜哺乳；仅HBsAg（乙肝表面抗原）阳性产妇，产后可以哺乳。

第13章 妊娠合并贫血

296 妊娠合并贫血的诊断标准是什么？

WHO标准：当红细胞计数$< 3.5 \times 10^{12}$/L或血红蛋白< 110g/L或血细胞比容< 0.33时，才能诊断为妊娠合并贫血。约50%以上孕妇合并贫血。妊娠合并贫血的分类：缺铁性贫血、巨幼红细胞贫血及再生障碍性贫血。我国标准：红细胞计数$< 3.5 \times 10^{12}$/L或血红蛋白< 100g/L或血细胞比容< 0.30。

297 贫血如何分度？

① 轻度：红细胞$(3.0 \sim 3.5) \times 10^{12}$/L，血红蛋白$81 \sim 100$g/L。

② 中度：红细胞（2.0～3.0）×10^{12}/L，血红蛋白61～80g/L。

③ 重度：红细胞（1.0～2.0）×10^{12}/L，血红蛋白31～60g/L。

④ 极重度：红细胞≤1.0×10^{12}/L，血红蛋白≤30g/L。

298 孕期为何易出现缺铁性贫血？

① 妊娠期血容量增加，对铁的需要量明显增加，大约为650mg。②胎儿生长发育需铁约350mg。故孕期需铁900～1000mg，即每天需铁至少4mg。③一般饮食中含铁10～15mg，通过胃肠道吸收10%，到妊娠晚期最大吸收率为40%，仍不能满足孕妇的需要。④妊娠期胃酸分泌较少，影响铁的吸收。⑤孕前有慢性失血或铁吸收不良等疾病。

299 缺铁性贫血的实验室检查有哪些？

① 外周血象检查：典型为小细胞低色素性贫血，即红细胞<3.5×10^{12}/L，血红蛋白<110g/L，血细胞比容（HCT）<0.30，红细胞体积（MCV）<80fL，红细胞平均血红蛋白含量（MCH）<26pg，红细胞平均血红蛋白浓度（MCHC）<30%。

② 血清铁<7μmol/L，总铁结合力<80.55μmol/L，血清铁蛋白<12μg/L，转铁蛋白饱和度<0.16。

③ 骨髓象中幼红细胞增多，晚幼红细胞减少，含铁血黄素及铁颗粒减少或消失，但该种贫血只有在诊断困难时才做骨穿。

300 如何补充铁剂治疗？

① 饮食调节，孕期多进食猪肝、鸡血、豆类等。

② 补充铁剂：以口服药为主。硫酸亚铁0.3g，每日3次，同时服维生素C 0.3g和10%盐酸0.5～2mL促进铁的吸收。也可选用10%枸橼酸铁铵10～20mL，每日3次口服。多糖铁复合物的不良反应较少，每次150mg。每日1～2次。对妊娠后期重度缺铁性贫血或因严重胃肠道反应不能口服铁剂者。可用右旋糖酐铁或山梨醇铁。两种制剂分别含铁25mg/mL和50mg/mL。给药

途径为深部肌内注射，首次给药应从小剂量开始，第一日50mg，若无不良反应，第二日可增至100mg，每日1次。

③ 中成药：复方红衣补血口服液、复方阿胶浆等口服。

301 何谓巨幼红细胞贫血？

巨幼红细胞贫血是由于孕期营养不良，缺乏叶酸和维生素B_{12}而致脱氧核糖核酸合成障碍而造成的贫血。据国外报道，发生率为0.5% ～ 2.6%，国内0.7%。

302 孕期为何易出现巨幼红细胞贫血？

① 妊娠需要量增加：正常人每日需50 ～ 100μg叶酸，而妊娠时每日需要500 ～ 600μg叶酸，以供给胎儿每天的需要及维持孕妇体内叶酸的储备，不管母体是否缺乏叶酸，胎儿按需要正常摄取。

② 摄入减少，排泄增加：孕期雌、孕激素水平增加以及早孕反应，造成胃肠道对叶酸吸收减少。

③ 消耗增加：孕妇患有感染或甲亢时，即大量消耗叶酸，也可发生巨幼红细胞贫血。

303 如何诊断巨幼红细胞贫血？

① 周围血象呈大细胞性贫血，红细胞体积（MCV）＞94fL，红细胞平均血红蛋白含量（MCH）＞32pg，网织红细胞正常。

② 骨髓涂片显示典型细胞增生及巨幼红细胞增多改变。

③ 血清叶酸＜6.8mmol/L。

④ 维生素B_{12}＜90pg/mL。

304 如何治疗巨幼红细胞贫血？

① 叶酸治疗，10 ～ 20mg口服，每日三次。

② 维生素B_{12}缺乏者可给予维生素B_{12} 100mg肌注，每日一

次，共2周，以后改为每周2次。

　　③ 合并缺铁性贫血时，要补充铁剂和维生素E。

　　④ 血红蛋白<60g/L，可少量间断输新鲜血或浓缩红细胞。

　　⑤ 预防产后出血和感染。

第14章　妊娠合并再生障碍性贫血

305 何谓再生障碍性贫血？

　　再生障碍性贫血，简称再障，包括原发性（病因不明）与继发性（病因明确）两种情况，是由多种原因引起骨髓造血干细胞增殖与分化障碍，导致全血细胞（红细胞、白细胞、血小板）减少为主要表现的一组综合征。

306 再生障碍性贫血对母儿有哪些影响？

　　由于妊娠期间母体血液稀释，贫血加重，易发生贫血性心脏病，甚至造成心力衰竭。再障孕妇易发生妊娠期高血压疾病，使再障病情进一步加重。出血及感染的概率增加，甚至引起败血症。颅内出血、心力衰竭及严重的呼吸道、泌尿道感染或败血症，常是再障孕产妇的重要死因。孕期血红蛋白>60g/L对胎儿影响不大。分娩后能存活的新生儿一般血象正常，极少发生再障。血红蛋白≤60g/L者对胎儿不利，可导致流产、早产、胎儿生长受限、死胎及死产等。

307 妊娠合并再障有哪些表现？

　　妊娠合并再障，起病缓慢，主要表现为进行性贫血，少数患者以皮肤及内脏出血或反复感染就诊。贫血呈正常细胞型，全血细胞减少。骨髓相见多部位增生减低或重度减低，有核细胞甚少，幼粒细胞、幼红细胞、巨核细胞均减少，淋巴细胞相对增高。

308 妊娠合并再生障碍性贫血孕期如何治疗？

① 治疗性人工流产：再障患者在病情未缓解之前应避孕，若已妊娠，在妊娠早期应做好输血准备，同时行人工流产。妊娠中晚期引产，出血和感染的机会明显增加，有较大危险，应加强支持治疗，在严密监护下继续妊娠直至足月分娩。

② 支持疗法：注意休息，尽可能减少感染的机会，对继发性再障一定要去除病因。孕期左侧卧位，加强营养，间断吸氧，少量、间断、多次输入新鲜血，提高全血细胞。或间断成分输血，可输入白细胞、血小板及浓缩红细胞。

③ 肾上腺皮质激素：有明显出血倾向者，给予肾上腺皮质激素治疗，如泼尼松10mg，每日3次口服，但皮质激素抑制免疫功能，易致感染，不宜久用。也可用蛋白合成激素，如羟甲烯龙5mg，每日2次口服，有刺激红细胞生成的作用。

④ 感染：在感染早期及时应用有效且对胎儿无影响的广谱抗生素，避免感染扩散。

309 妊娠合并再生障碍性贫血如何选择分娩方式？

再障产妇分娩方式的选择极为重要，一般以阴式分娩为宜。尽量缩短第二产程，防止用力过度，造成脑出血等重要脏器出血或胎儿颅内出血。可适当助产，但要防止产伤。产后仔细检查软产道，认真缝合伤口，防止产道血肿形成。有产科手术指征者，行剖宫产术时以切除子宫为宜，以免出血和感染。

第15章 妊娠合并特发性血小板减少性紫癜

310 何谓特发性血小板减少性紫癜？

特发性血小板减少性紫癜（idiopathic thrombocytopenic，ITP）是因自身免疫机制使血小板破坏过多的临床综合征，又称免疫性血小板减少性紫癜。本病女性多见且不影响生育，妊娠合并特发性血小板减少性紫癜是产科较常见的血液系统合并症之一。

311 特发性血小板减少性紫癜分为哪两种类型？各有什么特点？

ITP分为急性和慢性两种。急性ITP多来自病毒感染，在感染后2～21d发病。慢性ITP为自身免疫性血小板减少。血小板上存在血小板相关免疫球蛋白（platelet associated immunoglobulin G，PAIgG）。但PAIgG不是特异性诊断ITP的指标，其指标高低也不代表真正自身抗体的水平。

312 妊娠对特发性血小板减少性紫癜有何影响？

目前对于妊娠是否会使ITP妇女病情恶化观点不一，文献报道大多妊娠可使病情恶化或处于缓解期的ITP病情加重。妊娠虽然有使稳定型ITP患者复发及使活动型ITP妇女病情加重的倾向，使ITP患者出血的机会增多，但妊娠本身一般不影响本病的病程及预后，因此合并ITP不是终止妊娠的指征。

313 特发性血小板减少性紫癜对孕妇有何影响？

由于ITP孕妇体内血小板降低，对妊娠的影响主要是出血问题，尤其是血小板低于$50×10^9$/L的产妇。在分娩过程中用力屏气可诱发颅内出血、产道裂伤出血及血小板形成。如产后子宫收缩良好，产后大出血并不多见。ITP患者妊娠时，自然流产率较正常妊娠高2倍，血小板计数明显减少（＜$30×10^9$/L）或临床出血严重，则自然流产或治疗性人工流产的比例增高，且母婴死亡率均高于正常产妇。

314 特发性血小板减少性紫癜对胎儿、新生儿有何影响？

由于部分抗血小板抗体可以通过胎盘进入胎儿血循环，引起胎儿血小板破坏，导致胎儿、新生儿血小板减少。严重者也能发生颅内出血，这种血小板减少均为一过性，新生儿脱离母体后体内的抗体多数于1个月内逐渐消失，偶可持续4～6个月血小板才逐渐恢复正常。合并ITP妊娠胎儿死亡率达26.5%，但未见畸形的报道。

315 如何诊断特发性血小板减少性紫癜？

主要表现是皮肤黏膜出血和贫血。轻者仅有四肢及躯干皮肤的出血点、紫癜、瘀斑及鼻衄、牙龈出血，严重者可出现消化道、生殖道、视网膜及颅内出血。脾脏不大或轻度大。实验室检查，血小板＜$100×10^9$/L。往往当血小板＜$50×10^9$/L时才有症状。骨髓检查示巨核细胞正常或增多，至少不减少，而成熟型血小板减少。血小板抗体测定多为阳性。

316 妊娠期特发性血小板减少性紫癜处理的目标各是什么？

对ITP孕妇的围生期处理有维持血小板计数到安全水平，减少出血危险，规律监测胎儿生长和胎盘功能，预测和预防新生儿被动免疫性血小板减少症，减少新生儿颅内出血的发生，确定胎儿血小板计数以及分娩方式的选择。

317 妊娠期特发性血小板减少性紫癜的一般处理、治疗指征各是什么？

妊娠合并ITP的治疗包括限制活动、避免外伤、住院观察以避免出血，禁用抗血小板药，没有直接证据显示任何治疗可以减少ITP出血的并发症和死亡率。对血小板 $> 50×10^9$/L、无症状的孕妇不需治疗。

318 妊娠期特发性血小板减少性紫癜治疗方法有哪些？

糖皮质激素为标准一线治疗，可以抑制自身抗体形成，抑制网状内皮系统对血小板的破坏，改善毛细血管功能，促进血小板制造。推荐剂量为泼尼松 $1 \sim 2$mg/（kg·d），早晨8时服用，持续 $2 \sim 3$周，有效率为70%，具有方便、价廉、安全的特点。其不良反应有高血压、骨质疏松、糖耐量异常、满月脸、精神病，对孕妇可能轻度增加胎膜早破、先兆子痫所致的早产，不具有致畸性。如果经 $4 \sim 6$周内科治疗后血小板仍 $< 30×10^9$/L者行脾脏切除术。对出血倾向严重者，给予大剂量甲泼尼龙 $20 \sim 30$mg/（kg·d）连续应用3d。

静脉注射免疫球蛋白适用于对激素治疗无反应者，可以快速增加血小板计数，应用于晚孕期血小板 $< 10×10^9$/L或在（$10 \sim 30$）$×10^9$/L正在出血者。最常用的疗法为400mg/（kg·d），连续 $2 \sim 5$d，还有大剂量冲击疗法，1000mg/（kg·d），连续 $1 \sim 2$d。其不良反应为头痛、寒战、恶心、背痛、肝功能障碍、一过性白细胞减少、潮红、脱发，罕见的有溶血性贫血、丙肝感染。

另外，也可试用血浆交换治疗，以及进行必要的支持疗法，如输新鲜血、机采血小板、新鲜冰冻血浆。

对危及生命的出血，可试用下列方案，立即输血小板 $1 \sim 2$U，无效时给予静脉注射免疫球蛋白1g/kg，仍无效时考虑血浆置换，再用静脉注射免疫球蛋白，然后再输血小板

6～12U，每46h一次，直至出血控制，同时给予其他治疗，如糖皮质激素、免疫抑制药、脾切除。

319 妊娠合并特发性血小板减少性紫癜分娩期如何处理？

分娩方式原则上以阴道分娩为主。剖宫产指征为：产妇血小板＜50×10⁹/L；有出血倾向；胎儿头皮血或胎儿脐血证实胎儿血小板＜10×10⁹/L。产前或术前应用大剂量肾上腺皮质激素（氢化可的松500mg或地塞米松20～40mg）静脉注射。并备好新鲜血或血小板悬液。仔细缝合伤口，防止血肿形成。

320 妊娠合并特发性血小板减少性紫癜产褥期如何处理？

孕期应用肾上腺皮质激素治疗者，产后应继续应用。应给予抗生素预防感染。

321 妊娠期特发性血小板减少性紫癜产妇所产新生儿如何处理？

产后立即检测新生儿脐血血小板，并动态观察新生儿血小板是否减少。必要时给新生儿使用泼尼松或免疫球蛋白。

第16章 妊娠合并肾脏疾病

322 肾脏在妊娠期易受损害的因素有哪些？

① 妊娠期胎盘分泌大量雌激素、孕激素，使肾盂、肾盏、输尿管扩张。

② 增大的子宫于骨盆入口处压迫输尿管，形成机械性梗阻，

肾盂及输尿管扩张。

③ 增大的子宫和胎头将膀胱向上推移变位，易造成排尿不畅、尿潴留或尿液反流入输尿管。

④ 妊娠期常有生理性糖尿，尿液中氨基酸及水溶性维生素等营养物质增多，有利于细菌生长，有使无症状菌尿症发展为急性肾盂肾炎的倾向。

323 急性肾盂肾炎有哪些表现？

起病急骤，突然出现寒战，高热可达39℃以上，全身不适、头痛、乏力、食欲减退、周身酸痛、恶心、呕吐等全身症状和腰痛及尿频、尿急、尿痛、排尿未尽感等膀胱刺激征。排尿时常有下腹疼痛，肋腰点（腰大肌外缘与第12肋骨交叉处）有压痛，肾区叩痛阳性。血白细胞增多，尿沉渣见成堆的白细胞或脓细胞。尿培养细菌阳性，多为大肠杆菌。血培养可能阳性。

324 怀疑急性肾盂肾炎应做哪些实验室检查？

① 尿常规：脓尿（每高倍视野≥5个白细胞）为其特征性改变。若平均每高倍视野中有0～3个白细胞，而个别视野中可见成堆白细胞仍有诊断意义。

② 尿的细菌学检查：尿细胞培养及菌落计数是确诊的重要指标。目前多采用中段尿培养法。

③ 其他检查：尿沉渣抗体包括细菌检查，阳性时有助于诊断，膀胱炎为阳性，有鉴别诊断价值。X线及肾盂造影检查可了解泌尿系统有无结石、梗阻、畸形、肾下垂等情况。

325 泌尿系感染对妊娠有何影响？

急性泌尿系感染可引起胎儿神经管发育障碍、流产、早产、中毒性休克。若在妊娠早期，病原体及高热还可使无脑儿发病率明显增高。慢性肾盂肾炎并发妊娠高血压疾病者较无泌尿系感染者高2倍。

326 妊娠对慢性肾小球肾炎有何影响？

一般认为妊娠能使已有的慢性肾炎加重，因为妊娠期处于高凝状态，容易发生纤维蛋白沉积和新月体形成，妊娠期某些并发症也会加重肾脏病变程度，如孕前已有较严重的慢性肾炎，则孕期往往病情恶化。

327 慢性肾小球肾炎对妊娠有何影响？

慢性肾炎对妊娠影响大小取决于肾脏病变损害程度。若病情轻，仅有蛋白尿，无高血压，肾功能正常，预后较好。其中有一部分病人妊娠后期血压增高，围生儿死亡率也增高。若妊娠前或妊娠早期出现高血压及氮质血症，并发重度子痫前期及子痫的危险性大大增加，流产、死胎、死产发生率随之增加。慢性肾炎病程长者，由于胎盘绒毛表面被纤维素样物质沉积，物质交换功能受阻，胎盘功能减退，影响胎儿生长发育，甚至胎死宫内。

328 妊娠合并慢性肾小球肾炎有何临床表现？

自无症状的蛋白尿或镜下血尿到明显的肉眼血尿、水肿、贫血、高血压或肾病综合征，甚至尿毒症。

329 如何诊断无症状菌尿症？

当细菌在泌尿系统持续性滋生、繁殖，临床却无泌尿系感染症状者称无症状菌尿症。只有行产前检查、尿培养才能筛查出。其确诊要基于清洁中段尿细菌培养菌计数。杆菌细菌数$\geq 10^5$/mL及球菌细菌数≥ 200/mL有诊断意义。若低于上述标准应重复检测。

330 肾病综合征对妊娠有什么影响？

肾病综合征对妊娠的主要影响是妊娠期高血压疾病以及胎儿生长受限、早产、胎死宫内或低出生体重儿等。影响的程度取决于致病原因及肾功能不全的程度。轻度肾功能不全，又不伴高血压者发生孕期并发症的机会少。

331 妊娠对肾病综合征有何影响？

妊娠对轻度肾功能不全者无不良影响。由于孕期肾血流量增加，肾静脉压力增高可致病情加重，尿蛋白排出量增加；另外，血液浓缩、血流迟缓等增加了血栓形成机会，一旦发生肾静脉血栓梗死将使肾功能进一步恶化。

332 孕期如何诊断肾病综合征？

① 大量蛋白尿，每天在3.5g/L以上；②低蛋白血症，血浆总蛋白少于50g/L，白蛋白少于30g/L；③全身水肿；④高胆固醇血症（>300mg/L）；⑤脂质尿。可确诊为肾病综合征。

333 妊娠对慢性肾衰竭患者有何影响？

由于母体和胎儿代谢产物增加，同时妊娠对肾脏血流动力学的影响，慢性肾衰竭妊娠后肾功能损害明显加重，原有慢性肾功能不全可迅速发展至终末期肾衰竭。慢性肾衰竭患者大部分合并高血压，如妊娠后高血压发生率更高，并且血压不易控制，易发生子痫。约50%孕妇出现高血压，其中一半发展为严重高血压，需要紧急治疗，终末期肾衰竭无高血压患者妊娠时出现高血压对母亲有巨大危险。

334 如何诊断急性膀胱炎？

临床表现为膀胱刺激征（尿频、尿急及尿痛），尤以排尿终了时明显。下腹部不适，偶有血尿。多数不伴有明显的全身症状。清洁中段尿白细胞增多，亦可有红细胞。尿培养细菌超过正常值。培养阴性者应行衣原体检查，它也是引起泌尿生殖道感染的常见病原体。

335 急性肾盂肾炎如何处理？

一旦确诊应住院治疗。治疗原则是支持疗法、抗感染及防止中毒性休克。应卧床休息，取侧卧位，以减少子宫对输尿管的压迫，使尿液引流通畅。多饮水或补充足量液体，使每日尿量保持在2000mL以上。

抗菌药物：应根据菌株及药敏结果针对性用药。常选用抗革兰阴性杆菌药物，如头孢拉定0.25～0.5g；体温高，全身症状明显者，可用氨苄西林1～2g静脉滴注，每6h一次。一般24h后症状改善，48h病情好转。如72h症状未见改善应注意药量或种类。当急性症状控制后，酌情改为肌内注射或口服药物。治疗最少2周，疗程结束后每周复查尿常规及细菌培养，共2～3次，6周后再复查1次，均为阴性者方可认为治愈。肾功能不良者，应根据病情适当减少药量，以防药物蓄积中毒。慢性肾盂肾炎常伴肾功能不全及高血压，治疗与慢性肾炎相似。

336 如何治疗无症状菌尿症？

确诊者均应采用抗生素治疗。首选氨苄西林0.5g，每日4次口服。需治疗2周，停药后定期复查做尿培养。

337 如何治疗急性膀胱炎？

治疗原则与无症状菌尿症相同，多饮水，禁止性生活。

338 妊娠合并慢性肾小球肾炎如何处理？

① 血压正常，肾功能正常或轻度肾功不全者，一般可以耐受妊娠。伴高血压及中重度肾功能不全的妇女，应避免妊娠。妊娠的患者均按高危妊娠处理，缩短产前检查的间隔时间。同内科医生协同，对母儿双方进行全面监护。

② 严密监测血压、血尿常规及肾功能。单纯尿蛋白增加不伴血压升高和肾功能损害，不是终止妊娠的指征。如果发现肾功

能下降时，应寻找原因，如泌尿系感染，水、电解质紊乱，尽早予以纠正。无明显原因的肾功能恶化是终止妊娠的指征。

③ 积极对症处理，如纠正贫血及低蛋白血症，控制高血压，预防子痫前期及子痫的发生，尽可能避免肾功能进一步恶化。

④ 密切监测胎儿安危，胎盘功能、胎儿生长发育情况及胎儿成熟度。孕妇病情稳定，胎儿生长情况良好，可于妊娠38周终止妊娠。如果胎儿储备功能下降，宫内环境不良，胎儿初具体外生在能力，应适时终止妊娠。

339 做血液透析和腹膜透析的育龄妇女能否妊娠？试说明理由。

育龄期的慢性肾衰竭妇女，通常闭经或只有不规则的无排卵性月经，一般不能生育。规律性透析能使部分妇女恢复生殖功能而妊娠，但是长期透析患者能成功妊娠者少见。育龄期的慢性肾衰竭妇女应强调避孕，不宜妊娠，如意外妊娠者，应尽早做人工流产。

340 慢性肾功能不全的妇女能否妊娠？试说明理由。

不宜妊娠，并强调避孕，妊娠后应及时做人工流产。血肌酐＞123.8μmol/L，虽然早产率比较低，但有1/3的胎儿发育迟缓，1/2需提前终止妊娠，1/2高血压恶化，超过1/3的患者肾功能恶化。

第17章 妊娠合并糖尿病

341 妊娠合并糖尿病的种类有哪些？

① 妊娠前糖尿病合并妊娠（pregestational diabetes mellitus, PGDM）：妊娠前已知患有糖尿病。

② 妊娠期糖尿病（gestational diabetes mellitus，GDM）：妊娠期发生的或首次发现的不同程度的糖耐量异常；多数空腹血糖（FPG）正常，产后6～12周复查OGTT已经恢复。

342 糖尿病高危因素有哪些？

糖尿病家族史；年龄＞30岁，巨大儿分娩史，孕前超重，不明原因的流产、畸胎史，超巨大儿，羊水过多等。

343 妊娠早期、中晚期高糖环境对胎儿的影响有何不同？

早孕期血糖升高增加胎儿畸形和自然流产的发生。妊娠中后期的血糖升高对胎儿胰岛发育、胰岛素分泌造成影响

344 妊娠后糖代谢主要发生哪几方面的变化？

血糖降低（以空腹血糖下降为著）；餐后高血糖和高胰岛素血症。

345 妊娠后为何出现血糖降低？

① 胎儿能量来自母体葡萄糖。
② 尿中排糖量增加。
③ 雌激素和孕激素增加母体对葡萄糖的利用。
④ 空腹时孕妇胰岛素清除葡萄糖的能力较非妊娠期增加，孕妇空腹血糖下降最为明显，妊娠期孕妇长时间空腹极易发生低血糖，出现酮症。

346 妊娠后为何出现餐后高血糖和高胰岛素血症？

① 妊娠晚期，空腹血糖明显下降，为满足胎儿需要，肝脏糖异生能力明显增加，餐后血糖明显增加。
② 妊娠期广泛存在着胰岛素抵抗。妊娠期空腹和餐后胰岛素分泌量均大大增加，妊娠晚期，24h胰岛素平均含量可较妊娠

前增加1倍。

③ 妊娠期对抗胰岛素众多因素。

347 妊娠期对抗胰岛素主要因素有哪些？

① 人胎盘生乳素：量与胎盘面积有关，足月增加千倍，促进脂肪酸代谢，是主要抗胰岛素因素。

② E2、孕激素：外周性对抗胰岛素。

③ 催乳素：孕晚期增加5～10倍，影响胰岛细胞功能。

④ 胎盘胰岛素酶：使胰岛素降解为氨基酸及肽而失活。

⑤ 肾上腺皮质激素：促进内生性葡萄糖产生、减少糖原利用、降低胰岛素作用。

348 妊娠期糖代谢的生理与病理意义各是什么？

① 生理意义：高血糖状况有利于胎儿生长及胎盘的高能量代谢。

② 病理意义：胰岛素处于临界分泌状态的"正常"孕妇及糖尿病合并妊娠的孕妇将在妊娠期发生糖代谢异常或病情明显加重。

349 妊娠对糖尿病有何影响？

糖尿病者孕期病情常加重，孕前无糖尿病者妊娠期可能发展为GDM，产后糖代谢又恢复正常，妊娠本身具有促进糖尿病形成的作用，而且妊娠不同时期对糖尿病患者的影响不同。

妊娠早期孕妇低血糖倾向增加；妊娠中晚期，机体胰岛素抵抗作用增强，胰岛素用量需要增加；产程中血糖波动较大，应严密监测血糖变化，及时调整胰岛素的用量；产后胎盘所分泌拮抗胰岛素的各种激素迅速消失，胰岛素用量应立即减少。

350 GDM对胎盘有何影响？

高血糖早期致胎盘滋养叶细胞增生，晚期胎盘间隙广泛纤维素沉着，胎盘功能下降。糖尿病血管病变致血管内皮细胞增厚、动脉粥样硬化，胎盘功能异常、胎盘梗死、胎盘早剥。

351 糖尿病对孕妇有何影响？

① 胚胎发育异常甚至死亡，流产发生率达15% ～ 30%。

② 妊娠期高血压疾病发生率为正常妇女的3 ～ 5倍。

③ 抵抗力下降，易合并感染，以泌尿系感染最常见。

④ 羊水过多的发生率较非糖尿病孕妇多10倍。

⑤ 因巨大儿发生率明显增高，难产、产道损伤、手术产的概率增高。

⑥ 易发生糖尿病酮症酸中毒。

352 糖尿病对胎儿有何影响？

① 巨大胎儿发生率高达25% ～ 42%。

② 胎儿生长受限发生率为21%。

③ 早产发生率为10% ～ 25%。

④ 胎儿畸形率为6% ～ 8%，高于非糖尿病孕妇。

353 糖尿病对新生儿有何影响？

新生儿呼吸窘迫综合征、新生儿低血糖、新生儿低钙血症、新生儿低镁血症、新生儿红细胞增多症、新生儿高胆红素血症、脑功能成熟障碍等。

354 2010年卫生部行业规范制定妊娠期糖尿病的诊断标准是什么？

除孕前已确诊为糖尿病者，所有孕妇应在早孕期行空腹血糖或任意血糖监测，尽早发现孕前漏诊的糖尿病（如 FPG ≥ 7.0mmol/L，或 HbA1c ≥ 6.5mmol/L，或任意血糖 ≥ 11.1mmol/L且有糖尿病症状，则考虑为孕前糖尿病合并妊娠），其他孕妇在妊娠24 ～ 28周采用"一步法"即直接行75g OGTT

进行 GDM 的筛查和诊断，OGTT 诊断界值为空腹、服糖后 1h 和 2h 的血糖值分别为 5.1mmol/L、10.0mmol/L、8.5mmol/L。

355 如何做葡萄糖耐量试验？

妊娠 24 周后，进行 75g 口服葡萄糖耐量试验（75g OGTT）：首先测一次空腹血糖，然后口服 75g 葡萄糖（相当于 82.5g 葡萄糖粉），检测服糖后 1h、2h 血糖。OGTT 诊断界值为空腹、服糖后 1h 和 2h 的血糖值分别为 5.1mmol/L、10.0mmol/L、8.5mmol/L。如果三项结果中有任一项大于或等于临界值，则诊断妊娠期糖尿病。

356 葡萄糖耐量试验的注意事项是什么？

空腹血糖的定义：空腹 8 ～ 12h。至少 8h 不进饮食。

口服 75g 葡萄糖的方法：75g 纯葡萄糖溶于 300 ～ 400mL 水中，5min 内喝完，自开始服葡萄糖水开始计时，分别于 1h、2h 静脉抽血，检测血浆葡萄糖浓度。

做该项化验前 3d 正常饮食，每日碳水化合物量在 150 ～ 200g 以上，做该项化验时，孕妇检测期间要禁食、禁烟、静坐等候，避免活动过多造成误差，因为活动后血糖水平下降，影响检测结果的准确性。

357 妊娠合并糖尿病是如何分级的？

A 级：妊娠期出现或发现的糖尿病（A1；A2）。

A1 级：经控制饮食，空腹血糖＜5.8mmol/ L，餐后 2 小时血糖＜6.7mmol/ L。

A2 级：经控制饮食空腹血糖≥5.8mmol/L，或餐后 2 小时血糖≥6.7mmol/ L。

B 级：显性糖尿病，发病年龄 ≥20 岁，病程 ＜10 年。

C 级：发病年龄 10 ～ 19 岁 或病程达 10 ～ 19 年。

D 级：发病年龄 ＜10 岁或≥20 岁或眼底有背景性视网膜

病变：

F级：糖尿病性肾病。

R级：增生性视网膜病变，或玻璃体积血。

H级：冠状动脉粥样硬化性心脏病。

T级：肾移植史。

358 妊娠期理想的血糖水平控制标准是多少？

2011年ADA推荐妊娠期血糖理想水平控制标准，见表10，最理想的空腹血糖水平为小于5.1mmol/L。

表10 妊娠期血糖控制标准

类别	血糖/[mmol/L (mg/dL)]
空腹	3.3～5.3（60～95）
餐后2h	4.4～6.7（80～120）
夜间	4.4～6.7（80～120）
餐前30min	3.3～5.3（60～95）

359 为什么要对GDM孕妇产后进行随访？如何随访？

妊娠期糖尿病（gestational diabetes mellitus，GDM）患者产后2型糖尿病的发病风险较普通人群高7倍以上，故要对GDM孕妇产后进行随访。产后6～12周左右，机体内分泌变化可达非孕时内环境的稳定状态，所以产后1周内查空腹血糖，空腹血糖正常者产后6～12周进行75g葡萄糖耐量试验，正常者每1～2年检查一次血糖，以便及时发现糖耐量受损或2型DM，在每次随访时要进行饮食、运动等方面的指导。

360 为什么要对GDM孕妇的后代进行随访？

GDM孕妇的后代较正常孕妇的后代在青春期前发生超重、胰岛素抵抗的风险明显增加，青春期代谢紊乱、出现肥胖及进入成年期后为糖尿病的高危人群。

361 如何随访GDM孕妇的后代?

在婴儿期、幼儿期、学龄前期，分别由儿科医师、保健医师监测小儿体重增长，学龄期儿童在学校常规体检时，超重/肥胖儿童应受到特殊的重视与管理，青春期后自行注重体重变化。在婴儿期即存在超重肥胖的小儿，儿科医师应适时进行相关代谢检查和定期检测，包括血糖、血脂、心功能、血压等，异常者给予必要的指导和治疗，纳入长期监测和管理，并与成人内分泌专业衔接，警惕代谢综合征的发生。

362 糖尿病患者计划妊娠前需做哪些方面的咨询?

糖尿病患者妊娠前进行全面体格检查，包括血压、心电图、眼底、肾功能以及糖化血红蛋白（HbA1c），确定糖尿病的分级，决定能否妊娠。糖尿病患者已并发严重心血管病变、肾功能减退或眼底有增生性视网膜病变者应避孕，若已妊娠，应尽早终止。糖尿病肾病者，如果24h尿蛋白定量＜1g、肾功能正常者，或者增生性视网膜病变已接受治疗者，可以妊娠。准备妊娠的糖尿病患者，妊娠前应将血糖调整到正常水平，HbA1c降至6.5%以下。在孕前使用口服降糖药者，最好在孕前改用胰岛素控制血糖达到或接近正常后再妊娠。

363 糖尿病患者孕期应做哪些实验室检查及检测?

动态监测糖尿病孕妇血糖，建议采用末梢微量血糖测定，血糖控制不理想时查尿酮体。

① HbA1c：糖尿病合并妊娠者，每1～2个月测定1次。

② 肝肾功能：糖尿病伴有微血管病变合并妊娠者应在妊娠早、中、晚3个阶段进行肾功能、眼底检查和血脂测定。

③ NST：孕32周起，每周1次NST。孕36周后每周2次NST。

④ B超检查：妊娠20～22周常规B超检查，除外胎儿畸

形。妊娠28周后应每4～6周复查1次B超,监测胎儿发育、羊水量以及胎儿脐动脉血流等。

⑤ 胎儿超声心动检查:于孕26～28周进行胎儿超声心动检查为合适孕周。主要了解胎儿心脏情况并除外先天性心脏病。

⑥ 羊膜腔穿刺:或血糖控制不满意,以及其他原因需提前终止妊娠者应在计划终止妊娠前48h,行羊膜腔穿刺术,了解胎儿肺成熟情况,同时羊膜腔内注射地塞米松10mg,以促进胎儿肺成熟。

364 妊娠合并酮症酸中毒的实验室评估指标有哪些?

① 血糖升高>13.9mmol/L,一般在16.6～33.3mmol/L;②尿糖强阳性(++++),尿酮体阳性;③血酮:血β-羟丁酸增加,血酮体一般在5mmol/L以上有诊断意义;④代谢性酸中毒:血pH值<7.35,CO_2CP<13.38mmol/L,阴离子间隙增大(正常值为8～16);⑤严重者并发电解质紊乱:血清钾钠离子正常或减低。患者病情好转后行超声心动图,了解患者心脏有无受累。

365 妊娠合并酮症酸中毒常见并发症有哪些?

心血管并发症(休克、心力衰竭、心律失常等)、脑水肿、急性肾衰竭、感染、DIC、严重呕吐或伴有急性胃扩张等。

366 妊娠合并酮症酸中毒的治疗原则是什么?

尽快用胰岛素降低血糖,纠正代谢紊乱,补液改善循环血容量和组织灌注,纠正电解质紊乱,去除诱因。

367 治疗酮症酸中毒时如何应用胰岛素?

小剂量胰岛素持续静脉滴注,如果血糖>13.9mmol/L,在生理盐水内加入胰岛素(RI),按每小时4～6U速度输入,每1～2h监测1次血糖及酮体,根据血糖下降情况进行调整。当血糖低于13.9mmol/L时,应用5%的葡萄糖或糖盐水,加入胰岛素

（按2～3g葡萄糖加入1U胰岛素）持续静滴，输液过程中定时监测血糖，调整胰岛素和葡萄糖的比例，直至尿酮体阴性。然后继续应用皮下注射胰岛素，调整血糖。当血糖下降至11.1mmol/L，尿酮体转阴时，可停止静脉滴注，并平稳过渡到餐前皮下注射治疗。在决定停止静脉滴注前1h，皮下给予RI 8U注射以防血糖回跳。

368 治疗酮症酸中毒时如何补液？

一般原则为先快后慢、先盐后糖。建议根据孕妇的情况，在治疗开始的2h内应快速补充0.9%氯化钠溶液1000mL，然后减慢补液速度，一般250mL/h，血糖下降达11.1mmol/L以下时再减慢输液速度。补液期间可进食者，应鼓励饮水，适当减少输液量。

369 治疗酮症酸中毒什么条件下需延缓补钾？

已有严重肾功能不全、无尿或高血钾（＞6mmol/L）。

370 治疗酮症酸中毒时何时需补钾？如何补钾？

一般在开始静脉滴注胰岛素和患者有尿后即予以静脉补钾，每小时补钾量限20mmol/L，24h氯化钾总量6～8g。治疗开始及治疗过程中需密切监测血钾及心电图，尤其在治疗过程中应注意严重低血钾的发生。

371 酮症酸中毒患者如何行胎儿监护？

持续胎心监护直至代谢紊乱纠正。

372 如何治疗酮症酸中毒患者的胎儿窘迫？

通过吸氧、左侧卧位、纠正孕妇代谢紊乱能够改善胎儿宫内缺氧状况。由于DKA所致的胎儿窘迫随酸中毒纠正常可恢复，所以出现胎儿窘迫并不需要立即终止妊娠。当酸中毒不能被及时纠正或灭酮纠酸后胎儿窘迫持续存在时应尽早结束妊娠，以防胎死宫内。为防止因提前终止妊娠胎儿肺不成熟而发生新生儿呼吸窘迫综合征，可在终止妊娠前行羊膜腔穿刺了解胎儿肺成熟情况并注射地塞米松10mg促进胎儿肺成熟，不主张全身应用地塞米松，以防止DKA患者病情加重。DKA纠正后胎儿已成熟或孕周＞36周者，宜尽早结束分娩，宫颈成熟不佳者，可考虑剖宫产结束分娩。

373 如何预防DKA发生？

加强孕期管理，详细询问病史，常规进行血糖筛查，尽早发现妊娠糖尿病孕妇；严密的血糖监测能有效防止DKA的发生；对所有糖尿病孕妇进行指导，让患者了解控制血糖的重要性，配合治疗；动态观察孕期血糖的变化，及时调整胰岛素用量；在治疗孕期各种并发症和合并症时慎重选择药物，避免加重病情。

374 如何指导GDM患者饮食？

大多数GDM只需单纯饮食治疗就能控制血糖。合理控制总热量，以个人饮食习惯为基础，结合病情、年龄、身高、实际体重、体重增加、活动强度制定总热量，30～35cal/（kg·d），避免热量摄入过低而发生酮症。碳水化合物占每日总热量的50%～55%，应避免精制糖的摄入，增加膳食纤维摄入可降低餐后血糖；蛋白质占每日总热量的20%～25%，1/3以上为优质蛋白；脂肪占25%～30%，妊娠期血脂异常者，应限制饱和脂肪酸摄入，每日摄入量占全天总热量的7%以内。实行少量多餐制，每日5～6餐，其中，早、中、晚餐热量分别10%～15%、25%～30%、25%～30%，其余热量分配至加餐中。

375 如何指导GDM患者运动？

孕妇在无产科合并症的条件下适当进行中等量有氧运动可提高胰岛素敏感性、减轻体重、改善血糖和血脂水平。孕期运动的类型、频率、强度缺乏有力证据。

376 孕期能口服降糖药物吗？

尽管一些研究表明第二代磺脲类降糖药格列苯脲以及二甲双胍可以在一些孕期糖尿病患者中应用，但尚存在一些争议，目前，糖尿病孕妇单纯控制饮食和运动不能使血糖达到理想水平时首选胰岛素。

377 孕期应用胰岛素的原则是什么？

妊娠期胰岛素治疗的原则：尽早使用胰岛素；尽可能模拟生理状态；剂量必须个体化；必须在饮食治疗的基础上进行。

378 妊娠合并糖代谢异常孕妇何时终止妊娠？

孕前糖尿病以及需要胰岛素治疗的GDM者，如果血糖控制良好，孕37～38周收入院，严密监测母儿状况，在母儿正常情况下，妊娠38周后检查宫颈成熟度，孕38～39周终止妊娠。如果存在母儿并发症以及曾有死胎、死产史等，在确定胎儿肺成熟后及时终止妊娠。

379 产程中及产后如何应用胰岛素？

择期剖宫产或临产后，应停用所有皮下注射的胰岛素，密切监测产程中血糖，每2h测定血糖，维持血糖在4.4～6.7mmol/L（80～120mg/dL）。血糖升高时检查尿酮体的变化，根据血糖水平决定静脉点滴胰岛素的用量。

产后胰岛素应用：产后复查FPG，FPG≥7.0mmol/L（126mg/dL），检查餐后血糖，根据血糖水平决定胰岛素用量。孕前糖尿病产后胰岛素用量减少1/2～2/3，并结合产后血糖糖水平调整胰岛素的用量。GDM或孕前糖尿病患者产后输液可按每3～4g葡萄糖加入1U胰岛素的比例，输液过程中，动态监测血糖水平。产后应用抗生素预防感染。应鼓励糖尿病患者产后母乳喂养。

380 如何护理 GDM 患者的新生儿?

新生儿生后易出现低血糖,出生后 30min 内进行末梢血糖测定;新生儿均按高危儿处理,注意保暖和吸氧等;提早喂糖水、喂奶,动态监测血糖变化以便及时发现低血糖,必要时 10% 的葡萄糖缓慢静滴;常规检查血红蛋白、血细胞比容、血钾、血钙、血镁、胆红素;密切注意新生儿呼吸窘迫综合征的发生。

第18章　妊娠合并甲状腺功能亢进

381 妊娠期甲状腺功能有何变化?

妊娠期雌激素、孕激素诱导甲状腺结合球蛋白(TBG)水平明显升高,因此,整个孕期 TT_4 和 TT_3 的浓度约为非孕期妇女正常上限的 1.5 倍。理论上讲,血清 FT_4 和 FT_3 测定不受 TBG 浓度影响,较 TT_4、TT_3 测定有更好的敏感性和特异性,但因血中 FT_4、FT_3 含量甚微,测定方法不稳定,测定结果的稳定性不如 TT_4、TT_3,因此目前国际及中国的甲状腺疾病诊治指南均推荐应用 TT_4 评价孕妇甲状腺功能,即 TT_4 超过非孕女性正常上限 1.5 倍以上考虑存在妊娠甲状腺功能亢进。

382 试述孕期甲状腺功能正常值。

孕期甲状腺功能正常值见表 11。

表11　妊娠期甲状腺功能正常值

检查	非孕期	早孕期	中孕期	晚孕期
游离 T_4/(pmol/L)	11~23	10~24	9~19	7~17
游离 T_3/(pmol/L)	4~9	4~8	4~7	3~5
TSH/(mU/L)	<4	0~1.6	1~1.8	7~7.3

383 胎儿甲状腺何时开始形成？何时开始有功能？

胎儿甲状腺在孕 5 周时开始形成，孕 10 周时开始有功能，但是，孕 12 周时开始有独立功能，才能在胎儿血清中测出 T_3、T_4、TSH 水平。T_3、T_4 和 TSH 水平持续升高，到妊娠 35～37 周时达成人水平。此时甲状腺还相对不成熟，与 T_4 水平相比，TSH 水平相对较高，因而和母体相比，胎儿有更高的浓集碘的能力。所以应避免诊断性扫描或用放射性物质放射治疗，以免对胎儿造成危害。

384 妊娠对甲亢有何影响？

受体内胎盘激素的影响，妊娠期甲状腺处于相对活跃状态。甲状腺体积比非妊娠期增大 30%～40%，给甲状腺功能亢进症（甲亢）的诊断带来困难。妊娠期间免疫抑制加强，病情可能有所缓解，但产后免疫抑制解除，甲亢病情会一时性加重。分娩或手术时应激、疼痛的刺激、精神心理压力、劳累、饥饿、感染及不适当停药，均可诱发甲亢危象的发生。

385 未控制的甲亢对母儿有何影响？

未控制甲亢使孕妇流产、早产、先兆子痫、胎盘早期剥离、充血性心力衰竭等发生率增加。胎儿停育、早产、宫内生长迟缓、低出生体重、足月小样儿、先天性异常等危险性提高。孕期母体 TSAb 过高通过胎盘进入胎儿体内，可能诱发胎儿及新生儿甲亢。

386 对诊断妊娠早期轻度甲亢有价值的症状有哪些？

① 心动过速超过正常妊娠所致心率加速的范围；②睡眠时脉率加快；③甲状腺肿大；④眼球突出；⑤非肥胖妇女正常或增加进食后，体重仍不增长。

387 重度子痫前期患者出现哪些症状时应考虑有甲亢存在的可能?

孕周小、发热、腹泻或其他症状不能解释的心动过速等,都应考虑甲亢的可能。

388 如何诊断甲亢?

① 症状和体征:心悸,休息时心率超过100次/分,食欲很好、进食多的情况下孕妇体重不能按孕周增加,脉压增大>50mmHg,怕热多汗,皮肤潮红,皮温升高,突眼,手震颤,腹泻。

② 实验室检查:血清总甲状腺素(TT$_4$)≥180.6nmol/L(14μg/dL),总三碘甲状腺原氨酸(TT$_3$)≥3.54nmol/L(230ng/dL),游离甲状腺素指数(FT$_4$I)≥12.8。

389 甲亢危象的诊断依据是什么?

甲亢孕妇出现高热39℃以上,脉率大于160次/分,脉压增大、焦虑、烦躁、大汗淋漓、恶心、厌食、呕吐、腹泻、脱水、休克、心律失常及心力衰竭、肺水肿等。

390 甲亢如何分度?

甲亢的病情以TT$_4$最高水平<1.4倍正常值上限者为轻度甲亢;>1.4倍正常值上限为中度甲亢;有危象、甲亢性心脏病以及心力衰竭、心肌病等为重度甲亢。

391 计划妊娠前应做何咨询?

孕前患有甲亢者最好将病情控制后,孕前3个月,保持甲状腺功能正常再妊娠。妊娠前可以用较高的初始剂量药物,而不必考虑对胎儿的影响,若患者对药物不敏感,必要时可以手术治疗。行放射性碘治疗者在最后1次治疗4个月以上再妊娠。积极治疗甲亢能改善不良妊娠结局。孕前服药者应避免妊娠后随意停药。

392 妊娠期抗甲状腺药（ATD）治疗目标是什么？

使用最小剂量ATD，在尽可能短的时间内达到和维持血清FT_4在非孕正常值上限或略高于上限，TSH浓度处于或略低于对应孕期95%可信区间。

393 妊娠期如何选择抗甲状腺药物？

妊娠期ATD可选择丙硫氧嘧啶（PTU）与甲巯咪唑（他巴唑，MMI）。均属于FDA妊娠期用药D类药物。MMI与PTU同样有效，使甲状腺功能达到正常的时间也相似（7～8周）。但由于PTU与血浆蛋白结合比例高，胎盘通过率低于MMI，PTU通过胎盘的量仅是MMI的1/4，传统上认为PTU优于MMI。此外，MMI所致的皮肤发育不全、气管食管瘘、面部畸形等较PTU多见，所以，妊娠期甲亢首选PTU，MMI作为二线药物。另外，卡比马唑也属于D类药物，同甲巯咪唑。

394 丙硫氧嘧啶的药理作用是什么？

抑制过氧化酶系统，使被摄入到甲状腺细胞内的碘化物不能氧化成活性碘，从而酪氨酸不能碘化；同时，一碘酪氨酸和二碘酪氨酸的缩合过程受阻，以致不能生成甲状腺激素。由于本品不能直接对抗甲状腺激素，待已生成的甲状腺激素耗竭后才能产生疗效，故作用较慢。本品在甲状腺外能抑制T_4转化为T_3，与其疗效亦有关系。主要用于甲亢治疗以及甲亢危象的治疗。

395 丙硫氧嘧啶治疗甲亢的用法用量如何？

PTU用药剂量应个体化，根据病情、治疗反应及甲状腺功能检查结果随时调整。每日剂量分次口服，间隔时间尽可能平均。口服常用量，一次50～100mg，一日150～300mg；极量一次200mg，一日600mg。待症状缓解后，改用维持量一日25 ～ 80mg。

妊娠期起始剂量PTU 50 ～ 100mg q8h，密切监测甲状腺功能，及时减少药物剂量。治疗初期每2 ～ 4周检查甲状腺功能，治疗后期可延长至4 ～ 6周。因血清TSH抑制状态的恢复滞后于FT$_4$正常后数周，因此不以TSH水平作为监测指标。

甲状腺危象：一日400 ～ 800mg，分3 ～ 4次服用，疗程不超过1周作为综合治疗措施之一。

396 应用抗甲状腺药物的注意事项是什么？

① 致畸性：虽然尚缺乏前瞻性研究探讨致畸率，自1940年PTU问世以来，只有一例报道新生儿肝炎及淋巴细胞高敏与PTU透过胎盘相关。多项报道显示MMI所致的皮肤发育不全、气管食管瘘、面部畸形等较PTU多见。MMI除与先天性异常有关外，还可增加胎儿发育受限、听力丧失、面容畸形等。长期随访研究显示，宫内暴露于ATD的胎儿日后体力和智力与正常孩子无明显差别。

② 可透过胎盘并引起胎儿甲状腺功能减退及甲状腺肿大，甚至在分娩时造成难产、窒息。另一方面，有明显甲亢的孕妇如不加以控制，对母亲及胎儿皆有不利影响，因此对患甲亢的孕妇宜采用最小有效剂量的抗甲状腺药物。本品可由乳汁分泌，母乳服用较大剂量抗甲状腺药物时，可能引起婴儿甲状腺功能减退，故不宜哺乳。

③ 外周血白细胞数偏低；对硫脲类药物过敏者慎用。如出现粒细胞缺乏或肝炎的症状和体征，应停止用药。

④ 不良反应多发生在用药前2个月，较多见的有皮肤瘙痒和皮疹，可停药或减量或换用其他类药。

⑤ 严重不良反应为血液系统异常，轻度的有白细胞减少，严重的有粒细胞缺乏、再生障碍性贫血，因此，在治疗开始后应定期检查血象。

⑥ 其他不良反应有胃肠道反应、关节痛、头痛、脉管炎和红斑狼疮样综合征；罕见的不良反应有间质性肺炎、肾炎和脉管炎等。

⑦ 硫脲类抗甲状腺药物之间存在交叉过敏反应。对本品过敏者禁用。

⑧ 罕见的不良反应有肝炎，可发生黄疸，应定期检查肝功能。肝功能异常患者慎用。肾功能不全者应减量。

⑨ 哺乳期ATD治疗：中国甲状腺疾病防治指南指出，近20年的研究表明，哺乳期ATD的应用对于后代是安全的，哺乳期使用PTU 150mg/d或MMI 10mg/d对婴儿脑发育没有明显影响，但是应当监测婴儿的甲状腺功能；母亲应该在一次哺乳完毕后服用ATD，间隔3～4h之后再进行下一次哺乳。MMI的乳汁排泌量是PTU的7倍，所以哺乳期治疗甲亢首选PTU。

397 甲亢危象如何处理？

① 治疗应给以大量抗甲状腺药物，如丙硫氧嘧啶，服用剂量加倍，一旦症状缓解，及时减量。

② 给予丙硫氧嘧啶后1h开始口服饱和碘化钾，5滴/分，每6h一次，每日20～30滴。碘化钠溶液0.5～1.0g加于10%葡萄糖500mL静脉滴注。

③ 普萘洛尔10～20mg，每日3次口服，以控制心率。

④ 地塞米松10～30mg，静脉滴注。

⑤ 对症治疗：包括高热时用物理降温及药物降温，必要时人工冬眠，纠正水、电解质紊乱及酸碱失衡，吸氧，补充营养及维生素。

⑥ 分娩前发病者，病情稳定后2～4h结束分娩，以剖宫产为宜。术后给予大量抗生素预防感染。

398 妊娠合并甲亢产褥期如何处理？

产后甲亢有复发倾向，产后宜加大抗甲状腺药物剂量。关于产后哺乳问题，虽抗甲状腺药物会通过乳汁影响婴儿甲状腺功能，临床医师应结合产妇病情的严重程度以及服用抗甲状腺药物的剂量来考虑是否哺乳。

399 如何诊断新生儿甲亢？

妊娠合并甲亢的孕妇分娩后均应警惕新生儿甲亢的可能。本病的患病率1/1000～2/1000。新生儿甲亢多呈一过性，随抗体消失可自发缓解，病程一般在4～12周，也有报告长达1年之久。多于出生后数天发病。表现为哭闹，血压增高，体重增加缓慢，甲状腺肿大，突眼，心动过速，黄疸，心力衰竭等。当伴有血清TT_4、FT_4增高及TSH降低时即可诊断。

400 怎样治疗新生儿甲亢？

以尽快降低循环血中甲状腺激素水平为目的。①MMI 0.5～1.0mg/（kg·d）或PTU 5～10mg/（kg·d）；②普萘洛尔1～2mg/d，以改善症状；③复方碘溶液1滴（约含碘8mg）/8h。经治疗24～36h无明显效果，剂量可增加50%，必要时可合并应用糖皮质激素。

第19章　妊娠合并甲状腺功能减退

401 妊娠合并甲状腺功能减退分为哪两类？

妊娠期甲状腺功能减退（甲减）包括甲减患者妊娠及妊娠期新诊断甲减两类。

402 妊娠合并甲状腺功能减退高危人群有哪些？

妊娠前已服用甲状腺激素药者；有甲亢、甲减、产后甲状腺炎、甲状腺部分切除及 ^{131}I 治疗史者；有甲状腺病家族史者；已知存在甲状腺自身抗体者；甲状腺肿大者；临床上提示存在甲减症状或体征者；患有1型糖尿病者；患有其他自身免疫疾病者等。

403 妊娠期甲减患者产科并发症有哪些？

妊娠高血压、贫血、胎盘早期剥离、自发性流产、早产、先兆子痫、围生期心力衰竭、产后出血的概率大大增加。

404 孕妇甲减对胎儿有何影响？

① 神经系统发育障碍：在胎儿甲状腺功能完全建立之前（即妊娠20周以前），胎儿脑发育所需甲状腺激素（T_4）几乎全部来源于母体，母体 T_4 缺乏可以导致后代神经智力发育障碍。

② 胎儿甲减：孕期母亲 TgAb、TPOAb 均可透过胎盘到达胎儿，导致胎儿甲减，影响胎儿发育。

③ 胎儿窘迫、早产及低出生体重儿概率大大增加。

④ 先天畸形。

⑤ 胎死宫内及围生期死亡增加。

405 妊娠合并甲状腺功能减退如何诊断？

妊娠期间受多种因素影响，TSH和甲状腺激素参考范围与普通人群不同，妊娠早期TSH参考范围应低于非孕女性30%～50%，部分学者提出2.5mU/L作为妊娠早期TSH正常范围上限。①亚临床甲减：TSH>2.5mU/L，FT_4 正常。②临床甲减：TSH＞2.5mU/L，FT_4 降低，结合症状可诊断。③低 T_4 血症：TSH正常（0.3～2.5mU/L），仅 TT_4 低于100nmol/L（7.8μg/dL），或 FT_4 降低。随孕程进展，FT_4 水平逐渐下降，至孕晚期，血清 FT_4 水平通常低于非孕女性正常值。目前尚无孕期特异 FT_4 的参考范围及特异诊断方法，国际推荐应用 TT_4 评估孕妇甲状腺功能。

406 妊娠合并甲状腺功能减退如何治疗?

左甲状腺素(L-T$_4$)口服,成人甲状腺功能减退症,一般开始剂量每日25～50μg,成人维持量约为每日75～125μg,每2周增加25μg,直到完全替代剂量,一般为100～150μg,成人维持为每日75～125μg。高龄患者、心功能不完全者及严重黏液性水肿患者开始剂量应减为每日12.5～25μg,以后每2～4周递增25μg,不必要求达到完全替代剂量,一般每日75～100μg即可。

准备妊娠的甲减患者必须调整L-T$_4$剂量,使血清TSH达到妊娠正常值范围再考虑妊娠。妊娠期密切监测甲状腺功能,调整L-T$_4$剂量,最好维持TSH<2.5mU/L。孕期L-T$_4$剂量通常较非孕状态增加30%～50%以上。既往无甲减病史,妊娠期间诊断甲减者,应立即进行L-T$_4$治疗,使血清TSH尽快(妊娠8周之内)达到2.5mU/L以内。国外部分学者提出TSH应在0.3～2.5mU/L。每2～4周测定TSH、FT$_4$、TT$_4$,根据检测结果调整L-T$_4$剂量。TSH达标以后,每4～8周监测甲状腺功能以继续调整并维持激素水平稳定。对亚临床甲减、低T$_4$血症和TPOAb阳性孕妇干预的前瞻性研究正在多个国家进行,尚未形成一致意见。有学者认为孕期亚临床甲减及低T$_4$血症也应积极干预使TSH<2.5mU/L,FT$_4$在正常范围内。

407 如何诊断新生儿甲减?

大多数新生儿甲减患儿症状和体征轻微甚至缺如,仅靠临床表现只能诊断不到5%的患儿,因此发达国家和我国均实行新生儿甲减常规筛查制度。目前认为测定足跟血TSH(试纸法)是最简便可靠的筛查方法。采集标本时间为产后3～5d。采血过早,受新生儿TSH脉冲分泌影响,出现假阳性。筛查过晚则延误启动治疗时间,影响治疗效果。如TT$_4$<84nmol/L(6.5μg/dL)、FT$_4$<12pmol/L(0.9ng/dL)、TSH>20mU/L,考虑存在新生儿甲减，需进一步分析病因。$TT_4 < 84nmol/L$，$FT_4 < 12pmol/L$，$TSH < 20mU/L$，为下丘脑垂体性甲减。有学者认为TSH $5 \sim 20mU/L$，TT_4、FT_4正常，应视为新生儿亚临床甲减，需定期监测发育、智力、甲状腺功能等，少数患儿2 $\sim$ 4岁时可能存在亚临床甲减。

408 如何治疗新生儿甲减？

① 治疗原则：早期诊断，足量治疗。

② 治疗方法：首选L-T_4，美国儿科学会推荐L-T_4起始剂量 $10 \sim 15\mu g/(kg \cdot d)$，目的是使大多数患儿治疗1周内$TT_4$升至10ug/dL以上，TSH1个月内降至10mU/L以下。应根据病情进行个体化治疗，既保证生长发育的需要，又避免发生甲亢。

③ 新生儿甲减诊断的迟早及药物剂量恰当与否对预后有非常大的影响。L-T_4应在产后4 $\sim$ 6周开始。有研究发现产后45d内启动治疗，患儿5 $\sim$ 7岁时的智商（IQ）与正常儿童相同。如治疗不及时或不恰当，多数患儿会逐渐出现生长发育迟缓、不可逆智能障碍、多种神经心理缺陷，严重者可发展为呆小症。

409 新生儿甲减治疗的目标与时限是什么？

根据中国甲状腺疾病诊治指南的要求，应使血清TT_4水平尽快达到正常范围，并维持在新生儿正常值上1/3范围，即 $10 \sim 16\mu g/dL$。血清TSH值一般不作为治疗目标值，因下丘脑-垂体-甲状腺轴的调整需要时间，增高的TSH需要较长时间恢复。一过性新生儿甲减治疗一般维持2 $\sim$ 3年，根据甲状腺功能停药。发育异常者需要长期服药。

410 妊娠合并甲状腺功能减退围生期如何处理？

妊娠37周收入院，每周检测NST，甲减孕妇常易合并过期妊娠，40周后开始引产。临产分娩时，给予产妇氧气吸入，鼓励进食，产程中胎心监护，第二产程时，先天性甲减孕妇多数有腹直肌力量不足，不能很好地增加腹压，必要时应用器械助产。做好新生儿复苏准备，产时留脐带血检查甲状腺功能。第三产程后注意产后出血，给予宫缩药。产后继续进行甲状腺素治疗，甲状腺素基本不透过乳汁，可以哺乳。

411 如何诊治妊娠期甲状腺功能紊乱？

妊娠期甲状腺功能紊乱诊治流程具体见图2。

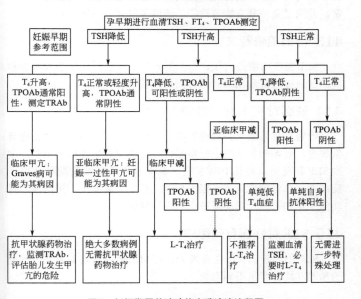

图2 妊娠期甲状腺功能紊乱诊治流程图

注：其中临床与亚临床甲状腺毒症的鉴别诊断主要是依据临床表现、甲状腺超声检查、甲状腺激素升高水平、TSH受体抗体（TRAb）和甲状腺过氧化物酶抗体（TPOAb），以确诊是否为Graves病或妊娠一过性甲状腺毒症。而当血TSH升高时，临床与亚临床甲减的鉴别主要依靠血甲状腺激素水平降低的程度

第20章　妊娠合并系统性红斑狼疮

412 何谓系统性红斑狼疮？

系统性红斑狼疮（system lupus erythematosus，SLE）是一种多因素的包括遗传、性激素、各种感染、环境、药物、免疫反应等参与的特异性自身免疫性疾病。患者主要表现为自身抗体异常，并通过免疫复合物等途径，造成多器官、系统受累。

413 何谓狼疮肾炎？

SLE患者出现蛋白尿、血肌酐升高、高血压、血小板减少和高尿酸血症时提示SLE合并肾损伤（狼疮肾炎）。

414 妊娠对SLE有何影响？

妊娠后母体处于高雌激素环境，可诱发SLE活动。有狼疮肾炎患者，妊娠能使病情进一步恶化，对孕妇和胎儿极为不利。孕期SLE复发的风险达10%左右。这部分患者妊娠晚期易并发子痫前期，二者的临床特点极为相似，都具有高血压、蛋白尿、肾功能不全和水肿。活动期患者不宜继续妊娠。

415 SLE对妊娠有何影响？

SLE不影响妇女的生育能力，但SLE患者在妊娠各期，对胚胎和胎儿均会产生不利影响。

416 SLE的临床表现有哪些？

可有发热、面部皮肤蝶形红斑、光过敏、对称性关节痛、水肿、心包炎、肝损害、肾脏损害、贫血、消化道症状及精神神经症状等。产科的临床表现是反复流产、胚胎停止发育、胎儿生长受限、胎死宫内、早产、胎儿窘迫和新生儿窒息等。缓解期症状不典型。

417 可能与SLE的流产、早产、胎死宫内有关的因素有哪些？

① 活动SLE导致蜕膜血管炎症，危及胎盘血供，使胎儿死亡。

② 滋养细胞-反应性淋巴细胞毒抗体产生。

③ 抗Ro/SSA和抗La/SSB抗体破坏胎儿心脏传导系统，导致胎死宫内。

④ 狼疮抗凝物（lupus auticogulant，LAC）和抗磷脂抗体（antiphospholipid antibody，APL）导致胎盘血栓形成、功能不全，使胎儿死亡。

所以，狼疮肾炎活动、LAC和APL阳性更能预测SLE患者的胎儿丢失。狼疮活动、高血压与胎儿生长受限、早产有关。

418 妊娠合并系统性红斑狼疮如何诊断？

1992年美国风湿协会修订的11项诊断标准，具有其中任何4项，即可诊断SLE：①面部蝶形红斑；②盘状红斑；③日光过敏；④口腔溃疡；⑤非侵蚀性关节炎；⑥浆膜炎（胸膜炎或心包炎）；⑦肾病变（24h尿蛋白＞0.5g或单次尿蛋白+++，尿镜检有细胞管型）；⑧神经异常（抽搐或精神心理障碍）；⑨血液异常（溶血性贫血，白细胞减少，淋巴细胞减少，血小板减少）；⑩免疫学检查异常（红斑狼疮细胞阳性，抗DNA抗体阳性，抗Sm抗体阳性，梅毒血清反应假阳性）；⑪抗核抗体阳性。产科病史中有习惯性流产、反复死胎、FGR、早产等不良妊娠史可供参考。

419 SLE活动及恶化的标准是什么？

SLE活动的指标包括：疲乏、体重下降；皮肤黏膜表现；关节肿痛；发热（排除其他原因所致）；胸痛（浆膜炎）；血管炎；头痛、癫痫发作（需排除中枢神经系统感染）；血三系减少（排除药物所致）；泡沫尿、尿少、水肿、管型尿、血尿、蛋白尿、非感染性白细胞尿，尿蛋白增多，肾功能异常，低补体血症，血沉增快，DNA抗体滴度升高。凡临床症状减轻不需要用药物控制者为"缓解"，妊娠或产后病情加重或复发者称为"恶化"。

420 SLE患者妊娠的适应证有哪些？

（1）狼疮活动至少静止12个月以上，即已停止使用糖皮质激素1年以上。

（2）SLE控制期，患者服用泼尼松的剂量为5～15mg/d，无疾病活动表现。

（3）妊娠期初次发病。

（4）没有累及肾脏的迹象，如蛋白尿、肾功能损害等。

（5）如出现狼疮肾炎，在肾功能及狼疮活动指标得到控制后2年，且①应无明显肾功能障碍；②预测在妊娠期间SLE处于缓解期或缓解期在1年以上；③无其他器官严重病变；④无糖皮质激素导致的严重副作用；⑤未合并使用免疫抑制药。

421 SLE患者妊娠的禁忌证有哪些？

① 活动性肾脏病变，血肌酐＞200μmol/L。

② 严重的高血压。

③ 重度的血小板减少。

④ 严重的狼疮脑病。

⑤ 使用环磷酰胺（CTX）等致畸药物。

⑥ 合并心包、心脏或肺部严重病变的患者。

422 如何通过实验室检查鉴别子痫前期与SLE活动？

子痫前期与SLE活动鉴别见表12。

表12 鉴别子痫前期与SLE活动的实验室指标

检查项目	子痫前期	SLE
补体水平降低	+或-	+++
抗ds-DNA滴度上升	-	+++
抗凝血酶Ⅲ缺乏	++	+或-

续表

检查项目	子痫前期	SLE
微血管病性溶血性贫血	++	－
Coombs 试验阳性溶血性贫血	－	++
血小板减少	++	++
白细胞减少	－	++
血尿	+	+++
细胞管型	－	+++
血肌酐水平增加	+或－	++
低尿钙	++	+或－
肝脏转氨酶增加	++	+或－

423 SLE患者孕期治疗的原则是什么?

① 避免对胎儿有害的药物。

② 适时发现子痫前期及子宫胎盘功能不全。

③ 能够鉴别狼疮活动和子痫前期。

④ 准确地诊断和治疗狼疮活动。

424 SLE患者计划妊娠前应做什么准备?

① 讨论可能的妊娠并发症,包括子痫前期、早产、流产、胎死宫内、胎儿发育迟缓和新生儿红斑狼疮。

② 临床评价狼疮活动性,直至疾病缓解期再妊娠。

③ 评价患者狼疮肾炎、血液学异常和抗磷脂抗体。

④ 合用非甾体抗炎药(NSAID)和细胞毒性药物。

425 SLE患者孕期如何监护?

① 定期就诊以评估SLE状态和筛查高血压。孕早期和孕中期每2周随诊1次,孕晚期每周随诊1次。每次随诊均检查血压、尿常规和狼疮复发的症状,常规检查ANA抗体滴度、抗SSA和SSB抗体以及补体水平并不改善妊娠结局,这些常规筛查的效价

比不佳。

② 一系列的超声检查胎儿发育状况。

③ 如果有指征，在 32 周或更早进行胎儿监护。

426 如何治疗妊娠合并系统性红斑狼疮恶化？

① 轻到中度恶化：如果患者正在服糖皮质激素，增加剂量到至少 20 ～ 30mg；如果患者没有服糖皮质激素，开始给予泼尼松 15 ～ 20mg/d。

② 严重恶化，但没有肾脏和中枢神经系统表现：咨询风湿病专家，建议住院；给予糖皮质激素 1.0 ～ 1.5mg/kg 治疗，希望在 5 ～ 10d 临床缓解；如果临床缓解，糖皮质激素逐渐减量；如果患者不能从高剂量递减则考虑环磷酰胺或硫唑嘌呤。

③ 严重恶化，且累及肾脏和中枢神经系统：咨询风湿病专家，建议住院；开始静脉糖皮质激素治疗，应用 3 ～ 6d 10 ～ 30mg/(kg · d) 的甲泼尼龙；患者维持口服泼尼松 1.0 ～ 1.5mg/(kg · d)；如果患者治疗有效，糖皮质激素逐渐减量；对无反应者，考虑应用环磷酰胺或血浆置换。

427 妊娠合并系统性红斑狼疮妇女如何选择分娩方式？

多数 SLE 患者可以经阴道分娩，如果有产科指征才行剖宫产。对胎儿心脏传导阻滞者，在阴道分娩时，产程中应当监测血氧状态。有学者建议在分娩当日给予氢化可的松 200mg，产后第 2 天降至 150mg，第 3 天恢复至产前剂量。

第21章 妊娠合并皮肤病

428 妊娠特发性皮肤病有哪些？各有何特点？

具体见表13。

表13 妊娠特发性皮肤病

疾病	发生率	临床特点	组织病理学	围生期结局	治疗	备注
妊娠瘙痒（妊娠胆汁淤积）	常见 (1%~2%)	妊娠晚期发作；剧烈瘙痒；全身性的；常见表皮脱落	无特征性，常见表皮脱落	围生期发病率增加	止痒剂，考来烯胺	胆汁淤积考虑为胆汁淤积性黄疸中轻型；再次妊娠复发
妊娠瘙痒性荨麻疹样斑丘疹（PUPPP）；在欧洲以妊娠多形性皮疹（PEP）多见	常见 (0.25%~1%)	妊娠中期或晚期发作；剧烈瘙痒；片状或全身性的；腹部、大腿、手臂、臀部；红斑性丘疹，瘙痒性斑丘疹	血管周围淋巴细胞浸润；免疫荧光阴性	无不良影响	止痒剂，润肤剂，局部应用皮质类固醇激素。如果症状严重，口服皮质类固醇激素	初产妇常见，再次妊娠时很少复发
妊娠痒疹（也称为妊娠瘙痒和丘疹样皮肤病）	少见 (1:2400~1:300)	妊娠中期或晚期发作；局部或全身性；1~5mm瘙痒性丘疹；常有皮肤脱落	血管周围淋巴细胞浸润；角化不全；棘皮症；免疫荧光阴性	可能无影响	止痒剂，局部应用皮质类固醇激素。如果症状严重，口服皮质类固醇激素	妊娠痒疹局限于前臂和躯干；正疹性皮肤病是全身性的；再次妊娠时不复发

续表

疾病	发生率	临床特点	组织病理学	围生期结局	治疗	备注
瘙痒性毛囊炎（瘙疹状脓疱）	罕见	妊娠晚期发作；局部性，随后为无全身性；边缘为无菌性脓疱的红斑；累及黏膜；全身症状	微脓肿；Kogoj海绵状脓疱；中性白细胞	母亲常因继发感染发生脓毒血症	抗生素，口服皮质类固醇激素	可能为脓疱性牛皮癣；产后可持续数周至数月；再次妊娠时可能复发
妊娠疱疹（在欧洲称为妊娠类天胞疮）	罕见（1∶10000）	妊娠中期或晚期发作，有时在产后1~2周，严重的瘙痒；腹部、手足或全身性；荨麻疹样斑丘疹，红斑、小疱和大疱	水肿；淋巴细胞、组织细胞和嗜伊红细胞浸润；基底膜C3和IgG沉积	可能增加早产；新生儿暂时性损害（5%~10%）	止痒剂，局部应用皮质类固醇激素。如果症状严重，口服皮质类固醇激素	与妊娠滋养细胞疾病有关；妊娠期间加重和缓解均常见；产后常恶化非常见；再次妊娠时复发更严重

429 妊娠瘙痒症的定义、临床特点及治疗是什么？

妊娠瘙痒症是由于妊娠期肝内胆汁淤积。胆汁酸盐沉积于皮肤深层，刺激皮肤感觉神经末梢引起瘙痒。多发生于妊娠晚期，进行性加重。夜重昼轻，皮肤无皮疹，可出现程度轻重不一的黄疸，有的可无黄疸，常于产后1～2周消退，再次妊娠复发。少数病人出现食欲缺乏，但无厌油、乏力等症状，此外，还可出现腹泻、脂肪泻等情况。肝功能检测：血清直接胆红素升高，＜102.6μmol/L（6mg/dL）；ALT正常或轻度升高；血清胆酸明显升高。治疗以外用止痒擦剂、保肝治疗为主，必要时可应用地塞米松和利胆药物。

430 妊娠痒疹的定义、临床特点及治疗是什么？

妊娠痒疹为最常见的妊娠皮疹，发病率为0.5%～2%，可能是对胎儿蛋白的一种过敏反应。临床表现为腹部、乳房、手足背出现粟粒大小的红色斑丘疹，瘙痒明显。搔抓后皮损表面覆有薄层的黄色痂皮，产后皮疹很快消失，也可持续数月，下次妊娠再发。治疗以外用止痒剂为主，加用维生素C、钙剂。

431 妊娠疱疹的定义、临床特点及治疗是什么？

妊娠疱疹是与妊娠密切相关的自身免疫性疾病，在妊娠或产褥期发生多形性大疱性皮肤损害。产后缓解，再孕可再发且症状更严重。起始的症状是瘙痒，可伴有畏寒、发热等不适，1～2d后出现红色荨麻疹样斑块状皮疹，然后变成水疱群并融合为大疱，呈环状排列，分批出现，有剧烈烧灼感或瘙痒，躯干、脐部、臀部、小腿及前臂是好发部位，实验室检查白细胞及嗜伊红细胞常增高，有蛋白尿或血尿，对孕妇一般无严重后果，但对胎儿可能致畸。治疗可每天口服用维生素B$_2$ 50～300mg和维生素B$_6$ 400mg，病情严重者每天加口服泼尼松15～20mg，可控制疱疹减轻症状。有继发感染时应选用对胎儿无影响的青霉素或头孢菌素类药物。局部用止痒消炎霜剂或洗剂。

第22章 妊娠合并癫痫

432 癫痫对妊娠有何影响?

（1）对胎儿的影响 ①先天畸形：癫痫孕妇的后代畸形率比一般正常妇女的后代高2～3倍，也可能出现认知和神经系统方面的障碍。②遗传：某些癫痫发作具有遗传性，患者的子女约有10%的概率日后会有癫痫发作。

（2）对母亲的影响 ①大约1/3的癫痫病人，在妊娠期间癫痫发作频率强度增高，导致母儿缺氧、胎盘早剥、胎死宫内、早产、孕妇严重外伤、DIC、死亡等。②因大多数抗癫痫药物加速叶酸的排泄，故应及时补充叶酸。③产后同时应用避孕药物及抗癫痫药物可导致出血或避孕失败。

433 妊娠对癫痫有何影响?

妊娠可使35%的癫痫患者发作频率增加，原因主要有以下两个方面：①血药浓度不足；②癫痫发作阈值改变。

434 癫痫的发作类型有哪些?

① 全身强直-阵挛性发作：又称癫痫大发作，特征是意识丧失，双侧骨骼肌强直性收缩后紧跟有阵挛性肌肉活动。②复杂部分性发作：特征是以短暂性意识障碍为突出表现的阵挛性局部肌肉活动。③单纯部分性发作：特征是没有意识障碍的阵挛性局部肌肉活动。④失神发作：特征是突然发生和中止的意识丧失。凡一次癫痫发作持续30min以上或反复发作而间歇期意识无好转超过30min者，称为癫痫持续状态。各种癫痫发作均可发生持续状

态，但临床以全身强直-阵挛性发作最常见。

435 妊娠合并癫痫需与哪些疾病鉴别？

① 子痫：多发生于妊娠20周后，有妊娠期高血压疾病病史，伴有高血压、水肿、蛋白尿。而癫痫在发作期舒张压不超过95mmHg，不伴有明显水肿、蛋白尿。

② 低钙血症：可发生于妊娠任何时期，以手足抽搐为主，患者多有偏食习惯，日照少。血钙≤正常低值。

③ 脑血管疾病：抽搐伴有颅内压增高的症状，或定位性神经症状与体征，头颅 MRI 或 CT 有异常表现。

④ 癔症：发作常有明显的情绪因素，多有他人在场，症状多样，动作奇怪、意识清楚、面色及瞳孔正常、无尿失禁，暗示治疗有效。

⑤ 羊水栓塞：多发生于产程中，突发性发绀、抽搐、呼吸困难，继之血压下降、凝血功能障碍。

436 癫痫患者计划妊娠前应做哪些咨询？

若患者癫痫为遗传性疾病所致、频繁发作生活不能自理，建议不要生育。反之，癫痫患者在受孕前应做如下处理：如果患者2年内无癫痫发作，具有单一的癫痫发作类型，神经系统和脑电图检查正常，应在孕前6个月逐渐停用抗癫痫药治疗；如果孕妇孕期需继续服用抗癫痫药治疗，应选择致畸危险性最低的药物；具有神经管缺陷家族史的患者，应尽量避免使用丙戊酸钠和卡马西平；具有先天性心脏病家族史，应避免使用苯巴比妥，可以在孕前6个月应用能有效控制其发作、致畸性又较小的抗癫痫药，如拉莫三嗪、奥卡西平等单药治疗；受孕前3个月开始补充叶酸。

437 癫痫患者孕期注意事项有哪些？

在有效地控制癫痫发作的前提下计划妊娠。癫痫患者妊娠的危险主要在全身强直-阵挛性发作和未控制的发作所带来的危害，而药物对胎儿致畸危害是次要的，故用药期间不宜贸然停药或换药，定期检测血药浓度，及时调整用药剂量，孕期补充叶酸（1mg/d）孕36周后补充维生素K（维生素K_1 10mg）及加强产前检查，孕期应当避免使用诱发癫痫的药物，如青霉素类和喹诺酮类抗生素。纠正不良习惯，避免吸烟和饮酒，减轻忧虑及恐惧情绪，保证充足的营养和睡眠。

438 妊娠合并癫痫患者如何保健？

妊娠癫痫患者都应该接受严格的产前检查，以发现严重的胎儿畸形。在妊娠15～20周行血清学筛查，妊娠18～24周行系统超声检查除外神经管发育缺陷、唇腭裂、脊柱裂或肢体残缺等结构异常。超声心动图检查除外胎儿心脏的异常。必要时行羊水穿刺检测甲胎蛋白、乙酰胆碱酯酶和染色体。若妊娠期频繁发作甚至出现反复全身强直-阵挛性发作或处于癫痫持续状态，建议终止妊娠。

439 癫痫患者如何选择分娩方式？

终止妊娠方式，控制稳定的癫痫不具有剖宫产指征，除非有产科因素。经阴分娩产程不宜过长，以免诱发癫痫发作。但考虑医生及患者对分娩的谨慎态度，可适当放宽剖宫产指征。

440 癫痫患者围术期如何处理？

手术麻醉方式无限制，但需注意某些镇静药可以诱发癫痫。在围术期应预防性使用抗生素。新生儿应请儿科专家会诊，应用维生素K_1预防出血。术后继续应用抗癫痫药物，因患者血容量渐恢复至非孕期状态，应据患者癫痫控制情况适当调整用量。

441 癫痫持续状态如何治疗？

苯妥英钠以50mg/min速度静脉滴注至症状消失，注射时应注意观察血压和心律、心率；苯巴比妥首剂90～120mg，后续每15min 60mg，总量达500mg，应注意观察呼吸和意识改变；地西泮10mg静注；副醛5mL加入5%葡萄糖溶液中滴入，或按0.2mg/kg灌肠；水合氯醛20mL灌肠；以上仍不奏效时，静脉麻醉或吸入麻醉；保持呼吸道通畅；注意防治外伤和并发症；加强胎儿监护；保持水、电解质平衡；预防脑水肿。

442 癫痫患者新生儿护理注意事项有哪些？

新生儿娩出后，留脐带血监测凝血酶时间及活动度，并给予维生素 K_1 5mg肌注，检查新生儿有无畸形。

443 服用抗癫痫药物的癫痫产妇能哺乳吗？为什么？

抗癫痫药物（AED）均可以从乳汁中排出，既往一般不建议母乳喂养。现在有专家认为，AED一般以简单扩散的方式进入乳汁，婴儿血药浓度与母乳中药物的量和新生儿体内该药的半衰期有关；由于母乳中AED浓度较血清中低，婴儿经母乳获得的药物总量较妊娠时胎儿经胎盘获得的低得多；苯巴比妥、卡马西平及丙戊酸钠等的蛋白结合率很高，因而乳汁中的浓度一般可以忽略；故癫痫患者在服用AED期间鼓励母乳喂养。然而婴儿早期由于缺乏糖脂化作用，药物清除机制不成熟，如拉莫三嗪经乳汁吸收后有一定的蓄积作用。若母乳喂养过程中发现药物引起婴儿嗜睡而导致肌张力减低和吮吸困难时，则应考虑应用代乳品。产后是否哺乳，最终由有产妇及家属知情选择。此外产妇不宜单独照料婴儿。

444 服用抗癫痫药物的癫痫产妇如何避孕？

产后宜使用工具或宫内节育器避孕。

第23章 妊娠合并急性阑尾炎

445 妊娠期急性阑尾炎的特点有哪些？

妊娠并不诱发阑尾炎，但妊娠期由于阑尾位置的改变阑尾炎体征常不典型，炎症不易包裹与局限，常形成腹膜炎。阑尾炎穿孔继发弥漫性腹膜炎较非孕期多 1.5 ～ 3.5 倍。急性阑尾炎并发局限性腹膜炎时腹肌紧张及腹膜刺激征不明显，体征与实际病变程度不符，容易漏诊而延误治疗时机。

446 妊娠期急性阑尾炎临床表现是什么？如何诊断？

妊娠早期急性阑尾炎的症状与体征与非孕期基本相同，即有腹痛，伴恶心、呕吐、发热、右下腹压痛或肌紧张、血白细胞计数增高等。70% ～ 80% 患者有转移性右下腹痛。

妊娠中晚期因增大的子宫使阑尾的解剖位置发生改变，临床表现常不典型。腹痛症状不典型或不明显；常无明显的转移性右下腹痛；阑尾位于子宫背面时，疼痛可能位于右侧腰部；因阑尾位置较高，因而压痛点较高；增大的子宫撑起腹壁腹膜，腹部压痛、反跳痛和肌紧张常不明显；由于妊娠期有生理性白细胞增加，白细胞超过 15×10^9/L 才有诊断意义，但也有白细胞无明显升高者。

447 妊娠期急性阑尾炎需与哪些疾病鉴别？

妊娠期急性阑尾炎的鉴别诊断较困难。在妊娠早期，若症状典型诊断多无困难，但要与卵巢囊肿蒂扭转、妊娠黄体破裂、右侧输卵管妊娠破裂等相鉴别。妊娠中期需要鉴别的疾病有卵巢囊肿蒂扭转、右侧肾盂积水、急性肾盂肾炎、右输尿管结石、急性胆囊炎等。妊娠晚期要与分娩先兆、胎盘早剥、妊娠期急性脂肪肝、子宫肌瘤红色变性等相鉴别。产褥期急性阑尾炎有时与产褥感染不易区别。

448 妊娠期急性阑尾炎先行剖宫产再行阑尾切除的指征有哪些？

① 阑尾穿孔并发弥漫性腹膜炎，盆腔感染严重，子宫及胎盘已有感染征象；②近预产期或胎儿基本成熟已具备体外生存能力；③病情严重，危及孕妇生命，而术中暴露阑尾困难。

449 妊娠期急性阑尾炎手术注意事项有哪些？

以连续硬膜外麻醉或硬膜外联合阻滞麻醉为宜。妊娠早中期，阑尾炎诊断明确者可采用麦氏点切口，当诊断不能肯定时建议用正中或旁正中切口，在妊娠中晚期应在压痛最明显处切口。如子宫体较大可采用右臀部抬高30°～45°或左侧卧位，便于暴露阑尾，减少对子宫的牵拉，并有利于防止仰卧位低血压综合征的发生。阑尾切除后最好不放置腹腔引流，以减少对子宫的刺激而引起早产。若腹腔炎症重而局限，阑尾穿孔，盲肠壁水肿，应于其附近放置引流管。

450 妊娠期急性阑尾炎手术后如何处理？

术后继续抗感染治疗，需继续妊娠者，应选择对胎儿影响小、敏感的广谱抗生素。阑尾炎厌氧菌感染占75%～90%，应选择针对厌氧菌的抗生素。新近的资料表明，甲硝唑在妊娠各期对胎儿影响较小，孕期可以选用。并同时与青霉素、氨苄西林、头孢菌素类等配伍使用。

对继续妊娠者，术后3～4d内应给予保胎药物。根据妊娠不同时期，可给予肌注黄体酮、口服维生素E、静滴小剂量硫酸镁、口服沙丁胺醇及利托君（羟苄羟麻黄碱）等。

第24章 流产

451 何谓流产？

妊娠不够28周，胎儿体重不到1000g而终止者，称为流产。

452 流产的分类？

发生在妊娠12周以前称为早期流产。发生在12周以后称为晚期流产。

453 何谓生化妊娠？

生化妊娠是指精卵结合了，一般精卵结合7d以后就要分泌绒毛膜促性腺激素，再过7d以后，用早孕试纸就可以测出来，往往精卵结合了，有分泌了，但是必须结合成受精卵，受精卵还要到子宫里着床，生化妊娠就是结合了，但是没有到子宫里，或者是到达宫腔但没有着床，这种叫生化妊娠。现在医学上称此为"亚临床流产"。

454 自然流产的常见原因有哪些？

① 胚胎因素：染色体异常。
② 母体因素：全身性疾病；生殖器官异常；内分泌异常；不良习惯；创伤刺激等。

455 自然流产的常见临床表现是什么？

孕8周前的早期流产，胎盘绒毛发育不成熟，与子宫蜕膜联系尚不牢固，故流产时妊娠物易从子宫壁剥离完整排出，先有流血，后腹痛，排出绒毛；在妊娠8～12周时，胎盘绒毛已发育良好，与子宫蜕膜联系牢固，故流产时妊娠物不易完整排出；妊娠12周以后，胎盘已完全形成，流产时往往先有腹痛，然后排出胎儿、胎盘，有时由于底蜕膜反复出血，凝固的血块包绕胎块，形成血样胎块，时间久后，血红蛋白被吸收即形成血肉样胎块，有时胎儿被挤压，形成纸样胎儿，胎儿钙化后即称为石胎。

456 自然流产有哪些类型？

① 先兆流产：先有少量阴道流血，然后出现阵发性下腹痛，妇科检查子宫颈口闭合，子宫大小与停经月份符合，经过治疗及休息后，如胎儿存活，一般仍可继续妊娠。

② 难免流产：指流产已不可避免，一般多由先兆流产发展而来，此时阴道流血增多，腹痛加重，羊膜已破或未破。妇科检查子宫颈口已扩张，有时在颈口内可见胚胎组织或胎羊囊，子宫与停经月份相符或略小。

③ 不全流产：指部分胚胎已排出宫腔，尚有部分残留在子宫腔内，子宫不能很好收缩，而流血不止，甚至因出血过多致休克。妇科检查见宫颈口扩张，有妊娠物堵塞及持续性血液流出，子宫小于停经月份。

④ 完全流产：指妊娠物已全部排出，阴道流血逐渐停止，腹痛消失。妇科检查宫颈口关闭，子宫接近正常大小。

⑤ 稽留流产：又称过期流产。指胚胎或胎儿已死并滞留宫腔内未能自然排出者。

⑥ 习惯性流产：指连续自然流产3次及3次以上。早期的原因有黄体功能不全、染色体异常、免疫功能异常、甲状腺功能减退等。晚期最常见的原因是宫颈内口松弛、子宫畸形、子宫肌瘤、母儿血型不合等。

⑦ 流产合并感染：流产过程中，若阴道流血时间长，可引起宫腔内感染，严重感染可扩展至盆腔、腹腔甚至全身。

457 各种类型流产如何鉴别？

各种类型流产的鉴别诊断见表14。

表14　各种类型流产的鉴别诊断

流产类型	病史			妇科检查	
	出血量	下腹痛	组织排出	子宫颈口	子宫大小
先兆流产	少	无或轻	无	闭	与妊娠周数相符
难免流产	中→多	加剧	无	扩张	相符或略小
不全流产	少→多	减轻	部分排出	扩张或有物堵塞或闭	小于妊娠周数
完全流产	少→无	无	全排出	闭	正常或略大

458　先兆流产如何处理？

应卧床休息，禁止性生活，根据情况酌情使用对胎儿危害小的镇静药物。黄体酮10～20mg肌注，每日一次。可补充维生素E 0.1g口服，每日一次。甲状腺功能减退者口服甲状腺素片。

459　完全流产如何处理？

无感染者无需特殊处理，指导保健和避孕，再孕前应咨询。

460　习惯性流产如何处理？

孕前检查，遗传咨询，卧床休息，稳定情绪，补充黄体酮，宫颈内口环扎术。

461　难免流产及不全流产如何处理？

诊断明确后立即刮宫，尽快清除宫腔内容物，可同时肌注或静滴缩宫素，以促进宫缩，减少出血。如出血多，甚或伴有休克症状者，应输液输血，纠正休克。术后抗生素预防感染，注意治疗贫血。刮出物应送病理检查。

462　稽留流产如何处理？

胎儿死亡过久，释放促凝物质进入血循环，容易并发DIC而造成严重出血。处理注意事项：①处理前，应查血常规、出凝血时间、血小板计数、血纤维蛋白原、凝血酶原时间、血浆鱼精蛋白副凝试验等，并做好输血准备。②若凝血功能正常，可术前应用雌激素，以提高子宫肌对缩宫素的敏感性。③子宫小于12孕周者，可行刮宫术。刮宫时应防止子宫穿孔，一次不能刮净时，于5～7d后再次刮宫。④子宫大于12孕周者，应静脉滴注缩宫素或前列腺素或依沙吖啶引产。⑤若凝血功能障碍，应尽早使用肝素、纤维蛋白原及输新鲜血等，待凝血功能好转后再行引产或刮宫。

463 流产合并感染时能彻底搔刮宫腔吗？其原因为何？

不能彻底搔刮宫腔。因彻底搔刮宫腔易使炎症扩散。治疗原则为积极控制感染后尽早清除宫内容物，流血少者应用抗生素后刮宫，流血多者在应用抗生素和输血的同时，先钝性刮宫止血，感染控制后彻底刮宫，严重感染时做相应处理。

第25章　早产

464 何谓早产？

妊娠满28周至不足37周间分娩称为早产。分为自发性早产和治疗性早产两种，自发性早产包括未足月分娩和未足月胎膜早破，治疗性早产为妊娠并发症或合并症而需要提前终止妊娠者。

465 早产的诊断依据是什么？

① 早产：妊娠满37周前分娩称为早产。

② 早产临产：妊娠晚期（＜37周）出现规律宫缩（每20min 4次或每60min 8次），同时伴有宫颈的进行性改变（宫颈

容受度≥80%，伴宫口扩张）。

466 早产的高危因素有哪些？

① 早产史；②晚期流产史；③年龄＜18岁或＞40岁；④患有躯体疾病和妊娠并发症；⑤体重过轻（体重指数≤18kg/m²）；⑥无产前保健，经济状况差；⑦吸毒或酗酒者；⑧孕期长期站立，特别是每周站立超过40h；⑨有生殖道感染或性传播感染高危史，或合并性传播疾病如梅毒等；⑩多胎妊娠；⑪助孕技术后妊娠；⑫生殖系统发育畸形。

467 如何预测早产？

当妊娠不足37周时，孕妇出现宫缩可以应用以下两种方法进行早产临产的预测。

① 超声检测宫颈长度及宫颈内口有无开大：利用宫颈长度预测早产应首选经阴道测量，但在可疑前置胎盘和胎膜早破及生殖道感染时，应选择经会阴测量或经腹测量。妊娠期宫颈长度的正常值为经腹测量为3.2～5.3cm，经阴道测量为3.2～4.8cm，经会阴测量为2.9～3.5cm。对先兆早产孕妇或具有早产高危因素孕妇的早产预测认为，宫颈长度＞3.0cm是排除早产发生的较可靠指标。对有先兆早产症状者应动态监测宫颈长度。漏斗状宫颈内口，可能是暂时的，伴有宫颈长度的缩短才有临床预测意义。

② 阴道后穹隆分泌物中胎儿纤维连接蛋白（fFN）的测定：fFN为糖蛋白，由羊膜、蜕膜和绒毛膜合成分泌，对胎膜起到黏附作用。正常妊娠20周前阴道后穹隆分泌物中可以呈阳性改变，但妊娠22～35周阴道后穹隆分泌物中应为阴性，孕36周后可以为阳性。孕24～35周有先兆早产症状者如果呈阳性，预测早产的敏感度50%左右，特异度为80%～90%。1周内分娩的敏感度为71%，特异度为89%。孕24～35周有先兆早产症状，但fFN阴性，1周内不分娩的阴性预测值98%，2周之内不分娩为

95%。其重要意义在于它的阴性预测值和近期预测的意义。

③ 宫颈长度和fFN检测联合应用：有先兆早产症状者，胎膜未破，宫颈长度＜3.0cm者可以进一步检测fFN，如fFN阳性，则早产风险增加。

④ 注意事项：fFN检测前不能行阴道检查及阴道超声检测，24h内禁止性交。

468 糖皮质激素在治疗早产中的作用是什么？

糖皮质激素的作用是促胎肺成熟，同时也能促进胎儿其他组织发育。对于治疗性早产前及有早产风险的孕妇，应用糖皮质激素可以降低新生儿呼吸窘迫综合征（RDS）、脑室内出血（IVH）、新生儿坏死性小肠结肠炎等风险，降低新生儿死亡率，并不增加感染率。

469 何时应用糖皮质激素？

① 妊娠未满34周、7d内有早产分娩可能者。

② 孕周＞34周但有临床证据证实胎肺未成熟者。

③ 妊娠期糖尿病血糖控制不满意者。

470 促胎肺成熟时，糖皮质激素应用方案有哪些？

地塞米松5mg，肌内注射，每12h 1次，连续2d；或倍他米松12mg，肌内注射，每天1次，连续2d；或羊膜腔内注射地塞米松10mg1次。羊膜腔内注射地塞米松的方法适用于妊娠合并糖尿病患者。多胎妊娠则适用地塞米松5mg，肌内注射，每8h1次连续2d；或倍他米松12mg，肌内注射，每18h1次，连续3次。

471 促胎肺成熟时，糖皮质激素的不良反应有哪些？

① 孕妇血糖升高。

② 降低母、儿免疫力。多疗程应用可能对胎儿神经系统发

育产生一定的影响，所以，不推荐产前反复、多疗程应用。

472 促胎肺成熟时，何时禁用糖皮质激素？

临床已有宫内感染证据者。

473 早产的处理原则是什么？

早产临产的治疗包括卧床休息、糖皮质激素、宫缩抑制药、广谱抗生素的应用及母胎监护等。

474 早产患者常用的宫缩抑制药有哪些？

宫缩抑制药能使孕周延长 2～7d，但并不降低早产率。有助于将胎儿在宫内及时转运到有新生儿重症监护室（NICU）设备的医疗中心，并能保证产前糖皮质激素应用。所有宫缩抑制药均有不同程度的不良反应而不宜长期应用，目前无一线用药。常用的宫缩抑制药包括硫酸镁、β受体激动药、吲哚美辛、硝苯地平和缩宫素拮抗药等。

475 对早产患者如何进行母胎监测？

① 孕妇的监测：包括生命体征的监测，尤其体温和脉搏的监测，常可早期发现感染的迹象。定期复查血常规、尿常规及C反应蛋白等。

② 胎儿的监测：主要监护胎儿状态，包括羊水量和脐动脉血流监测及胎儿生物物理评分，及时发现胎儿窘迫，并可通过超声测量评价胎儿生长发育和估计胎儿体重。

476 早产患者何时应用抗生素？

虽然早产的主要原因是感染所致，但研究显示，抗生素并不能延长孕周及降低早产率。①对有早产史或其他早产高危孕妇，应结合病情个体化地应用抗生素。②对胎膜早破的先兆早产孕妇建议常规应用抗生素预防感染。

477 早产患者怎样选择分娩时机?

分娩时机的选择包括:①对于不可避免的早产,应停用一切宫缩抑制药。②当延长妊娠的风险大于胎儿不成熟的风险时,应选择及时终止妊娠。③妊娠<34周时根据个体情况决定是否终止妊娠。如有明确的宫内感染则应尽快终止妊娠。对于≥34周的患者可以顺其自然。

478 早产患者怎样选择分娩方式?

分娩方式的选择应与孕妇及家属充分沟通,①有剖宫产指征者可行剖宫产术结束分娩,但应在估计早产儿有存活可能性的基础上实施。②阴道分娩应密切监测胎心,慎用可能抑制胎儿呼吸的镇静药。第二产程常规行会阴侧切术。

479 何谓早产胎膜早破?

早产胎膜早破指在妊娠37周以前,未临产而发生的胎膜破裂,主要由感染引起。

480 如何诊断早产胎膜早破?

通过临床表现、病史和简单的试验来进行。①病史对于早产胎膜早破的诊断十分重要,因而不应忽视,应详细了解病史。②阴道分泌物的二硝基苯基偶氮萘酚二磺酸钠试纸试验,检测pH≥7。③取阴道穹隆液池内的液体置玻璃片,干后显微镜下观察有羊水结晶。上述试验均为阳性,其诊断早产胎膜早破的准确率为93.1%。

481 如何诊断宫内感染?

判断有无绒毛膜羊膜炎主要依据临床诊断。分娩后胎盘、胎膜和脐带行病理检查,剖宫产术中行宫腔及新生儿耳拭子做细菌培养可以帮助确诊,并可作为选用抗生素时的参考。宫内感染的临床诊断指标如下（有以下3项或3项以上者即可诊断）：①体温升高≥38℃；②脉搏≥110次/分；③胎心率>160次/分或<120次/分；④血白细胞升高达15×10^9/L或有核左移；⑤C反应蛋白水平上升；⑥羊水有异味；⑦子宫有压痛。

482 如何处理早产胎膜早破？

药物治疗前需要做阴道细菌培养。①抗生素：其作用肯定，可以降低新生儿发病率和病死率，以及产褥感染的发生率。首选青霉素类药物，青霉素过敏者改用头孢菌素类抗生素。②糖皮质激素：临床上无明显宫内感染征象，即可应用，方法和剂量同早产。③宫缩抑制药：如无宫缩不必应用，如有宫缩而妊娠<34周、无临床感染征象可短期应用。④终止妊娠：妊娠<34周者，如果无宫内感染应期待，使用糖皮质激素和抗生素，并应严密监测母儿状况，如发现感染，应立即终止妊娠。对于无NICU的医院，如果患者短期内无分娩的可能，应尽早转至有NICU的医院。妊娠>34周，不需常规进行保胎，顺其自然。

483 预防早产的措施有哪些？

① 个人因素、社会-经济因素的改善。

② 规范的产前保健。具有早产高危因素者在妊娠20～24周常规超声检查时注意测量宫颈长度，检测阴道或宫颈分泌物中胎儿纤维结合蛋白。

③ 孕妇疾病的治疗，如妊娠期高血压疾病、系统性红斑狼疮、肾病、全身性感染（如肾盂肾炎、肺炎及阑尾炎等）、梅毒、下生殖道感染等。

④ 预防性的宫颈环扎术仅适用宫颈内口松弛者。

⑤ 重视孕期的健康教育与宫缩监测。

484 何谓宫颈功能不全？

宫颈功能不全（cervical insufficiency，CI）是指孕中期或孕

晚期的宫颈的无痛性扩张，伴有妊娠囊膨入阴道，随后导致胎膜早破与不成熟胎儿的娩出。

485 宫颈功能不全的发病机制是什么？

CI的确切发病机制尚不十分清晰，但多认为与既往宫颈裂伤、既往人工流产或刮宫术时宫颈扩张过快造成的宫颈损伤、宫颈锥切术后、宫颈先天发育不良、母亲妊娠早期雌激素暴露等因素相关。

486 通过病史查体如何诊断宫颈功能不全？

至今尚无非常有效、特异的检测方法诊断此病，临床诊断往往来自于回顾性分析，患者一般有多次妊娠中期流产或较早期的早产病史，此次妊娠在无宫缩、出血或导致流产/早产其他原因的前提下出现无痛性宫颈扩张、羊膜囊凸出或胎膜破裂。

非孕期宫颈内口检查（即8号Hegar扩宫棒可无阻力通过宫颈内口）可诊断。临床典型病例多于妊娠中期在无明显宫缩的情况下，阴道检查发现宫颈内口开大2cm以上，并伴宫颈管明显缩短及软化，尤以软化特性更重要。

487 宫颈功能不全者妊娠中期超声检查有哪些表现？

宫颈功能不全者一般有以下特征：①宫颈管长度缩短，一般短于正常值的30%。宫颈管长度≤25mm则高度怀疑，如≤20mm可明确诊断。②宫颈内口开大，呈楔形或漏斗形。③宫颈管腔扩张，从宫颈内口到宫颈外口间颈管宽度≥6mm以上。④羊膜囊向宫颈管内凸出，囊内含或不含胎体。此外，宫颈应力试验也有助于诊断，即嘱孕妇站立一段时间或在宫底加压后，观察宫颈管长度及宫颈内口的形态变化，如果宫颈管变短或宫颈内口开大呈漏斗形，则高度怀疑CI。

第26章 过期妊娠

488 何谓过期妊娠?

平时月经周期规则,妊娠达到或超过42周尚未分娩者称为过期妊娠。

489 过期妊娠常见原因有哪些?

发生过期妊娠的原因还不明确。因为引发分娩的可能因素很多,包括黄体酮阻断、缩宫素刺激及胎儿肾上腺皮质激素分泌等,任何因素引起这些激素失调均可导致过期妊娠。所以过期妊娠可能与以下因素有关:雌、孕激素比例失调;头盆不称时,由于胎先露部对宫颈内口及子宫下段的刺激不强;胎儿畸形,如无脑儿,与胎儿肾上腺皮质激素分泌不足有关;遗传因素等。

490 过期妊娠时胎盘有哪些病理变化?

过期妊娠的胎盘有两种类型:一种是胎盘功能正常,除重量略有增加外,胎盘外观和镜检与足月胎盘相似;另一种为胎盘功能减退,胎盘灌流不足,导致胎儿缺血缺氧。

491 过期妊娠的胎儿分期如何?

① 正常生长:过期妊娠的胎盘功能正常,胎儿继续生长,体重增加成为巨大胎儿,颅骨钙化明显,不易变形,导致经阴道分娩困难,使新生儿发病率相应增加。

② 成熟障碍:由于胎盘血流不足和缺氧及养分的供应不足,胎儿不易再继续生长发育。可分为3期:第Ⅰ期为过度成熟,表现为胎脂消失,皮下脂肪减少,皮肤干燥松弛多皱褶,头发浓密,指(趾)甲长,身体瘦长,容貌似"小老人"。第Ⅱ期为胎

儿缺氧，肛门括约肌松弛，有胎粪排出，羊水及胎儿皮肤粪染，羊膜和脐带绿染，围生儿发病率及围生儿死亡率最高。第Ⅲ期为胎儿全身因粪染历时较长广泛着色，指（趾）甲和皮肤呈黄色，脐带和胎膜呈黄绿色。此期胎儿已经历和度过Ⅱ期危险阶段，其预后反较Ⅱ期好。

③ 宫内发育迟缓小样儿可与过期妊娠并存，后者更增加胎儿的危险性。

492 过期妊娠的并发症有哪些？

① 羊水过少：在妊娠过程中，妊娠38周以后羊水的减少逐渐明显，40周后更明显，42周后过期妊娠常合并羊水减少。因为羊水的减少，排出的胎粪在少量羊水的稀释下势必较一般情况下更为黏稠，如有吸入，则新生儿的胎粪吸入综合征更为严重；此外，脐带压迫的可能性也增加。

② 胎儿窘迫：在过期妊娠中，部分患者的胎盘功能老化，胎儿呈慢性缺氧状态，一旦临产，因缺氧的失代偿可迅疾发生。

③ 胎儿生长受限：由于部分过期妊娠的胎盘老化，在过期妊娠中，胎儿生长受限的发生率远高于正常妊娠期限分娩的胎儿。

④ 巨大儿：在过期妊娠而胎盘功能未受限者，胎儿继续生长发育，其体重≥4000g者的发生率并不低于正常孕龄者。

493 过期妊娠诊断要点是什么？

（1）核实孕周 根据平时月经情况、基础体温推算排卵日、早孕反应、初感胎动及初次胎心音出现的时间，以及超声在妊娠各期所监测情况核实孕周。

（2）判断胎盘功能 胎动计数；尿E/C比值测定；B超检查，包括双顶径、胎盘功能分级、羊水量等；羊膜镜检查；NST、OCT试验等。

494 如何核实预产期？

准确核实预产期过期，若平时月经周期不准，推算的预产期不可靠，因此应注意以下几点。

① 详细询问平时月经变异情况，有无服用避孕药等使排卵期推迟。

② 根据孕前基础体温升高的排卵期推算预产期。

③ 夫妇两地分居，应根据性交日期推算。

④ 根据开始出现早孕反应时间（孕6周出现）加以估计。

⑤ 妊娠早期曾做妇科检查者，按当时子宫大小推算。

⑥ 用听筒经腹壁听到胎心时，孕周至少已18～20周。

⑦ B型超声检查，早孕期测定妊娠囊直径，孕中期以后测定胎儿头臀长、双顶径、股骨长等，以及晚期根据羊水量的变化推算预产期。

⑧ 子宫符合孕足月大小，宫颈已成熟，羊水量渐减少，孕妇体重不再增加或稍减轻，应视为过期妊娠。

495 过期妊娠终止妊娠的指征是什么？

宫颈条件成熟；胎儿≥4000g；12h内胎动计数＜10次或NST无反应型，CST为阳性或可疑时；尿E/C比值持续低值；羊水中有胎粪或羊水过少；并发重度子痫前期或子痫。

496 过期妊娠患者引产的时机如何？

宫颈条件成熟、Bishop评分＞大于7分者应予引产。

497 过期妊娠剖宫产指征是什么？

① 引产失败；②胎先露部下降不满意；③胎儿窘迫；④头盆不称；⑤巨大儿；⑥臀先露；⑦高龄初产妇；⑧羊水少、黏稠、粪染；⑨合并妊娠合并症及并发症。

498 过期儿预后如何？

过期产儿可表现为干瘦、皮肤松弛，较重者可有胎粪吸入性肺炎、缺氧性脑损害，表现为呼吸困难、呻吟、青紫或抽搐。过期越长，死亡率越高，存活者则可留有神经系统后遗症。

499 如何预防过期妊娠？

① 在未妊娠的前半年，"孕妇"便应及时记录每次的月经周期，以便能推算出较准确的预产期。在停经后2个月，便应去医院检查，以后定期产前检查，尤其在孕36周以后每周至少做一次产前检查。

② 实行孕产期系统保健的三级管理，推广使用孕产妇保健手册，选择对母儿有利的分娩方式，进行有计划地适时终止妊娠可减少过期妊娠的发生率。

③ 准确诊断过期妊娠，产科医生应在仔细核对预产期，结合B超羊水监测、胎心监测等基础上，对所有达41周妊娠者均应尽早采取引产措施，及时终止妊娠，以减少过期产和胎儿过熟所致的围生儿发病率和死亡率。

④ 孕妇也可以自测胎动，如果12h内胎动数少于20次，说明胎儿异常；少于10次，说明胎儿已很危险，应立即求医。如果确诊为过期妊娠，应由医生及时引产。

第27章　前置胎盘

500 何谓前置胎盘？

妊娠28周后，胎盘附着于子宫下段，甚至胎盘下缘达到或覆盖宫颈内口，其位置低于胎先露部，称为前置胎盘。前置胎盘可致晚期妊娠大量出血而危及母儿生命，是妊娠晚期的严重并发症。

501 前置胎盘常见病因有哪些？

① 子宫内膜病变或损伤：多次刮宫、分娩、产褥感染、子宫瘢痕等可损伤子宫内膜，引起炎症和萎缩性病变，使子宫内膜血管缺陷。当受精卵着床时，因血液供给不足，为摄取足够的营养而扩大胎盘面积，伸展到子宫下段。

② 胎盘异常：双胎妊娠时胎盘面积过大、膜状胎盘、胎盘位置正常而副胎盘位于子宫下段接近宫颈内口。

③ 受精卵滋养层发育迟缓：受精卵到达子宫腔后，滋养层尚未发育到可以着床的阶段，继续向下游走到子宫下段，并在该处着床而发育成前置胎盘。

502 前置胎盘常见类型有哪些？

① 完全性前置胎盘：又称中央性前置胎盘，胎盘组织完全覆盖宫颈内口。

② 部分性前置胎盘：胎盘组织部分覆盖宫颈内口。

③ 边缘性前置胎盘：胎盘附着于子宫下段，边缘到达宫颈内口，未覆盖宫颈内口。

503 前置胎盘的常见症状是什么？

① 典型症状：妊娠晚期或临产时发生无诱因、无痛性、反复阴道流血。

② 阴道流血发生迟早、反复发生次数、出血量多少与前置胎盘类型有关。

③ 完全性前置胎盘：初次出血时间早，多在妊娠28周左右，称为"警戒性出血"。

④ 边缘性前置胎盘：出血多发生在妊娠晚期或临产后，出血量较少。

⑤ 部分性前置胎盘：初次出血时间、出血量及反复出血次数介于完全性与边缘性之间。

504 前置胎盘的常见体征是什么？

① 一般情况与出血量多少有关，大量出血呈现面色苍白、脉搏细数、血压下降等休克表现。

② 腹部检查：子宫软，无压痛，大小与妊娠周数相符。子宫下段有胎盘占据，影响胎先露部入盆，故先露部高浮，易并发胎位异常。

③ 反复出血或一次出血量过多可使胎儿宫内缺氧，严重者胎死宫内。

④ 当前置胎盘附着于子宫前壁时，可在耻骨联合上方听到胎盘杂音。临产时检查见宫缩为阵发性，间歇期子宫完全松弛。

505 前置胎盘对母儿有哪些影响？

产后出血、植入性胎盘、贫血及感染、早产及围生儿死亡率高。

506 如何诊断前置胎盘？

（1）病史

① 既往有多次刮宫、分娩史，子宫手术史，吸烟或滥用麻醉药物史，或高龄孕妇、双胎等病史。

② 有上述临床症状及体征，可对前置胎盘的类型做出初步判断。

（2）辅助检查

① B型超声检查可清楚显示子宫壁、胎盘、胎先露部及宫颈的位置，并根据胎盘下缘与宫颈内口的关系确定前置胎盘的类型。

② 若妊娠中期B型超声检查发现胎盘前置者，不宜诊断为前置胎盘，而应称胎盘前置状态。

（3）产后检查（胎盘和胎膜）

① 对产前出血患者，产后应仔细检查胎盘胎儿面边缘有无血管断裂，可提示有无副胎盘。

② 若前置部位的胎盘母体面有陈旧性黑紫色血块附着，或胎膜破口距胎盘边缘距离＜7cm，则为前置胎盘。

507 随着孕周增加胎盘位置上升的机制是什么？

目前认为随着孕周增加胎盘位置上升的机制可能是：①由于子宫下段或宫颈内口蜕膜血管形成不良，附着于该处的叶状绒毛膜逐步退化；而附着于宫体部的绒毛膜由于血供丰富，则生长迅速，因此临床上出现胎盘前置消失。②妊娠中期胎盘占据子宫壁一半面积，因此胎盘贴近或覆盖宫颈内口的机会较多，而妊娠晚期胎盘占据子宫壁面积减少到1/3或1/4，此时子宫下段延伸增加了宫颈内口与胎盘边缘之间的距离。

508 前置胎盘的处理原则是什么？

抑制宫缩、止血、纠正贫血和预防感染。

509 前置胎盘期待治疗的指征有哪些？

适用于出血不多或无产前出血者、生命体征平稳、孕周＜36周、胎儿存活、胎儿体重＜2300g、阴道流血不多、一般情况良好的孕妇。

510 前置胎盘终止妊娠的指征有哪些？

① 孕妇反复多量出血导致贫血甚至休克，无论胎儿成熟与否，为了母亲安全而终止妊娠；②胎龄达到36周以上；③胎儿成熟度检查提示胎儿肺成熟；④胎龄未达36周，出现胎儿窘迫征象，或胎儿电子监护发现胎心率异常者；⑤出血量多危及胎儿；胎儿已死亡或出现难以存活的畸形，如无脑儿。

511 前置胎盘如何进行期待治疗？

① 绝对卧床休息：左侧卧位，定时吸氧（每日吸氧3次，每次20 ~ 30min）。禁止性生活、阴道检查、肛门检查、灌肠及任何刺激，保持孕妇良好情绪，适当应用地西泮等镇静药。备血及做好急诊手术准备。

② 抑制宫缩：可用硫酸镁、利托君、沙丁胺醇等药物抑制宫缩，密切监护胎儿宫内生长情况，大于32孕周者应用地塞米松6mg肌注，每天2次，连用2d，以促胎肺成熟。急需时可羊膜腔内一次性注射10mg。

③ 纠正贫血：视贫血程度补充铁剂，或少量多次输血。

④ 酌情应用对胎儿危害小的抗生素预防感染。

⑤ 改善营养，促进孕期体重合理增长，动态监测孕妇心率、血常规、C反应蛋白、胎儿情况。对无产前出血者，可仅严密观察，不用药物。

512 前置胎盘剖宫产的指征包括什么？

完全性前置胎盘，持续大量阴道流血；部分性和边缘性前置胎盘出血量较多，先露部高浮，短时间内不能结束分娩者；胎心率异常。

513 前置胎盘阴道分娩的指征包括什么？

适用于边缘性前置胎盘、出血不多、头先露、无头盆不称及胎位异常，且宫颈口已开大、估计短时间内分娩者。可在备血输液条件下人工破膜，并加强宫缩促使胎头下降压迫胎盘而止血。一旦产程进展停滞或阴道流血增多，应立即剖宫产结束分娩。

514 前置胎盘患者剖宫产术前应做何准备？

组织产科、介入医学科、检验科、血库、重症医学科、麻醉科、新生儿科（NICU）等科室人员进行病例讨论。充分估计手术难度、准备充足的血液制品、建立良好的静脉通路、选择经验丰富的产科及麻醉医师进行手术。同时与患者及其家属做好沟通工作，充分告知手术相关风险及可能采取的措施。有条件的医疗中心可行盆腔血管球囊阻塞术即术前在髂内动脉放置球囊管，胎儿娩出后胎盘娩出前，扩张球囊可减少子宫的血流量，从而赢得更多的治疗时间和选择更合理的治疗方案，避免短时间内大量失血。

515 前置胎盘患者行剖宫产时，术中如何处理？

选择下腹正中纵切口，以利于手术野的暴露和抢救。进腹后，仔细检查子宫形态、子宫下段情况，若子宫下段菲薄、血管怒张，触摸子宫下段有海绵样感、胎先露距子宫表面距离远，应高度怀疑胎盘前置合并植入，尽量下推膀胱反折腹膜，以防急诊子宫切除时伤及膀胱。子宫切口常采用横切口，胎盘位于子宫前壁时，横切口可能切及胎盘，造成胎儿失血，所以这些情况下，采取纵切口也是可取的，不过一般情况下即使切及胎盘，也不会危及母儿安全。迅速娩出胎儿后，应用宫缩药，检查胎盘附着部位，一旦发现为完全植入性前置胎盘时，应考虑将胎盘完整地留在原处，在胎盘上多处注射化疗药物（有保留生育功能要求者），迅速缝合子宫切口，关腹，继续保守治疗；无保留生育功能要求者，及时子宫切除，以减少出血、感染等危及产妇生命。盲目徒手剥离胎盘可能导致严重出血，应该尽量避免。对于部分植入性前置胎盘也可采用保守性手术治疗，如植入部分楔形切除、胎盘植入局部搔刮并用可吸收线8字缝合，Affronti 子宫方形止血缝合法，宫腔纱布填塞、宫腔Bakri球囊压迫、B-lynch缝合等，必要时可行双侧子宫动脉栓塞或双侧子宫动脉、双侧髂内动脉结扎等。可将多种止血手段灵活运用，减少患者出血，保留子宫及生育功能。一旦出血难以控制时应当机立断做出子宫切除决策以挽救患者生命。

516 何谓凶险性前置胎盘？

"凶险性前置胎盘"一词最早由国外学者Chattopadbyay提出，其含义指上次为剖宫产，此次妊娠为前置胎盘者，胎盘植入者占30%～50%，称之为凶险性前置胎盘。近年来随着剖宫产率增加，凶险性前置胎盘发病率也增加。因其病例较少，目前临床认识较浅，一旦发生则严重威胁孕产妇生命。

517 凶险性前置胎盘如何处理？

① 重视早期诊断：剖宫产术后再次妊娠的孕妇应行彩色多普勒超声检查，特别注意胎盘附着的位置。

② 合理处置妊娠：根据不同孕周。早孕时不盲目人流；中期不用常规方法引产；晚期强调产前明确诊断，切忌盲目和无准备，严格高危管理。

③ 必须到具备急救能力的医院诊治。

518 如何预防前置胎盘？

① 搞好计划生育，防止多产、多次刮宫或宫内感染，减少子宫内膜损伤。

② 加强产前宣教，及时就医，早期诊断，正确处理。

519 胎盘植入分为哪三种类型？

根据胎盘绒毛侵入子宫肌层的程度，将胎盘植入分为三类。①粘连性胎盘：系绒毛直接附着于子宫肌层。使胎盘与子宫壁粘连紧密不能自行剥离排出，常造成胎盘小叶残留宫腔，产后出血。②植入性胎盘：系绒毛侵入部分子宫肌层，发生率较粘连性胎盘更少，多由显微镜观察切除的子宫标本而证实。③穿透性胎盘：系胎盘绒毛穿透子宫肌壁达浆膜面，重者使膀胱、尿道、直肠等受损，常造成子宫破裂，危害大。

520 如何诊断前置胎盘合并胎盘植入?

① 临床表现:前置胎盘合并胎盘植入的诊断主要根据临床表现及手术中所见。对于无产前出血的前置胎盘,更要考虑胎盘植入的可能性,不能放松对前置胎盘凶险性的警惕。术中发现胎盘与宫壁无间隙,或胎盘附着处持续大量出血,应及时做出判断。

② 超声诊断:胎盘内多个不规则无回声区伴丰富血流信号和(或)膀胱壁连续性中断,强烈提示胎盘植入的可能。其他具有提示意义和诊断参考价值的超声征象包括子宫肌层变薄(厚度＜1mm),胎盘和子宫分界不清。

③ MRI诊断:MRI对诊断胎盘植入有很大的帮助,能更清楚地显示胎盘植入肌层的深度、局部吻合血管分布及宫旁侵犯情况,可提供准确的局部解剖层次,指导手术路径。

521 胎盘植入保守治疗的适应证、必备条件是什么?

(1)保守治疗的适应证　生命体征稳定、无活动性出血或通过加强子宫收缩、局部压迫止血后出血较少、肝肾功能正常、有生育要求、无感染征象、了解保守治疗的局限性及并发症的患者。

(2)胎盘植入保守治疗的必备条件　及时输血、紧急子宫切除、高效抗生素预防感染、超声监测宫腔内容物、β-HCG测定了解绒毛活性等。

522 胎盘植入药物保守治疗常用药物有哪些?

胎盘植入药物保守治疗常用药物有甲氨蝶呤(MTX)、氟尿嘧啶、米非司酮、中药等。

523 前置胎盘合并胎盘植入何时选择剖宫产?

无症状的前置胎盘合并胎盘植入者推荐妊娠36周后行手术。

伴有反复出血症状的前置胎盘合并胎盘植入者促胎肺成熟后提前终止妊娠。

524 前置胎盘合并胎盘植入怎样选择剖宫产手术方式？

建议择期剖宫产终止妊娠。后壁胎盘或前侧壁胎盘植入者，可行子宫下段剖宫产术；前壁胎盘植入者，行子宫体部剖宫产术。胎儿娩出后，依据出血量、植入的程度、患者是否有生育要求及病情决定处理方式，主要包括子宫切除术及保守治疗。

（1）子宫切除术　①适应证：胎盘植入面积大、子宫壁薄、胎盘穿透、子宫收缩差、短时间内大量出血（数分钟内出血＞2000mL）及保守治疗失败者。有文献报道，立即子宫切除的患者死亡率为5.8%～6.6%，试图保留子宫的患者死亡率为12.5%～28.3%。无生育要求可作为子宫切除术的参考指征。②子宫切除术类型：推荐子宫全切除术。胎儿娩出后不剥离胎盘直接缝合切口后行子宫全切术。

（2）保守治疗　对生命体征平稳、出血量不多、植入范围小者行保守治疗。包括保守性手术、药物治疗、栓塞治疗。①保守性手术：局部缝扎止血，可采用"8"字缝合、间断环状缝合或B-Lynch法缝合、压迫止血。为减少因强行剥离胎盘而产生的出血，剖宫产时可将胎盘部分或全部留在宫腔内，术后可配合甲氨蝶呤等药物治疗或栓塞治疗。产后应密切随访，抗生素预防感染，加强子宫收缩，观察阴道流血情况、有无感染征象等。②药物治疗：治疗胎盘植入的药物有甲氨蝶呤、米非司酮等。给药途径和用药剂量根据胎盘植入的部位、深浅和面积大小而异。③栓塞治疗：预防性结扎或阻塞盆腔血管对胎盘植入的作用不明确，需要进一步研究。

第28章 胎盘早剥

525 何谓胎盘早剥？

妊娠20周后或分娩期正常位置的胎盘在胎儿娩出前，部分或全部从子宫壁剥离，称为胎盘早剥。它是晚期妊娠严重并发症之一，起病急、进展快，处理不当可威胁母儿生命。

526 胎盘早剥常见病因有哪些？

病因可能与下列因素有关。

① 孕妇血管病变：严重的妊娠期高血压疾病及慢性肾脏疾病的孕妇，底蜕膜螺旋小动脉痉挛或管壁硬化，容易发生血管破裂。

② 机械性因素外伤：腹部直接受撞击或挤压、性交、外倒转术矫正胎位等。

③ 宫腔内压力骤降：双胎第一个胎儿娩出过快或羊水过多，破膜后羊水流出过快导致宫腔内压力骤降，子宫腔骤然缩小，胎盘与子宫壁发生错位剥离。

④ 子宫静脉压突然升高：妊娠晚期或临产后长时间仰卧位时子宫静脉回流不畅，导致静脉压升高，蜕膜静脉床破裂。

⑤ 其他高危因素：高龄孕妇、经产妇、不良生活习惯如吸烟、吸毒、有血栓形成倾向、子宫肌瘤等。

527 胎盘早剥的主要病理改变是什么？

底蜕膜出血形成血肿，使胎盘从附着处分离。

528 胎盘早剥的常见病理类型有哪些？

① 显性剥离：血液冲开胎盘边缘并沿胎膜与子宫壁之间经

宫颈管向外流出。②隐性剥离：若底蜕膜出血量少，出血很快停止。③混合性剥离：隐性出血时，当出血达到一定程度，血液冲开胎盘边缘与胎膜而外流。

529 何谓子宫胎盘卒中？

血液积聚于胎盘与子宫壁之间，随着胎盘后血肿压力的增加，血液浸入子宫引起肌纤维分离、断裂甚至变性。当血液渗透至子宫浆膜层时，子宫表面呈现紫蓝色淤斑，称为子宫胎盘卒中，也称为库弗莱尔子宫（Couvelaire uterus）。严重的胎盘早剥可导致凝血功能障碍。

530 胎盘早剥的常见临床表现及分类是什么？

常见临床表现为出血、腹痛、子宫触痛三联征，根据病情严重程度，1985年Sher将胎盘早剥分为3度。

（1）Ⅰ度胎盘早剥

① 多见于分娩期，胎盘剥离面积小，患者常无腹痛或腹痛轻微，贫血体征不明显。

② 腹部检查见子宫软，大小与妊娠周数相符，胎位清楚，胎心率正常，产后检查见胎盘母体面有凝血块及压迹。

（2）Ⅱ度胎盘早剥

① 胎盘剥离面1/3左右，主要症状为：突然发生的持续性腹痛；腰酸或腰背痛；疼痛的程度与胎盘后积血多少成正比。

② 无阴道流血或流血量不多，贫血程度与阴道流血量不相符。

③ 腹部检查见：子宫大于妊娠周数；宫底随胎盘后血肿增大而升高；胎盘附着处压痛明显（胎盘位于后壁则不明显），宫缩有间歇，胎位可扪及，胎儿存活。

（3）Ⅲ度胎盘早剥

① 胎盘剥离面超过胎盘面积1/2，临床表现较Ⅱ度加重。

② 患者可出现恶心、呕吐、面色苍白、四肢湿冷、脉搏细

数、血压下降等休克症状。

③ 腹部检查见子宫硬如板状，于宫缩间歇时不能松弛，胎位扪不清，胎心消失。

④ 若患者无凝血功能障碍属Ⅲa，有凝血功能障碍者属Ⅲb。

531 胎盘早剥的超声声像图特点是什么？

典型声像图为胎盘与子宫壁之间出现液性低回声区。出血严重时见到暗区内出现光点反射（积血机化）、胎盘绒毛板向羊膜腔凸出。但是有相当一部分的胎盘早剥在B超检查时无异常表现，特别是当胎盘位于子宫后壁及Ⅰ度胎盘早剥血液若已流出未形成血肿，则见不到上述典型图像。因此，B超检查阴性时不能排除胎盘早剥的可能。

532 胎盘早剥患者应做哪些实验室检查？

了解贫血程度及凝血功能。Ⅱ度和Ⅲ度胎盘早剥的患者应检测肾功能、二氧化碳结合力，并发DIC的患者应行筛选试验，结果可疑者应行纤溶确诊试验。情况紧急时可以抽取静脉血置于试管中，观察血块形成情况。

533 胎盘早剥患者发生凝血功能障碍时处于高凝期常用实验室诊断指标及标准是什么？

动态血小板计数（$<100\times10^9/L$）、凝血酶原时间延长（正常为 $10\sim12s$）、纤维蛋白原测定 $<150mg/L$。

534 凝血功能障碍时处于纤溶亢进期常用实验室诊断指标及标准是什么？

纤溶期：凝血酶时间延长（正常为 $16\sim20s$）、优球蛋白溶解时间 $<90min$（正常值 $>120min$）、血浆鱼精蛋白副凝试验阳性。

535 胎盘早剥如何诊断？

主要根据病史、临床症状及体征。轻型胎盘早剥由于症状与体征不够典型，诊断往往有一定困难，应仔细观察与分析，并借B型超声检查来确定。重型胎盘早剥的症状与体征比较典型，诊断多无困难。确诊重型胎盘早剥的同时，尚应判断其严重程度，必要时进行上述的实验室检查，确定有无凝血功能障碍及肾功能衰竭等并发症，以便制定合理的处理方案。

536 如何鉴别前置胎盘和胎盘早剥？

（1）前置胎盘　①与发病有关的因素：经产妇多见。②腹痛：无腹痛。③阴道出血：阴道出血量与全身失血成正比。④子宫：软，大小与孕月一致。⑤阴道检查：于宫口内可能触及胎盘组织。⑥胎盘检查：无凝血块压迹，胎膜破口距胎盘边缘＜7cm。⑦胎位胎心：胎位清楚，胎心音一般正常。

（2）胎盘早剥　①与发病有关因素：常伴发生妊娠高血压疾病及其他血管性疾病或外伤史。②腹痛：剧烈。③阴道出血：内出血为主，外出血量与全身失血症状不成正比。④子宫：板状硬，有压痛，可比妊娠月份大。⑤阴道检查：无胎盘组织触及。⑥胎盘检查：早剥部分有凝血块压迹。⑦胎位胎心：胎位不清，胎心弱或消失。

537 如何鉴别先兆子宫破裂和胎盘早剥？

先兆子宫破裂：往往发生在分娩过程中，出现强烈宫缩、下腹疼痛拒按、烦躁不安、少量阴道流血、有胎儿窘迫征象等。以上临床表现与重型胎盘早剥较难区别。但先兆子宫破裂多有头盆不称、分娩梗阻或剖宫产史，检查可发现子宫病理缩复环，导尿有肉眼血尿等，而胎盘早剥常是重度妊高征患者，检查子宫呈板样硬。

538 胎盘早剥常见并发症有哪些？

凝血功能障碍（DIC），产后出血，急性肾功能衰竭，羊水栓塞和围生儿死亡等。

539 胎盘早剥对母儿有何影响？

胎盘早剥对母婴预后影响极大。贫血、剖宫产率、产后出血率、DIC 发生率均升高。胎盘早剥可引起胎儿急性缺氧，新生儿窒息率、早产率明显升高，围生儿死亡率约 11.9%，25 倍于无胎盘早剥者，近年发现胎盘早剥新生儿可有严重后遗症，表现为显著神经系统发育缺陷、脑性麻痹等。

540 胎盘早剥合并凝血功能障碍如何处理？

① 抗凝治疗：早期应用肝素。

② 补充凝血因子：输新鲜血液与冰冻血浆、直接输纤维蛋白原 3 ～ 6g 或补充血小板。（1L 新鲜冰冻血浆含 3g 纤维蛋白原、补 4g 血小板提高纤维蛋白原 1g/L）。

③ 纤溶抑制药：在肝素化和补充凝血因子的基础上可以用纤溶抑制药。

541 胎盘早剥患者阴道分娩指征及阴道分娩注意事项是什么？

适用于以外出血为主，Ⅰ 度患者宫口已扩张，估计短时间内结束分娩。人工破膜使羊水缓慢流出，缩小宫腔容积，用腹带紧裹腹部压迫胎盘，使其不再继续剥离，必要时静滴缩宫素缩短第二产程。产程中密切观察生命体征、宫底高度、阴道流血量及胎儿情况，一旦发现病情加重或胎儿窘迫，立即改行剖宫产结束分娩。

542 胎盘早剥剖宫产的指征是什么？

Ⅱ 度胎盘早剥，特别是初产妇，不能在短时间内结束分娩者；Ⅰ 度胎盘早剥，出现胎儿窘迫征象，需抢救胎儿者；Ⅲ 度胎盘早剥，产妇病情恶化，胎儿已死，不能立即分娩者；破膜后产程无进展者，均应及时行剖宫产术。

543 胎盘早剥并发肾衰竭如何处理？

患者出现少尿或无尿时应诊断为肾衰竭，可用呋塞米40mg加入2%葡萄糖溶液20mL中静脉注射，必要时可重复应用，一般多在1～2d内恢复。若尿量仍不见增多或出现氮质血症、电解质紊乱、代谢性酸中毒等严重肾衰竭时，可行血液透析治疗。

544 胎盘早剥并发产后出血如何处理？

胎儿娩出后立即应用子宫收缩药物，如缩宫素、麦角新碱、米索前列醇等；胎儿娩出后人工剥离胎盘，持续子宫按摩等。若仍有不能控制的出血或血不凝、凝血块较软，应快速输血补充凝血因子，同时行全子宫切除。

第29章 羊水过多

545 何谓羊水过多？

妊娠任何时期羊水量超过2000mL者，称羊水过多。发生率为0.5%～1.0%。

546 羊水过多的常见原因有哪些？

① 胎儿畸形：以中枢神经系统和消化系统畸形最为常见。中枢神经系统畸形以无脑儿、脑积水、脊柱裂多见。消化系统畸形以食管、十二指肠闭锁多见。

② 染色体异常：18-三体、21-三体、13-三体胎儿可出现胎儿吞咽羊水障碍，引起羊水过多。

③ 孕妇疾病：糖尿病；肝炎；严重贫血；妊娠期高血压疾

病；母儿血型不合等。

④ 双胎妊娠：单卵单绒毛膜双羊膜囊时，两个胎盘动静脉吻合，易并发双胎输血综合征，双胎间血液循环相通，受血儿循环血量增多，胎儿尿量增多，导致羊水过多。

⑤ 特发性羊水过多：约占30%，不合并孕妇胎儿胎盘异常。原因不明。

547 何谓急性羊水过多？有何表现？

羊水量在数日内急剧增多，称为急性羊水过多。较少见；多发生孕20～24周；腹部增长快，腹胀；腹壁皮肤变薄，皮下静脉清晰可见；胎位不清、胎心遥远；膈肌上抬，心肺受压，致胸闷、憋气，不能平卧，仅能端坐；下腔静脉回流受阻致下肢及外阴水肿、静脉曲张。

548 何谓慢性羊水过多？有何表现？

羊水量在较长时间内缓慢增多，称为慢性羊水过多。较多见；多发生在妊娠晚期，多数孕妇能适应；产前检查时见腹部膨隆，测量宫高、腹围大于相应孕周，皮肤张力高，有液体震颤感，胎位不清，胎儿部分有浮沉感；胎心遥远或听不清。

549 诊断羊水过多常用什么辅助检查？

（1）B超检查

① 羊水最大暗区垂直深度测定（羊水池）（amniotic fluid volume，AFV）：AFV＞7cm考虑羊水过多。

② 羊水指数（amniotic fluid index，AFI）：孕妇平卧，头高30°，将腹部脐横线与腹白线作为标志点，分为4个区，测定各区最大羊水暗区相加而得。国内资料：AFV＞18cm为羊水过多，国外资料以AFV＞20cm为羊水过多。

（2）羊膜囊造影　了解胎儿有无消化道畸形。对比剂对胎儿有一定的损害，应慎用。

（3）AFP的测定　神经管缺陷儿易合并羊水过多，羊水AFP值超过同期正常妊娠平均值3个标准差以上，母血清AFP值超过同期正常妊娠平均值2个标准差以上。

（4）孕妇血糖检查　尤其慢性羊水过多者，应排除糖尿病。

（5）孕妇血型检查　排除母儿血型不合溶血引起的胎儿水肿。

（6）胎儿染色体检查　羊水细胞培养或脐血培养做染色体核型分析，以了解有无胎儿染色体数目、结构异常。

550 羊水过多对母儿有何影响？

① 孕产妇：妊娠期高血压疾病、胎膜早破、早产、胎盘早剥、产后出血等。

② 胎儿：胎位异常、脐带脱垂、胎儿窘迫、早产、胎儿畸形等。

551 羊水过多合并胎儿畸形如何处理？

确诊合并胎儿畸形，应及时终止妊娠。

① 孕妇无明显心肺压迫症状，一般情况好，可经腹羊膜腔穿刺放出适量羊水后，注入依沙吖啶引产。

② 人工破膜引产。

③ 经腹羊膜腔穿刺放出部分羊水后，再行人工破膜。

552 羊水过多合并正常胎儿如何处理？

应根据胎龄及孕妇的自觉症状决定处理方案。

① 症状较轻时，继续妊娠，嘱患者注意卧床休息，低盐饮食；酌情使用镇静药，注意观察羊水量的变化。

② 妊娠已足月，可行人工破膜，终止妊娠。

553 羊膜腔穿刺减压放羊水注意事项有哪些？

① 动态监测血压、脉搏及阴道流血情况；严格消毒；放羊水后，腹部放置沙袋或加腹带包扎，应用抗生素；酌情应用镇静

保胎药。

② 放羊水的速度和量：穿刺放羊水500mL/h，总量不超1500mL。

③ 放羊水应在超声指导下进行，防止造成胎盘及胎儿的损伤。

④ 放羊水时应从腹部固定胎儿为纵产式，严密观察宫缩，重视患者的症状，监测胎心。

554 人工破膜注意事项有哪些？

行高位人工破膜，使羊水缓慢流出，以防胎盘早剥的发生。

第30章　羊水过少

555 何谓羊水过少？

妊娠晚期羊水量少于300mL者，称羊水过少。发生率为0.5%～5.5%。其对围生儿预后有明显的不良影响。

556 羊水过少的常见原因有哪些？

① 胎儿畸形：以泌尿系畸形为主，如先天性肾缺如或尿路梗阻，因胎儿无尿液生成或生成的尿液不能排入羊膜腔致妊娠中期后严重羊水过少。

② 胎盘功能异常：过期妊娠、胎儿生长受限、妊娠期高血压疾病等。

③ 胎膜早破：羊水外漏速度大于生成速度，常出现继发性羊水过少。

④ 母亲因素：孕妇脱水或服用利尿药、布洛芬、卡托普利等药物。

557 羊水过少的临床表现是什么？

① 症状：孕妇感觉胎动频繁，胎动时出现宫缩伴腹痛。

② 体征：腹围、宫高小于孕月；胎块清楚，子宫敏感性增高，易激惹；临产后阵痛剧烈，易出现不协调性子宫收缩致宫口扩张缓慢，产程异常；以臀先露多见。

558 羊水过少常用的辅助检查有哪些？

（1）B超检查 羊水池（AFV）≤2cm为羊水过少，AFV≤1cm为严重羊水过少，羊水指数法（AFI）≤8.0cm为羊水过少临界值，AFI≤5.0cm诊断羊水过少的绝对值，AFI较AFV准确，B超同时可发现胎儿畸形。

（2）直接测量

① 羊水：量<300mL；质黏稠混浊；色暗绿。

② 羊膜表面见多个直径2～4mm的圆形或卵圆形结节，淡灰黄色，不透明。

（3）胎儿电子监护 宫缩时出现胎心的晚期减速。

559 羊水过少对母儿有何影响？

羊水过少对胎儿的危害：孕早期肢体粘连、缺如；中晚期斜颈、曲背和肺发育不全；胎儿窘迫、新生儿窒息率增加；围生儿死亡率增加。

羊水过少对孕妇的影响：剖宫产概率明显增高。

560 羊水过少终止妊娠的指征是什么，如何终止妊娠方式？

指征：确诊胎儿畸形、胎儿已成熟、胎盘功能不良。

对胎儿畸形者，常采用依沙吖啶羊膜腔内注射的方法引产；而妊娠足月合并严重胎盘功能不良者或胎儿窘迫者，估计短时间内不能经阴道结束分娩者，应行剖宫产术；对胎儿储备力尚好、宫颈成熟者，可在严密监护下经阴道试产，若出现胎儿窘迫、产程进展异常，及时行剖宫产术。

561 胎盘功能、胎儿正常的未足月妊娠合并羊水过少如何处理？

给予扩充羊水方法如下。

① 饮水疗法：2h内饮2000mL水。

② 羊膜腔输液：常规消毒腹部皮肤，无菌操作，在B超引导下，避开胎盘进行羊膜腔穿刺，注入生理盐水100～700mL，温度37℃，速度15～20mL/min，如总量＞800mL变异减速仍不消失为治疗失败。与此同时，应选用宫缩抑制药预防流产或早产。

第31章　脐带异常

562 何谓脐带过短？

脐带正常长度为30～100cm，短于30cm为脐带过短。

563 脐带过短有何危害？

妊娠期间脐带过短并无临床征象。进入产程后，由于胎先露部下降，脐带被拉紧，使胎儿血循环受阻，出现胎儿窘迫或造成胎盘早剥，也可引起产程延长。若临产后疑及脐带过短，应抬高床脚、改变体位并吸氧，胎心无改善时应尽快剖宫产。

564 何谓脐带缠绕？

脐带围绕胎儿颈部、四肢或躯干者称为脐带缠绕。约90%为脐带绕颈，以绕颈一周者居多。占分娩总数的20%左右。脐带绕颈一周需脐带20cm左右。对胎儿的影响与脐带缠绕松紧、缠绕周数及脐带长短有关。

565 脐带缠绕的原因是什么？

其发生原因与脐带过长、胎儿过小、羊水过多及胎动频繁等有关。

566 脐带缠绕的临床特点有哪些？

① 胎先露部下降受阻；②胎儿窘迫；③胎心监护出现频繁的变异减速；④彩色超声多普勒检查可在胎儿颈部找到脐带血流信号；⑤B型超声检查示脐带缠绕处的皮肤有明显的压迹，脐带绕颈1周者为U形压迫，内含一小圆形衰减包块，并可见其中小短光条；脐带绕颈2周者为W形压迫，其上含一带壳花生样衰减包块，内见小光条；脐带绕颈3周或3周以上，皮肤压迹为锯齿状，其上为一条衰减带状回声。

567 如何处理脐带缠绕？

当胎心监护出现异常，经吸氧、改变体位不能缓解时，应及时终止妊娠。临产前B型超声诊断脐带缠绕，应在分娩过程中加强监护，一旦出现胎儿窘迫应及时处理。

568 何谓球拍状胎盘？

脐带附着在胎盘边缘者，称为球拍状胎盘。

569 何谓脐带帆状附着、前置血管？

脐带附着在胎膜上，脐带血管通过羊膜与绒毛间进入胎盘者，称为脐带帆状附着，若胎膜上的血管跨过宫颈内口位于胎先露部前方，称为前置血管。

570 前置血管有何危害？如何诊断前置血管？

当胎膜破裂时，伴前置血管破裂出血达200～300mL时可导致胎儿死亡。若前置血管受胎先露压迫，可导致脐血循环受阻，胎儿窘迫或死亡。临床表现为胎膜破裂时发生无痛性阴道流血，伴胎心率异常或消失，胎儿死亡。

取流出血涂片检查，查到有核红细胞或幼红细胞并有胎儿血红蛋白，即可确诊。产前超声检查应注意脐带附着在胎盘的部位。

571 何谓脐带扭转？有何危害？

胎儿活动可使脐带顺其纵轴扭转成螺旋状，生理性扭转可达 6 ～ 11 周。若脐带过度扭转呈绳索样，使胎儿血循环缓慢，导致胎儿缺氧，严重者可致胎儿血循环中断造成胎死宫内。

572 何谓脐带先露？

胎膜未破时脐带位于胎先露的前方或一侧称为脐带先露，也称脐带隐性脱垂。

573 何谓脐带脱垂？

当胎膜破裂，脐带脱出于宫颈口外，降至阴道内，甚至露于外阴部，称为脐带脱垂。

574 脐带脱垂的高危因素有哪些？

① 头盆不称、胎头入盆困难；②臀先露、肩先露、枕后位等胎位异常；③胎儿过小；④羊水过多；⑤脐带过长；⑥脐带附着异常及低置胎盘、球拍状胎盘等。

575 如何诊断脐带脱垂？

如果脐带受压不严重，临床上无明显异常；若脐带受压可出现胎心率变快或变慢，胎儿循环受阻时间过长（超过 7 ～ 8min），可导致胎死宫内。阴道检查或肛门检查可在胎露部的前方触及有搏动的条索状物。超声检查有助于明确诊断。

576 如何处理脐带脱垂？

一旦确诊为脐带脱垂，应抬高臀部，将胎先露部上推，同时应用抑制宫缩的药物，以缓解脐带受压，并严密监测胎心。若胎儿存活，宫口未开全，应尽快行剖宫产术；若宫口已开全，可行产钳助产；若胎心已消失，脐带搏动也消失，则经阴道分娩。

577 如何预防脐带脱垂？

胎膜已破者应尽量减少走动，对有脐带脱垂危险因素者应减少不必要的肛查与阴道检查。人工破膜应避免在宫缩时进行，对羊水偏多者宜采用高位破膜，使羊水缓慢流出。

578 何谓单脐动脉？有何危害？

正常脐带有两条动脉和一条静脉。如果只有一条动脉，称为单脐动脉。单脐动脉的胎儿常伴先天畸形，多为心血管畸形、中枢神经系统缺陷或泌尿生殖系统发育畸形。故单脐动脉胎儿的结局多为早产、流产或胎死宫内。

第32章　胎膜早破

579 何谓胎膜早破？

在临产前胎膜破裂，称为胎膜早破（premature rupture of membrane，PROM）。妊娠37周后的胎膜早破发生率10%，妊娠不满37周胎膜早破发生率2% ~ 3.5%。

580 胎膜早破常见病因有哪些？

① 生殖道感染：生殖道病原微生物上行性感染引起胎膜炎，致胎膜的拉力、适应力、复原性下降。

② 羊膜腔压力升高：常见于双胎妊娠、羊水过多及妊娠晚期性交。

③ 胎膜受力不均：头盆不称、胎位异常，胎先露不能衔接，胎膜受压不均，导致破裂。

④ 营养因素：缺乏维生素C、锌、铜，干扰弹性胶原纤维和弹性蛋白的成熟。

⑤ 宫颈内口松弛：前羊水囊楔入，受压不均及胎膜发育不良，致使胎膜早破。

⑥ 细胞因子：IL-1、IL-6、IL-8、TNF-α升高，可激活溶酶体，破坏羊膜组织，导致胎膜早破。

581 胎膜早破有何临床表现？

① 孕妇突感较多液体自阴道流出，可混有胎脂、胎粪。

② 肛诊：上推胎先露部见羊水流出。

③ 羊膜腔感染：母儿心率增快，子宫压痛，白细胞计数增高，C反应蛋白阳性。

④ 阴道窥视：见液体自宫颈口流出或后穹隆有较多混有胎脂和胎粪的液体。

582 诊断胎膜早破常用哪些辅助检查？

① 阴道pH值检查：pH值≥6.5提示胎膜早破。

② 阴道液涂片：阴道液置于载玻片上，干燥后镜检可见羊齿植物叶状结晶；用0.5%硫酸尼罗蓝染色，于镜下见橘黄色胎儿上皮细胞；用苏丹Ⅲ染色见黄色脂肪小粒，均可确定为胎膜早破。

③ 羊膜镜检查：可直视胎先露部，看不到前羊膜囊。

④ 胎儿纤维结合蛋白（fetal fibronectin，fFN）测定：当宫颈和阴道分泌物中fFN＞0.05mg/L时，易发生胎膜早破。

⑤ 羊膜腔感染的检查。

583 羊膜腔感染如何诊断？

羊水涂片革兰染色检查找到细菌；羊水细菌培养；羊水白细胞计数≥30/mL；羊水白细胞介素6（IL-6）测定≥7.9ng/mL；血C反应蛋白＞8mg/L，提示感染；羊水葡萄糖＜10mmol/L，提示绒毛膜羊膜炎。

584 胎膜早破对母儿有何影响？

① 对母体影响：感染率增加，胎盘早剥，产后出血，有时常合并胎位异常与头盆不称等。

② 对胎儿影响：胎儿吸入性肺炎，胎儿宫内窘迫，胎儿及新生儿颅内出血及感染，脐带脱垂，严重者可导致败血症，危及胎儿和新生儿生命。

585 胎膜早破期待疗法的指征是什么？

适用于妊娠28～35周，胎膜早破不伴感染，羊水平段≥3cm者。

586 期待疗法常用措施有哪些？

① 一般处理：卧床休息；抬高臀部，减少刺激；注意生命体征及宫缩、胎心、阴道流出液的性状、血白细胞计数的变化。

② 预防感染：破膜12h以上预防性应用抗生素如β-内酰胺类、大环内酯类药物。

③ 抑制宫缩：应用硫酸镁、沙丁胺醇。

④ 促胎肺成熟：地塞米松或倍他米松。

⑤ 纠正羊水过少：饮水疗法、羊膜腔输液。

587 胎膜早破经阴道分娩的指征有哪些？

孕周＞35周、胎肺成熟、宫颈成熟（Bishop评分＞7分），无禁忌证可引产。

588 胎膜早破剖宫产的指征是什么?

胎头高浮、胎位异常、宫颈不成熟、胎肺成熟、明显羊膜腔感染伴胎儿窘迫,抗感染同时行剖宫产术终止妊娠,做好新生儿复苏准备。

589 如何预防胎膜早破?

① 积极治疗下生殖道感染及牙周炎;②妊娠后期禁性交,避免突然腹压增加;③补充足量的维生素、钙、锌及铜等营养素;④宫颈内口松弛者,孕14～16周做宫颈环扎术并卧床休息。

第33章 胎儿生长受限

590 何谓胎儿生长受限?

胎儿生长受限(fetal growth restriction,FGR)是指胎儿受各种不利因素影响,未能达到其潜在所应有的生长速率。表现为足月胎儿出生体重<2500g;或胎儿体重低于同孕龄平均体重的两个标准差;或低于同孕龄正常体重的第10百分位数。其发病率为3%～10%,我国发病率为平均6.39%。

591 胎儿生长受限的常见病因是什么?

① 孕妇因素:营养因素如孕妇偏食,妊娠剧吐,摄入蛋白质、维生素及微量元素不足;妊娠合并症及并发症:妊娠期高血压疾病、多胎妊娠、胎盘早剥、心脏病、肾炎、贫血等;其他如孕妇身高、体重、经济状况、子宫畸形、吸烟、吸毒、宫内感染、接触放射线等。

② 胎儿因素:生长激素、胰岛素样生长因子、瘦素等水平

低；胎儿基因或染色体异常；胎儿发育异常。

③ 胎盘及脐带因素：各种胎盘病变、脐带因素导致子宫胎盘血流减少，胎儿血供不足。

592 胎儿生长受限分为哪几种类型？

内因性均称型FGR、外因性不均称型FGR和外因性均称型FGR。

593 内因性均称型FGR有何特点？

（1）属于原发性胎儿生长受限，在受孕时或在胚胎早期，抑制生长因素即发生作用，使胎儿生长、发育严重受限。

（2）病因 包括基因或染色体异常、病毒感染、接触放射性物质及其他有毒物质。

（3）特点

① 体重、身长、头径相称，但均小于该孕龄正常值。

② 外表无营养不良表现，器官分化或成熟度与孕龄相符，但各器官的细胞数量均减少，脑重量减轻，神经元功能不全和髓鞘形成迟缓。

③ 胎儿无缺氧表现。

④ 胎儿出生缺陷发生率高，围生儿死亡率高，预后不良。

⑤ 胎盘小，组织无异常。

594 外因性不均称型FGR有何特点？

（1）属于继发性生长发育不良，胚胎发育早期正常，至孕晚期才受到有害因素的影响。

（2）特点

① 新生儿外表呈营养不良或过熟儿状态。发育不均称，身长、头径与孕龄相符而体重偏低。

② 胎儿常有宫内慢性缺氧及代谢障碍，各器官细胞数量正常，但细胞体积缩小，以肝脏为著。

③ 胎盘体积正常，功能下降。

④ 新生儿在出生以后身体发育异常，易发生低血糖。

595 外因性均称型FGR有何特点？

（1）为上述两型的混合型，其病因有母儿双方的因素，多系缺乏重要生长因素如叶酸、氨基酸、微量元素或有害药物的影响所致。

（2）整个妊娠期间均产生影响。

（3）特点

① 新生儿身长、体重、头径均小于该孕龄正常值，外表有营养不良的表现。

② 各器官细胞数目减少，导致器官体积均缩小，肝、脾严重受累，脑细胞数目也明显减少。

③ 胎盘小，外观正常。

④ 胎儿少有宫内缺氧，但存在代谢不良。

⑤ 新生儿的生长和智力发育常常受到影响。

596 诊断胎儿生长受限的临床指标有哪些？

① 宫高、腹围值连续3周测量均在第10百分位数以下者为筛选FGR的指标。

② 胎儿发育指数小于−3提示有FGR的可能。

③ 孕晚期孕妇体重增长停滞或增长延缓时可能为FGR。

597 如何借助超声检查诊断胎儿生长受限？

① 测头围与腹围的比值（HC/AC）：HC/AC比值小于正常孕周平均值的第10百分位数，即应考虑有FGR的可能性，也有助于估算不均称型FGR。

② 测量胎儿双顶径（BPD）：BPD每周增长＜2.0mm、每3周增长＜4.0mm、每4周增长＜6.0mm和（或）孕晚期BPD值每周增长＜1.7mm提示FGR。

③ 羊水量与胎盘成熟度：多数FGR出现羊水过少、胎盘老化的B型超声图像。

④ 超声多普勒：妊娠晚期脐带动脉S/D比值＞3时提示FGR。

⑤ 胎儿生物物理评分（BPS）可协助诊断。

598 孕期如何治疗胎儿生长受限？

治疗越早，效果越好，早于孕32周开始疗效佳，孕36周后疗效差。

① 一般治疗：卧床休息，均衡饮食，吸氧，左侧卧位。

② 补充营养物质：氨基酸、脂肪乳、叶酸、维生素E、B族维生素、钙剂、铁剂、锌剂等。

③ 药物治疗：β受体激动药、硫酸镁、丹参等。

599 FGR继续妊娠的指征是什么？

① 宫内监护情况良好；②胎盘功能正常；③妊娠未足月，孕妇无合并症及并发症，可以在密切监护下妊娠至足月，但不应超过预产期。

600 FGR终止妊娠的指征是什么？

① 治疗后FGR毫无改善，NST无反应型或OCT阳性，胎儿生物物理评分4～6分；②胎儿缺氧，胎盘提前老化，胎儿停止生长3周以上；③在治疗中妊娠合并症、并发症病情加重，继续妊娠将危害母婴健康或生命者；④胎儿未足月，应促胎肺成熟后再终止妊娠。

601 FGR阴道分娩的指征是什么？

胎儿情况良好，胎盘功能正常，胎儿成熟，Bishop宫颈成熟度评分≥7分，羊水量及胎位正常，无其他禁忌证者；胎儿难以存活，无剖宫产指征者。

602 FGR剖宫产的指征是什么?

胎儿病情危重,产道条件欠佳,阴道分娩对胎儿不力,均应行剖宫产结束分娩。

第34章　母儿血型不合

603 母儿血型不合的发病机制如何?

母儿血型不合主要是孕妇和胎儿之间血型不合而产生的同族血型免疫疾病,胎儿由父亲遗传下来的血型抗原恰为母亲所缺少,该抗原通过妊娠、分娩而侵入母体,刺激母体产生免疫抗体,该抗体在胎儿或新生儿血液内使胎儿或新生儿红细胞凝集、破坏而发生急性溶血病。病儿可因严重贫血而死亡,也可因大量胆红素渗入脑细胞引起核黄疸。除妊娠能使母体致敏外,流产输血、羊膜腔穿刺都能输进抗原而被致敏。

血型抗体是一种免疫球蛋白,主要有IgG和IgM,IgG为不完全抗体,分子量小,可通过胎盘,引起胎儿溶血。IgM为完全抗体,分子量大,不能通过胎盘,故不危害胎儿,反而有保护作用。因为IgM对进入母体的胎儿红细胞有破坏作用,使之不易产生相应的IgG抗体。

604 血型不合的种类有哪些?

ABO血型不合和Rh血型不合。

605 何谓ABO血型不合?

ABO血型不合99%发生在孕妇O型血者,因为O型血者所产生的抗体以抗A(B)IgG占优势,而孕妇为A(B)型时产生的抗体以抗B（A）IgM占优势之故。

自然界中广泛存在与A（B）抗原相类似的物质（植物、寄生虫、接种疫苗），接触后也可产生抗A（B）IgG和IgM抗体，故新生儿溶血病可有50%发生在第一胎。另外，A（B）抗原的抗原性较弱，胎婴儿红细胞与相应抗体结合的也少。所以孕妇血清中即使有较高的抗A（B）IgG滴定度而新生儿溶血病病情较轻。

606 何谓Rh血型不合？

Rh血型有6个抗原，相应6个基因，分别以C、c、D、d、E、e表示，其中以D抗原最强，故临床上以抗D血清来定Rh血型。当孕妇为Rh阴性，丈夫为阳性，再次妊娠时即有可能发生新生儿Rh溶血病。Rh抗原的特异性强，只存在于Rh阳性的红细胞上，故除非接受过输血或血液疗法，新生儿溶血病罕见于第一胎。

Rh血型不合同时伴ABO血型不合时，孕妇常不产生Rh抗体，因为进入孕妇的胎儿红细胞受到抗A（B）IgG抗体作用后很快被破坏，来不及产生相应的Rh抗体。

即使孕妇为Rh阴性，丈夫为Rh阳性，胎儿不一定都致病。丈夫抗原系统为纯合子，胎儿全部为Rh阳性，胎次越多，胎儿发病机会越多，若为杂合子，胎儿有半数为Rh阳性，故有不患病的胎婴儿。

607 孕期如何诊断母儿血型不合？

① 病史中孕妇有分娩过水肿或黄疸新生儿，母亲有早产、死胎、流产史，母亲曾接受过输血，有可能发生母儿血型不合。

② 实验室检查：孕妇产前应常规查血型，如为O型，而其夫为A、B、AB型者应做特异性抗体检查，阳性者提示已被致敏；Rh血型不合抗体效价＞1∶32，ABO血型不合抗体效价＞1∶512者提示病情严重；有条件时可行羊水检查，孕36周以后，羊水胆红素含量＞0.2mg%提示胎儿有溶血损害。

608 产后如何诊断母儿血型不合?

胎盘水肿对诊断母儿血型不合有参考意义。正常胎盘与新生儿体重之比是1：7，而Rh溶血病时在1：7以下，甚至达到1：4～1：3。溶血症的胎儿生后皮肤苍白，迅速变黄，容易发生窒息、心率快、呼吸急促，继之青紫、心力衰竭。新生娩出后应立即检查新生儿及孕妇血型，若脐血血红蛋白＜140g/L、脐血胆红素＞51μmol/L、新生儿网织红细胞百分比＞0.06，有核红细胞＞0.02～0.05，若48h内间接胆红素达到340μmol/L，有换血指征。

609 母儿血型不合孕期如何处理?

① 一般治疗：为提高胎儿抵抗力，于妊娠早、中、晚期各进行10d的综合治疗。包括：25%葡萄糖液40mL和维生素C 500mg每日静脉注射一次，维生素E 100mg每日一次；同时还可补充铁剂、叶酸、其他维生素等。口服苯巴比妥10～30mg，每日三次，以加强肝细胞葡萄糖醛酸转换酶的活性，提高胆红素的结合能力，减少新生儿核黄疸的发生。必要时，可以应用肾上腺糖皮质激素抑制孕妇的免疫反应，减少抗体的产生。

② 中药治疗：茵陈蒿汤（茵陈30g、制大黄6g、黄芩15g、甘草3g）结合辨证加减，自抗体效价升高时起，每日一剂煎服，直至分娩。

③ 孕妇血浆置换：在Rh血型不合孕妇，在妊娠中期（24～26周），抗体滴度高，但胎儿水肿尚未出现时，可进行血浆置换术。300mL血浆可降低一个级别的抗体滴定度，每周需要10～15L血浆。此法比直接胎儿宫内输血或新生儿输血安全，但需要的血量较多，花费大。

④ 宫内输血：具有一定风险。宫内输血的指征：胎儿水肿，胎儿尚未成熟，出生后尚不能成活。输血量=（胎龄－20）×10mL。

610 如何确定母儿血型不合患者终止妊娠的时间和方式？

轻度患者原则上不超过预产期，无其他剖宫产指征可以阴道分娩，产程中胎心监护；重度患者一般经保守治疗维持妊娠达32～33周，可剖宫产终止妊娠，在分娩前测定羊水中L/S比值，了解胎肺成熟度，同时给予地塞米松促胎肺成熟。

611 新生儿如何处理？

胎儿娩出时尽快钳夹脐带，留长7～10cm，用1：5000呋喃西林包裹保湿，待换血时用。同时检查新生儿心率、呼吸、水肿情况，检查心、肝、脾的大小，测量胎盘大小和重量，必要时送病理检查。观察新生儿贫血、黄疸进展，是否有心力衰竭。如果脐带血胆红素＜68μmol/L，胆红素增长速度＜855μmol/(L·h)，间接胆红素＜342μmol/L，可以保守治疗。保守治疗的方法：光疗及选择性给予白蛋白、激素、保肝药、苯巴比妥、γ-球蛋白治疗。

第35章 妊娠与病毒、细菌感染

612 何谓风疹？

风疹是一种经呼吸道传播、临床症状轻微、预后良好的急性病毒传染病。孕妇在妊娠期罹患风疹，如经胎盘感染胚胎或胎儿，有可能出生先天性风疹综合征儿。

613 妊娠合并风疹病毒感染的临床表现是什么？

孕妇可为隐性感染，无临床症状，而仅依靠血清学检查方可发现。若为显性感染，潜伏期14～21d后出现发热、头痛、乏力、流涕、咽痛、咳嗽和眼结膜充血等。1～2d后开始在颜面部出现皮疹，一天内播散至躯干和四肢，常伴有表浅淋巴结肿大。3d后皮疹逐渐消退。

614 何谓先天风疹综合征？

先天性风疹综合征是风疹病毒引起的先天性疾病，先天性风疹综合征有三大主要临床表现：心血管畸形、先天性白内障和先天性耳聋。先天性风疹综合征患儿多在生后1年内，尤其是生后6个月内死亡。

615 妊娠合并风疹病毒如何治疗？

尚无特效治疗方法，主要是对症治疗和支持疗法。孕妇在妊娠早期罹患风疹，原则上应行人工流产。对CRS儿亦无有效的治疗办法。

616 如何预防妊娠合并风疹病毒？

妇女孕前血清风疹IgG（－）者，可先接种风疹疫苗，待产生抗体后，即终生免疫，再妊娠。

617 巨细胞病毒感染与妊娠的相互关系是什么？

巨细胞病毒感染由巨细胞病毒（cytomegalovirus，CMV）引起，可因妊娠而被激活，并容易发生垂直传播，是引起新生儿先天缺陷和智力发育不全最主要的原因之一。

618 巨细胞病毒的传播途径有哪些？

① 性传播。

② 垂直传播：是母婴传播的重要途径，包括宫内感染（尤以妊娠前3个月的胎儿感染率最高）、产道感染和生后感染（密切接触、哺乳等）。

619 妊娠合并巨细胞病毒感染的临床表现是什么？

① 一般无症状，少数出现低热、乏力、头痛、咽痛及肌肉关节酸痛、淋巴结肿大、多发性神经炎。

② 白带增多，不孕及反复流产。

620 妊娠合并巨细胞病毒感染的临床表现及对妊娠、胎儿的影响是什么？

① 可通过胎盘感染胎儿，造成流产、死胎、死产；有10%新生儿表现为低体重、肝脾大、黄疸、溶血性贫血、血小板减少性紫癜、小头症、昏睡、抽搐等，幸存者也多留有智力低下、听力丧失和迟发性中枢神经系统损害等远期并发症。

② 先天性CMV感染，指出生后2周内的新生儿体内分离出CMV，临床表现可为隐性感染、轻或无明显的症状和体征。

621 如何诊断巨细胞病毒感染？

① 血清巨细胞病毒抗体阳性。

② 宫颈细胞涂片：脱落细胞核内嗜酸性和嗜碱性颗粒，巨大细胞包涵体呈"猫头鹰眼"细胞诊断价值大。

③ DNA分子杂交技术检测。

④ PCR技术扩增巨细胞病毒DNA检查。

⑤ 对新生儿诊断可从尿液、脑积液及血液中检出巨细胞病毒包涵体。

622 如何治疗妊娠合并巨细胞病毒感染？

妊娠早期确诊CMV感染者，可立即终止妊娠，也可于妊娠20周羊水、脐血检测CMV包涵体或抗体，若阳性应终止妊娠，避免先天性CMV感染的新生儿出生。妊娠晚期感染CMV者，通常无需特殊处理。抗病毒治疗无实际应用价值，阿糖胞苷及干扰素增加免疫治疗。因胎儿在宫内可能已感染CMV，故分娩方式可为阴道分娩。乳汁中检测到CMV的产妇，应停止哺乳。

623 妊娠合并生殖器疱疹对胎儿、新生儿有何影响？

原发性单纯疱疹病毒（HSV）感染对胎儿的危害较大，而复发性HSV对胎儿及婴幼儿的危害性小。

① 妊娠20周前感染者，流产率高达34%。

② 妊娠20周后感染者，胎儿发生低体重儿多，也可发生早产。

③ 经产道感染的新生儿，病死率达70%以上。多于生后4～7d发病，表现为发热、出血倾向、吮乳能力差、黄疸、水疱疹、痉挛、肝大等，于10～14d内死亡，幸存者多遗留有中枢神经系统后遗症。

624 妊娠合并单纯疱疹病毒感染如何治疗？

原则为抑制单纯疱疹病毒增殖和控制局部感染，常用阿昔洛韦。分娩时对软产道有疱疹病变或初次感染发病不足1个月的产妇应行剖宫产。

625 何谓弓形虫病？

弓形虫病是人畜共患的寄生原虫疾病，孕妇因免疫功能低下属于易感者。

626 弓形虫病的传播途径有哪些？

弓形虫是一种细胞内寄生的原虫，目前唯一确认的最终宿主是猫科动物。先天性传播途径指孕妇感染弓形虫后，通过胎盘传给胎儿；后天性传播以经口感染为主。

627 妊娠合并弓形虫病对妊娠有何影响？

孕妇的弓形虫感染通常病情轻微或无症状，但流产、早产、死胎、妊娠期高血压疾病、胎膜早破、宫缩乏力、产后出血、新生儿窒息等的发生率增高。

628 妊娠合并弓形虫病对胎婴儿有何影响？

胎儿感染弓形虫后若幸存下来，可发生先天弓形虫病，为全身感染性疾病，有视网膜脉络膜炎、脑内钙化、脑积水三大临床表现。

629 妊娠合并弓形虫病对胎婴儿如何治疗？

在妊娠期一旦确诊，应选用乙酰螺旋霉素等治疗。如在妊娠早期确诊者，应尽早行人工流产终止妊娠。对患弓形虫病孕妇所生的新生儿，即使外观正常，也应应用乙酰螺旋霉素。

630 弓形虫病如何预防？

① 不要给家中宠物喂食生肉或者未熟透的肉制品，妊娠的妇女避免与猫的粪便接触，家庭成员应及时做好猫的粪便清洁工作。

② 避免动物尤其是猫的粪便污染水源、蔬菜等。

③ 要熟食、不生食动物性食物。

④ 厨房里要生、熟食品分离，生、熟食分别加工，如用两块菜板、两把刀具等。

⑤ 饭前便后要养成洗手的习惯。

⑥ 妇女月经期对经血应妥当处理。

第36章　妊娠与性传播疾病

631 妊娠期沙眼衣原体感染治疗的意义是什么？

沙眼衣原体（chlamydia trachomatis，CT）是引起性传播疾病（sexually transmitted disease，STD）的主要病原体之一，在欧美已超过淋病居首位，主要通过性交传播。妊娠期CT感染不但会引起不良妊娠结局，同时导致新生儿CT的感染，美国孕妇宫颈CT的感染率为2%～37%，每年约10万以上的新生儿感染有CT。孕妇CT感染在孕期经过治疗者，新生儿CT感染占7%，而孕期未治疗组，新生儿CT感染可高达50%。Ryan及Cohen等两项研究显示CT感染孕妇孕期接受红霉素治疗者，胎膜早破以及低出生体重儿（LBW）和早产发生率明显下降，但1997年Martin等采取前瞻性、随机对照研究方法对414例患有衣原体感染的孕妇在孕25～30周进行红霉素治疗，治疗组早产、LBW、未足月胎膜早破（PPROM）发生的危险性并未明显下降，OR分别为0.89、0.74、0.7。尽管至今还没有足够的前瞻性随机对照研究显示，妊娠期对衣原体感染者进行治疗可以减少早产、未足月胎膜早破以及低出生体重儿的发生，一旦发现孕妇患CT感染必须尽早治疗，其性伴侣也应同时接受系统治疗，以降低母婴间CT的传播，同时减少衣原体在人群的传播。

632 CT感染的高危人群有哪些？

年龄＜20岁；孕前频繁性生活，尤其多个性伴侣；患有其他STD感染，尤其伴淋球菌感染者；首次性交年龄小；性伴侣患有CT感染；经济地位低、受教育少；性交后阴道流血等。

633 妊娠期衣原体感染的处理原则是什么？

美国疾病控制中心（CDC）建议，妊娠早期应对所有孕妇进行宫颈分泌物衣原体检测，而妊娠晚期对衣原体高危人群进行检查。基于我国人群中衣原体发生率较低，妊娠期对所有孕妇进行筛查意义不大，建议仅对具有衣原体高危因素的孕妇，在妊娠早期或晚期进行CT筛查，或者患有黏液脓性宫颈炎的孕妇随时进行CT检查。头孢菌素类以及氨基糖苷类抗生素对沙眼衣原体感染无治疗作用。孕期主要选择大环内酯类抗生素。首选阿奇霉素，该药治疗CT感染不良反应小、疗效好，目前尚未见到关于该药对胎儿有影响的报道。另外，阿奇霉素可同时对淋菌、解脲支原体有效。红霉素500mg或琥乙红霉素800mg，每日4次，共

7d。孕妇患有CT感染除选用大环内酯类抗生素外，还可以应用阿莫西林、氨苄西林及磺胺类抗生素。孕期及哺乳期妇女禁忌应用多西环素、氧氟沙星、左氧氟沙星。

634 妊娠期宫颈沙眼衣原体感染如何治疗？

孕期宫颈CT感染具体用药方案如下（以下方案任选一项）。

① 阿奇霉素1g顿服。

② 红霉素500mg，每日4次，连用7d；如不耐受改250mg，每日4次，连用14d。

③ 琥乙红霉素800mg，每日4次，共7d；或琥乙红霉素400mg，每日4次，共14d。

④ 阿莫西林500mg，每日4次，连用7d。

635 新生儿沙眼衣原体如何治疗？

新生儿结膜炎应用全身性红霉素治疗，每日40～50mg/kg，连续用2周。由于全身治疗对咽喉、肺部CT亦有效，故可避免新生儿发生肺炎。

636 妊娠期宫颈沙眼衣原体感染如何随访？

由于治疗结束后3周内仍有死的病原体持续排出，采用非培养方法检测仍可能为阳性，所以复查一般在停止治疗3周后进行。

637 妊娠期下生殖道支原体感染的处理原则是什么？

妊娠期支原体阳性者，检测其他细菌（如GBS）、衣原体等，如不伴有其他微生物感染，则对妊娠结局无影响，不需要治疗。如果同时检出上述微生物应及时给予治疗。对于有反复流产或早产史者进行支原体亚型检查和治疗，其临床价值有待进一步评价。由于支原体无细胞壁，故对青霉素、头孢菌素类抗生素及磺胺类药物不敏感。对影响支原体胞浆蛋白合成的大环内酯类

（如红霉素）敏感。必须治疗的孕妇用药原则如下：UU感染者首选红霉素500mg，每日4次，1～2周；或阿奇霉素0.5g，每日1次口服，共3d；或罗红霉素150mg，每日2次，共7d。MH感染者克林霉素效果优于大环内酯类抗生素，剂量为0.3g，每日3次，共7～10d。

638 梅毒的传播途径是怎样的？

性接触为主要的传播途径，占95%。未经治疗的患者在感染后1年内最具传播性，随病期延长，传染性逐渐减弱，病期超过4年者基本无传染性，偶有可能经接触污染衣物等间接感染。少数患者通过输入有传染性的血液感染。梅毒孕妇即使病期超过4年，其螺旋体仍可通过妊娠期胎盘感染胎儿，引起先天梅毒。新生儿也可在分娩通过软产道时受传染。一般先天梅毒儿占死胎30%左右。

639 梅毒患者临床表现是什么？

① 一期：感染梅毒螺旋体后约3周潜伏期发病，主要表现为硬下疳。

会阴各部位及口唇，可出现丘疹或丘斑疹，隆起呈圆形或椭圆形，边界清，软骨样硬结及扁平疣。表面糜烂、溃疡，分泌物中有大量梅毒螺旋体，传染性极强。

② 二期：未治疗或未正规治疗，侵入淋巴及血循环播散全身，引起多处病灶 。

全身皮肤、黏膜特别是手、足底摩擦处出现多样斑丘疹。梅毒血清试验反应强阳性

③ 三期：即损害皮肤黏膜又侵犯全身器官、关节、骨骼，破坏性极强。

侵犯口腔硬腭组织坏死，侵入鼻腔，使口腔、鼻腔相通，称为通天窗；侵犯生殖道出现生殖道瘘，严重者死亡。

640 妊娠合并梅毒对胎儿及婴幼儿有何影响?

① 一期及二期梅毒传染性最强,未经治疗几乎100%传染。引起流产、早产、死胎、死产。

② 病史不足2年无症状,血清不加热反应素玻片试验(USR)阳性,感染胎儿80%以上。

③ 病史2年以上无症状,USR(+),感染胎儿10%。

④ 胎儿幸存出生梅毒儿,早期先天梅毒表现为严重皮肤损伤、鼻炎鼻塞及肝脾损伤、淋巴结肿大。

⑤ 晚期先天梅毒多出现在2岁以后,表现楔状齿、鞍鼻、间质性角膜炎、骨膜炎、神经性耳聋等,病死率及致残率均高。

641 梅毒胎盘有何病理特点?

梅毒感染的胎盘大而苍白,胎盘重量与胎儿比为4:1,光镜下见粗大、苍白"杵状"绒毛;间质增生,间质中血管呈内膜炎及周围炎改变;狭窄血管周围有大量中性粒细胞浸润,形成"袖套"现象。

642 妊娠合并梅毒常做哪些实验室检查?

① 病原体检查:一期梅毒在硬下疳部位取少许血清渗出液或淋巴穿刺液放于玻片上,滴加0.9%氯化钠液后置暗视野显微镜下观察,依据螺旋体强折光性和运动方式进行判断可以确诊。

② 梅毒血清检查:非密螺旋体抗原血清试验是常规筛查梅毒的方法,包括性病研究实验室试验(VDRL)、血清不加热反应素玻片试验(USR)、快速血浆反应素环状卡片试验(RPR),上述实验用于普查、婚检,敏感性高,特异性低。若VDRL、USR、RPR阳性,应做密螺旋体抗原血清试验;密螺旋体抗原血清试验,测定血清特异性抗体,常用方法有荧光密螺旋体抗体吸收试验(FTA-ABS)和苍白密螺旋体血凝试验(TPHA)。

③ 脑脊液检查：淋巴细胞 ≥ 10×10^6/L，蛋白 > 50mg/dL。VDRL 阳性为神经梅毒。

643 孕妇早期梅毒如何治疗？

孕妇早期梅毒包括一二期及早期潜伏梅毒。首选青霉素疗法：普鲁卡因青霉素 80 万 U 肌注，每日 1 次，连用 10 ~ 15d；苄星青霉素 240 万 U，两侧臀部肌注射，每周 1 次，连续 3 次。若青霉素过敏者改用红霉素 0.5g，每 6h 1 次，连服 15d 或多西环素 100mg，每日 2 次口服，连用 15d。

644 孕妇晚期梅毒如何治疗？

孕妇晚期梅毒：包括三期及晚期潜伏梅毒。首选青霉素疗法：普鲁卡因青霉素 80 万 U，肌注，每日 1 次，连用 20d，必要时间隔 2 周后重复一疗程；苄星青霉素 240 万 U，两侧臀部肌注射，每周 1 次，连续 3 次。若青霉素过敏者改用红霉素 0.5g，每 6h 1 次，连服 30d。用红霉素治疗同样有效，但不能防治先天梅毒，可用头孢菌素类抗生素，如头孢菌素类仍过敏，最好应用青霉素脱敏治疗。

645 先天梅毒如何治疗？

若脐血或新生儿血中 RPR 滴度高于母血 4 倍，可诊断新生儿感染。先天梅毒新生儿应做腰穿，脑脊液检查 RPR 或 VDRL、白细胞计数与蛋白，所有已确诊为先天梅毒的新生儿需进行治疗。普鲁卡因青霉素 5 万 U/（kg·d），肌注，连续 10 ~ 15d。脑脊液正常者用苄星青霉素 5 万 U/（kg·d），一次肌注。若青霉素过敏，应改用红霉素 7.5 ~ 12.5mg/（kg·d），分 4 次口服，连续 30d。

646 梅毒的治愈标准是什么？

包括临床治愈及血清学治愈。各种损害消退及症状消失为临床治愈。抗梅毒治疗2年内，梅毒血清试验由阳性转为阴性，脑脊液检查阴性，为血清学治愈。

647 如何随访梅毒患者？

经充分治疗后，应随访2～3年。第1年每3个月随访1次，以后每半年随访1次，包括临床及非密螺旋体抗原血清试验。若在治疗后6个月内血清滴度未下降4倍，应视为治疗失败或再感染，除需重新加倍治疗剂量外，还应行脑脊液检查，观察有无神经病毒。多数一期梅毒在1年内，二期梅毒在2年内血清学试验转阴。少数晚期梅毒血清非密螺旋体抗体滴度低水平持续3年以上，可判为血清固定。

648 何谓淋病？

淋病是由革兰染色阴性的淋病奈瑟菌（简称淋菌）引起的以泌尿生殖系统化脓性感染为主的性传播疾病。近年其发病率居我国性传播疾病的首位。淋菌呈肾形，成双排列，离开人体不易生存，一般消毒剂易将其杀灭。

649 淋病传播途径有哪些？

① 性交传播：绝大多数是通过性交传播，多为男性先感染淋菌后再传播给女性，可波及尿道、尿道旁腺、前庭大腺等处，以宫颈管受感染最多见，若病情继续发展可引起子宫内膜炎、输卵管黏膜炎或积脓、盆腔腹膜炎及播散性淋病。

② 间接传播：通过接触含菌衣物、毛巾、床单、浴盆等物品及消毒不彻底的检查器械等。

③ 垂直传播：胎儿宫内感染、新生儿通过未治疗的软产道时感染。

650 淋病对妊娠、分娩有何影响？

① 孕期感染：孕早期淋菌性宫颈管炎可导致感染性流产及

人工流产后感染；孕晚期易发生胎膜早破。

② 产褥感染：产后产妇抵抗力低，易发生播散淋病。

651 淋病对胎儿新生儿有何影响？

① 对胎儿的影响：胎儿生长受限、胎儿窘迫甚至死胎、死产。

② 对新生儿的影响：新生儿感染易发生淋菌性结膜炎、角膜炎、肺炎、败血症等。

652 怎样诊断淋病？

① 不良的性接触史、临床表现。

② 分泌物涂片：取宫颈管或尿道口脓性分泌物涂片行革兰染色，急性期见中性粒细胞内有革兰阴性双球菌。

③ 分泌物培养：取宫颈管分泌物送培养，操作注意保暖、保湿、立即接种，其培养阳性率为80%～90.5%。对可疑淋菌盆腔炎并有盆腔积液者可行后穹隆穿刺，取穿刺液做涂片检查及培养。对疑有播散性淋病者，应在高热时抽血做淋菌培养。

④ 核酸检测：PCR技术检测淋菌DNA片段，具有高敏感性及高特异性，操作过程中注意防止污染造成的假阳性。

653 妊娠合并淋病如何治疗？

① 首选药物：头孢曲松钠，单次用药250mg肌注；头孢噻肟钠1g单次肌注；不能耐受头孢菌素或喹诺酮类者可用大观霉素4g单次肌注。以上药物疗效可达98%，可同时加用阿奇霉素1g单次口服；或多西环素0.1g口服，每日2次，连用7d。

② 淋菌性盆腔炎、播散性淋病：头孢曲松钠1g，每日1次肌注，连续10d，或大观霉素2g，每日2次肌注，连续10d，加用甲硝唑400mg口服，每日2次，连续10d；或多西环素100mg口服，每日2次，连续10d。

③ 妊娠期淋病严重影响母儿健康，应及时治疗，首选头孢曲松钠1g，单次肌注，加用红霉素0.5g，每日4次口服，连用

7 ~ 10d。

④ 性伴侣同时治疗。

654 淋菌产妇娩出的新生儿如何处理？

淋菌产妇娩出的新生儿，均用1%硝酸银液滴眼，预防淋菌性眼炎并应预防用药，头孢曲松钠25 ~ 50mg/kg（最大剂量不超过125mg）肌注或静脉注射，单次给药。应注意新生儿播散性淋病的发生，于生后不久出现淋菌关节炎、脑膜炎、败血症等，治疗不及时可致新生儿死亡。

655 淋病的治愈标准是什么？

治疗结束后2周内，在无性接触史情况下符合下列标准为治愈：临床症状及体征全部消失；治疗结束后4 ~ 7d取宫颈管分泌物做涂片及细菌培养，连续3次均阴性为治愈。

656 生殖道尖锐湿疣的病因是什么？

生殖道尖锐湿疣主要与低危型HPV6、HPV11感染有关。早年性交、多个性伴侣、免疫力低下、吸烟及高性激素水平等为发病的高危因素。由于孕妇机体免疫功能受抑制，性激素水平高，阴道分泌物增多，外阴湿热，容易患尖锐湿疣。

657 生殖道尖锐湿疣传播途径有哪些？

主要经性交直接传播，患者性伴侣中约60%发生HPV感染。偶有通过污染衣物、器械间接传播。新生儿经产道分娩时，吞咽含HPV的羊水、血或分泌物而感染。

658 如何诊断生殖道尖锐湿疣？

患者可有外阴瘙痒、灼痛或性交后疼痛不适。病灶特征：多发性鳞状上皮增生，初为散在或呈簇状的粉色或白色小乳头状疣，柔软，有细的指样突起。病灶增大后互相融合，呈鸡冠状、菜花状或桑葚状。病变多发生在外阴性交时易受损的部位，如阴唇后联合、小阴唇内侧、阴道前庭、尿道口等部位。病理表现：表层细胞有角化不全或过度角化；棘细胞层高度增生，有挖空细胞；基底细胞增生，真皮水肿。

659 妊娠合并尖锐湿疣对母儿有何影响？

妊娠期细胞免疫功能降低，甾体激素水平增高，局部血循环丰富，致使尖锐湿疣生长迅速，数目多，体积大，多区域，多形态。巨大尖锐湿疣可阻塞产道。此外，妊娠期尖锐湿疣组织脆弱，阴道分娩时易导致大出血。

孕妇患尖锐湿疣，有垂直传播的危险。胎儿宫内感染极罕见，有报道个别胎儿出现畸胎或死胎。在幼儿期有发生喉乳头瘤的可能。其传播途径是经宫内感染、产道感染还是出生后感染尚无定论，一般认为是通过软产道感染。

660 妊娠合并尖锐湿疣如何处理？

① 妊娠36周前孕妇患尖锐湿疣：病灶小、位于外阴者，选用局部药物治疗，用药前先行局部表面麻醉减轻疼痛，药物选用0.5%足叶草毒素酊外用，50%三氯醋酸或5%氟尿嘧啶软膏均可治愈。若病灶大，有蒂，可行物理或手术治疗。

② 妊娠近足月或足月孕妇患尖锐湿疣：病灶局限于外阴者，仍可行冷冻或手术切除病灶，届时可经阴道分娩。若病灶广泛，存在于阴道宫颈时，或巨大病灶阻塞阴道时，均应行剖宫产。

③ 免疫治疗：选用干扰素。

661 何谓艾滋病？

获得性免疫缺陷综合征（acquired immunodeficiency syndrome，AIDS）又称艾滋病，是由人免疫缺陷病毒（huamn immunodeficiency virus，HIV）感染引起的性传播疾病。HIV感染引起T淋巴细胞损害，导致持续性免疫缺陷，并发机会性感染及罕见肿瘤。

662 艾滋病的传播途径有哪些？

① 性传播：HIV存在于感染者的体液，如血液、精液、眼液、阴道分泌物、尿液、乳汁、脑脊液中，可经同性及异性性接触直接传播。

② 母婴垂直传播：HIV感染之孕妇在妊娠期可通过胎盘传给胎儿，或分娩时经软产道及出生后经母乳喂养感染新生儿。

③ 血液传播：输血、吸毒共用注射器、接触HIV感染者的血液等。

663 HIV感染对母儿有何影响？

HIV感染本身对妊娠无直接影响（胎儿出生体重、分娩孕龄及流产率等方面），然而由于妊娠本身的免疫抑制，加速了从感染HIV到发展为AIDS的病程，也加重了AIDS和相关综合征的病情。免疫力下降、崩溃，导致机会性感染、全身严重感染及恶性肿瘤等各种疾病的发生，增加母儿死亡率。

664 如何诊断HIV感染？

① 流行病学：有与HIV/AIDS患者密切接触史、静脉注射毒品史、使用过不规范血液制品史、性紊乱及多个性伴侣、多种性传播疾病史等。

② 实验室检查：抗HIV抗体阳性。CD4淋巴细胞总数＜200/mm³，或200～500/mm³；CD4/CD8＜1；合并机会性感染病原学或肿瘤病理依据可确立。血清p24抗原阳性；外周血白细胞计数及血红蛋白含量下降；β_2微球蛋白水平增高，可协助诊断。

665 如何治疗受HIV感染的孕产妇？

目前尚无特效病因疗法，主要采用抗病毒药物及一般支持对症治疗。受HIV感染的孕产妇在产前、产时、或产后正确应用抗病毒药物治疗，其新生儿HIV感染的概率有可能显著下降，应予重视。

666 治疗受HIV感染的孕产妇常用的药物有哪些？

（1）抗病毒药物有3类药物可供选择　①核苷类反转录抑制药（NRTI）：齐多夫定（ZDV）200mg tid或300mg bid；司坦夫定（d₄T）40mg tid；扎西他滨（DDC）750mg tid。②蛋白酶抑制药（PI）：茚地那韦（IDV）800mg tid；奈非那韦（NFV）750mg tid；利托那韦（RIV）600mg bid。③非核苷类反转录抑制药（N-NRTI）：台拉维定（DLV）400mg tid。联合用药（鸡尾酒疗法）可增加疗效。

（2）其他　免疫调节药干扰素-α、IL-2、中药香菇多糖等也可使用，并应加强全身支持，注意营养，治疗机会性感染及恶性肿瘤。

（3）孕产妇应用齐多夫定（ZDV）治疗　①产前500mg/d口服，从妊娠14～34周或直至分娩。②产前首次2mg/kg静脉注射后1mg/（kg·h）直至分娩。③产后2mg/kg齐多夫定，每6h一次，直至产后6周。

667 如何预防艾滋病？

艾滋病无治愈方法，重在预防。①利用各种形式进行宣传教育，了解HIV/AIDS危害性及传播途径。②打击并取缔娼妓活动，严禁吸毒。③对HIV感染的高危人群进行HIV抗体检测，对HIV阳性者进行教育及随访，防止继续播散，有条件应对其配偶及性伴侣检测抗HIV抗体。④献血人员献血前检测HIV抗体。⑤防止医院性感染。⑥性生活中使用阴茎套有预防AIDS传播的作用。⑦及时治疗HIV感染孕产妇，降低新生儿HIV感染。

第37章 产力异常

668 子宫收缩力异常是如何分类的?

子宫收缩力异常临床上分为子宫收缩乏力和子宫收缩过强两类。每类又分为协调性子宫收缩乏力和不协调性子宫收缩乏力，按收缩间歇时宫腔内压，又分为高张性及低张性收缩力异常。

669 子宫收缩乏力的常见原因是什么?

① 头盆不称或胎位异常。

② 子宫局部因素：如子宫发育不良、子宫畸形、子宫过度膨胀等。

③ 精神因素：产妇精神紧张，过度疲劳。

④ 内分泌、电解质异常。

⑤ 药物影响，如大剂量应用镇静药、镇痛药、麻醉药。

670 协调性宫缩乏力有何特点?

子宫收缩强度低，其节律性、对称性和极性表现正常的协调性。但阵缩间隔时间长、持续时间短，宫缩高峰时，宫体隆起不明显、软，按压时有凹陷。羊膜腔内压力测定，子宫收缩时为<30mmHg，间歇时为8～12mmHg。此种宫缩乏力多数继发性宫缩乏力，产程开始子宫收缩力正常，当产程进展到某一阶段后，出现宫缩乏力。多在第一产程宫口扩张缓慢，产程延长或产程停滞，先露不继续下降，宫口不继续开大。若处于第二产程，则宫口开全2h而胎儿不能娩出。产妇过度疲劳，食欲减退，肠胀气，尿潴留及酸中毒等，由于宫腔内压力低，对胎儿影响不大。

671 不协调性宫缩乏力有何特点?

子宫收缩的极性倒置，子宫收缩兴奋点不是起自子宫角，而是从子宫下段一处或多处，节律不协调。宫腔内压力虽高，但宫缩时底部不强而子宫下段强，宫缩间歇子宫壁不完全放松。此种宫缩乏力多数为原发性宫缩乏力，产妇下腹部持续疼痛、拒按、胎位可摸不清，宫口扩张及胎先露下降停滞。产妇伴发肠胀气、尿潴留、酸中毒等。宫腔内压力较高，易出现胎儿窘迫。

672 何谓潜伏期延长？

临产后，从规律宫缩开始至宫颈口扩张 3cm 为潜伏期。初产妇潜伏期正常约 8h，最大时限 16h，超过 16h 称为潜伏期延长。

673 何谓活跃期延长？

从子宫颈口扩张 3cm 开始至宫口开全为活跃期。初产妇活跃期约需 4h，最大时限 8h，超过 8h 宫口尚未开全，称为活跃期延长。

674 何谓活跃期停滞？

进入活跃期后，子宫颈口不再扩张达 2h 以上，称为活跃期停滞。

675 何谓第二产程延长？

第二产程初产妇超过 2h（硬膜外麻醉无痛分娩以超过 3h 为标准），经产妇超过 1h 尚未分娩者，称为第二产程延长。

676 何谓第二产程停滞？

第二产程达 1h 胎头下降无进展者，称为第二产程停滞。

677 何谓胎头下降延缓？

活跃期晚期至宫口扩张 9 ～ 10cm，胎头下降速度每小时少于 1cm，称为胎头下降延缓。

678 何谓胎头下降停滞？

活跃期晚期胎头停留在原处不下降达1h以上，称为胎头下降停滞。

679 何谓滞产？

总产程超过24h称为滞产。

680 宫缩乏力对胎儿有何影响？

① 体力损耗：腹胀、尿潴留、水电解质紊乱。
② 产伤：膀胱阴道瘘或尿道阴道瘘。
③ 产后出血：产后宫缩乏力、胎盘滞留。
④ 产后感染。

681 宫缩乏力对产妇有何影响？

① 剖宫产的机会增加。
② 胎儿窘迫。
③ 胎膜早破、脐带脱垂、胎死宫内、死产。

682 协调性宫缩乏力在第一产程如何处理？

（1）一般处理　镇静、休息，补充营养与水分；温肥皂水灌肠（初产妇宫口＜4cm 胎膜未破）；破膜＞12h 抗生素预防感染。

（2）加强子宫收缩

① 人工破膜：适应证宫口扩张≥3cm，无头盆不称、胎头已衔接者。注意事项：与宫缩间歇期破膜；破膜后术者手指应停留在阴道内，经过1～2次宫缩，待胎头入盆后，术者再将手指取出。地西泮10mg 静脉推注，间隔4～6h 可重复应用，与缩宫素联合应用效果更佳。

② 缩宫素静脉滴注。

③ 前列腺素：普贝生（地诺前列酮控释片），促宫颈成熟。

683 应用地西泮治疗宫缩乏力的机制是什么？

使宫颈平滑肌松弛，软化宫颈，促进宫口扩张，适用于宫口扩张缓慢及宫颈水肿者。

684 协调性宫缩乏力第二产程如何处理？

① 无头盆不称，加强宫缩，促进产程进展。
② 胎头双顶径＞+2待自然分娩或助产。
③ 胎头仍未衔接或伴有胎儿宫内窘迫征象应剖宫产。

685 静脉滴注缩宫素的注意事项有哪些？

在应用缩宫素时，必须有专人监护，随时调节剂量、浓度和滴速，以免因宫缩过强而发生子宫破裂或胎儿窘迫。在胎儿娩出前严禁肌内注射缩宫素、鼻黏膜滴入缩宫素、穴位注射缩宫素。

686 协调性宫缩乏力第三产程如何处理？

① 预防产后出血：麦角新碱0.2mg静脉推注或缩宫素20U肌注，缩宫素10 ～ 20U静脉滴注。
② 应用抗生素预防感染。

687 怎样处理不协调性宫缩乏力？

原则是调节子宫收缩、恢复其极性。静脉或肌内注射镇静药，使产妇充分休息，多能恢复协调性宫缩。若经过处理，不协调宫缩乏力不能纠正，或伴有头盆不称、胎儿窘迫征象，均应剖宫产术。

688 协调性子宫收缩过强有何临床表现？

子宫收缩的三大特点：强度过大、频率过快、持续时间长。
无阻力时发生急产即总产程不足3h。
产妇表现痛苦面容，大声叫喊，子宫收缩时坚硬伴胎心异常。

689 协调性宫缩过强对产妇有何影响？

软产道裂伤；产后出血；子宫破裂；产褥感染；子宫翻出。

690 协调性宫缩过强对胎儿有何影响？

胎儿窘迫、新生儿窒息甚至死亡；新生儿颅内出血；新生儿易发生感染，若坠地可导致骨折、外伤。

691 怎样处理协调性宫缩过强？

① 有急产史的，预产期前1～2周不应外出远走，应提前住院待产。

② 临产后不应灌肠，提前做好接生及抢救新生儿窒息的准备。

③ 胎儿娩出时，勿使产妇向下屏气。

④ 急产时，未消毒及新生儿坠地者，肌注维生素K_1及破伤风抗毒素。

⑤ 产后仔细检查软产道，若有撕裂应及时缝合，若未消毒应预防感染。

692 强直性子宫收缩过强的原因是什么？

分娩发生梗阻；不适当应用缩宫素；胎盘早剥；粗暴的阴道检查。

693 强直性子宫收缩过强的临床表现是什么？

产妇烦躁不安，持续性腹痛、腹部拒按；胎位、胎心不清；有时可出现病理性缩复环、血尿等先兆子宫破裂征象。

694 怎样处理强直性子宫收缩过强？

应用硫酸镁、肾上腺素。若有头盆不称，立即剖宫产；若胎死，乙醚吸入麻醉，缓解强直性宫缩后，穿颅手术取胎，未缓解者行剖宫产术。

695 何谓子宫痉挛性狭窄环?

子宫壁局部肌肉呈痉挛性、不协调性收缩,持续不放松,狭窄环可发生在宫颈、宫体,多在胎体某一狭窄部,以胎颈、胎腰处常见。

696 子宫痉挛性狭窄环有何临床表现?

产妇出现持续性腹痛,烦躁不安;宫颈扩张缓慢;胎先露部下降停滞;胎心时快时慢;阴道检查时在宫颈内触及较硬而无弹性的狭窄环,不随宫缩而上升。

697 怎样鉴别子宫痉挛性狭窄环与病理性缩复环?

子宫痉挛性狭窄环不随宫缩而上升,子宫病理性缩复环随宫缩而上升。

698 如何处理子宫痉挛性狭窄环?

停止一切刺激,停用缩宫素等;若无胎儿窘迫,镇静、解痉;当宫缩恢复正常时,宫口开全、先露+2则助产或自然分娩;经处理无效,宫口未开全,胎先露高浮或伴有胎儿窘迫则行剖宫产。若胎死宫内,宫口已开全,可行乙醚麻醉,经阴道分娩。

第38章 骨产道异常

699 何谓狭窄骨盆?

骨盆径线过短或形态异常,致使骨盆腔小于胎先露部可通过的限度,阻碍胎先露部下降,影响产程顺利进展,称为狭窄骨盆。

700 骨盆入口平面狭窄如何分级？如何选择分娩方式？

骨盆入口平面狭窄分级及分娩方式见表15。

表15 骨盆入口平面狭窄

级别	名称	骶耻外径/cm	入口前后径/cm	分娩方式
Ⅰ级	临界性狭窄	18	10	经阴道分娩
Ⅱ级	相对性狭窄	16.5～17.5	8.5～9.5	试产后决定分娩方式
Ⅲ级	绝对性狭窄	≤16.0	≤8.0	必须剖宫产

701 中骨盆平面、骨盆出口平面狭窄如何分级？

中骨盆平面、骨盆出口平面狭窄分级见表16。

表16 中骨盆平面、骨盆出口平面狭窄

级别	名称	坐骨棘间径/cm	坐骨结节间径/cm
Ⅰ级	临界性狭窄	10	7.5
Ⅱ级	相对性狭窄	8.5～9.5	6.0～7.0
Ⅲ级	绝对性狭窄	≤8.0	≤5.5

702 何谓漏斗骨盆？

骨盆入口平面各径线值正常，但中骨盆和出口平面均狭窄，骨盆两侧向内倾斜似漏斗状，故称漏斗型骨盆。其坐骨棘间径＜10cm，坐骨结节间径＜8cm，坐骨结节间径与后矢状径之和＜15cm，耻骨弓角＜90°，坐骨切迹宽度变窄。

703 何谓均小骨盆？

形如正常妇女型骨盆，但骨盆入口、中骨盆及出口平面均狭窄，骨盆各径线小于正常值2cm或以上，多见于身材矮小、体型匀称的妇女。

704 如何估计头盆关系?

孕妇排空膀胱,仰卧,两腿伸直。检查者将手放在耻骨联合上方,将浮动的胎头向骨盆腔方向推压。若胎头低于耻骨联合平面,表示胎头可以入盆,头盆相称,称为跨耻征阴性;若胎头与耻骨联合在同一平面,表示可疑头盆不称,称为跨耻征可疑阳性;若胎头高于耻骨联合平面,表示头盆明显不称,称为跨耻征阳性。对出现跨耻征阳性的孕妇,应让其两腿屈曲半卧位,再次检查胎头跨耻征,若转为阴性,提示为骨盆倾斜度异常,而不是头盆不称。

705 骨盆入口平面狭窄的常见临床表现有哪些?

临近预产期胎头尚未入盆,经检查跨耻征阳性或可疑阳性。若已临产,常造成头盆不均倾势,临床表现为潜伏期及活跃期延长,由于胎头不能按时入盆,常出现胎膜早破和继发性宫缩乏力。

706 中骨盆、骨盆出口平面狭窄的常见临床表现有哪些?

常见的为漏斗骨盆和横径狭窄骨盆。中骨盆及出口平面狭窄,坐骨棘间径<10cm,坐骨结节间径<8cm,耻骨弓角度<90°,出口后矢状径<7cm,坐骨结节间径与出口后矢状径之和<15cm。临床表现:在分娩过程中,胎儿在中骨盆平面完成俯屈及内旋转动作。中骨盆狭窄,胎儿俯屈及内旋转受阻,造成持续性枕横位或枕后位。表现为活跃期或第二产程延长及停滞,继发宫缩乏力。

707 狭窄骨盆对产妇有何影响?

骨盆入口平面狭窄,影响胎先露衔接,易发生胎位异常,引起继发性宫缩乏力,产程延长或停滞。中骨盆平面狭窄影响胎头内旋转,易发生持续性枕横(后)位。胎头长时间嵌顿于产道内，于产后形成生殖道瘘；胎膜早破及手术助产增加感染机会。严重梗阻性难产不及时处理，可致子宫破裂。

708 狭窄骨盆对胎儿及新生儿有何影响？

头盆不称易发生胎膜早破、脐带脱垂，导致胎儿窘迫，甚至胎儿死亡；产程延长，胎头受压，易发生颅内出血；产道狭窄，手术助产机会增多，易发生新生儿产伤及感染。

709 骨盆入口平面狭窄如何处理？

对于轻度头盆不称，骶耻外径17～18cm，骨盆入口前后径8.5～9.5cm，胎头跨耻征可疑阳性，可在严密观察下试产。若试产2～4h产程无进展，可行剖宫产结束分娩。对于明显头盆不称，骶耻外径＜16cm，骨盆入口前后径≤8.0cm，胎头跨耻征阳性者，足月活胎不能入盆，不能经阴道分娩，应在临产后行剖宫产结束分娩。

710 均小骨盆如何处理？

均小骨盆若估计胎儿不大，胎位正常，头盆相称，宫缩好，可以试产。否则，应尽早行剖宫产术结束分娩。

711 中骨盆平面狭窄如何处理？

若宫口开全，胎头双顶径达到坐骨棘水平或更低，可经阴道助产，若胎头双顶径在坐骨棘水平以上，应行剖宫产结束分娩。

712 骨盆出口狭窄怎样处理？

骨盆出口平面是产道的最低部位，诊断为骨盆出口狭窄，不能进行试产。临床上常用出口横径与出口后矢状径之和估计出口大小。若两者之和＞15cm时，多数可经阴道分娩，若两者之和＜15cm，足月胎儿不能经阴道分娩，应行剖宫产术结束分娩。

第39章　软产道异常

713　会阴坚韧如何处理？

多见于年龄较大初产妇，因纤维组织弹性减退所致。有时则因瘢痕引起，分娩时不易扩张，第二产程延长，可造成严重会阴撕裂，需切开会阴。

714　怎样处理外阴水肿？

临产前，可局部应用50%硫酸镁湿热敷；临产后，仍有严重水肿者，可在严格消毒下进行多点针刺皮肤放液。分娩时，可行会阴后-侧切开。产后加强局部护理，预防感染。

715　外阴瘢痕产妇怎样处理？

外伤、药物腐蚀或炎症后遗症瘢痕挛缩，可是外阴及阴道口狭小，影响胎先露部下降。若瘢痕范围不大，分娩时，可行会阴后-侧切开。若瘢痕过大、扩张困难者，应行剖宫产术。

716　阴道横隔产妇怎样处理？

横隔较坚韧，大多数位于阴道的上中段，横隔的中央或偏一侧常有一小孔，利于经血的排出，此孔易被误认为是宫颈口。阴道横隔影响胎先露下降，当横隔被撑薄，可在直视下自小孔处做X形切开，分娩结束后切除剩余的隔，用肠线间断或连续锁边缝合残端。若横隔高而坚厚，阻碍胎先露下降，则需行剖宫产术结束分娩。

717　阴道纵隔产妇怎样处理？

纵隔若伴有双子宫、双宫颈，位于一侧子宫内的胎儿下降，通过该侧阴道分娩时，纵隔被推向对侧，分娩多无阻碍。阴道纵隔发生于单宫颈时，纵隔可自行断裂或必要时于纵隔中间切断，分娩结束后切除剩余的隔，用肠线间断或连续锁边缝合残端。

718 阴道狭窄产妇怎样处理？

由产伤、药物腐蚀、手术感染致阴道瘢痕挛缩形成阴道狭窄者，若位置低、狭窄轻，可行较大的会阴后-侧切开，经阴道分娩。若位置高、狭窄重、范围广，应行剖宫产术结束分娩。

719 阴道尖锐湿疣产妇怎样处理？

妊娠期尖锐湿疣生长迅速，体积大、范围广的疣可阻碍分娩，易发生裂伤、血肿及感染。为预防新生儿患喉乳头瘤应行剖宫产术。

720 阴道囊肿和肌瘤产妇怎样处理？

阴道壁囊肿较大时，阻碍胎先露部下降，可行囊肿穿刺抽出其内容物，待产后选择时机处理。阴道内肿瘤阻碍胎先露下降而又不能经阴道切除者，均应行剖宫产术，原有病变待产后再行处理。

721 分娩过程中宫颈水肿如何处理？

轻者抬高产妇臀部，减轻抬头对宫颈压力，也可于宫颈两侧各注入0.5%利多卡因5～10mL或地西泮10mg静脉推注，待宫口近开全，用手将水肿的宫颈前唇上推，使其逐渐越过抬头，即可经阴道分娩。若经上述处理无效，可行剖宫产术。

722 宫颈瘢痕产妇如何选择分娩方式？

宫颈锥形切除术后、宫颈裂伤修补术感染，宫颈深部电烙术后等所致的宫颈瘢痕，虽于妊娠后软化，若宫缩很强，宫口仍不扩张，不宜久等，应行剖宫产术。

723 宫颈肌瘤产妇如何选择分娩方式?

生长在子宫下段及宫颈部位的较大肌瘤,占据盆腔或阻塞于骨盆入口时,影响胎先露进入骨盆入口,应行剖宫产术。若肌瘤在骨盆入口以上而胎头已入盆,肌瘤不阻塞产道则可经阴道分娩,肌瘤待产后再做处理。

724 分娩过程中宫颈坚韧如何处理?

宫颈坚韧常见于高龄初产妇,宫颈缺乏弹性或精神过度紧张使宫颈挛缩,宫颈不易扩张。处理:于宫颈两侧各注入0.5%利多卡因5～10mL或地西泮10mg静脉推注,若不见缓解,应行剖宫产术。

725 宫颈癌产妇如何选择分娩方式?

宫颈癌产妇宫颈硬而脆,应行剖宫产术,术后放疗。若为早期浸润癌,可先行剖宫产术,随即行广泛性子宫切除及盆腔淋巴结清扫术。

第40章　胎位异常及胎儿异常

726 何谓持续性枕后位、枕横位?

在分娩过程中,胎头以枕后位或枕横位衔接。由于强有力的宫缩多数能向前旋转135°或90°,转成枕前位自然分娩。仅有5%～10%不能旋转,成为持续性枕后位、持续性枕横位。

727 持续性枕后位、枕横位的病因有哪些?

① 骨盆异常:骨盆入口或中骨盆平面狭窄,影响胎头衔接或内旋转。

② 胎头俯屈不良：胎头以枕后位衔接。

③ 子宫收缩乏力：影响胎头下降及内旋转。

④ 头盆不称：骨盆容积小，胎头下降及内旋转受阻。

⑤ 其他：前壁胎盘、膀胱充盈、子宫下段宫颈肌瘤均可影响抬头内旋转。

728 持续性枕后位的临床表现是什么？

① 胎头衔接晚、俯屈不良，原发性子宫收缩乏力。

② 宫口未开全，大便感，过早用腹压，产妇疲劳，宫颈水肿。

③ 产程进展缓慢：活跃期延长或停滞；第二产程停滞或延长。

729 持续性枕后位、枕横位的体征是什么？

在子宫底部触及胎臀，胎背偏向母体后方或侧方，在对侧明显触及胎儿肢体。有时在耻骨联合上方可扪及胎儿颏部。胎心在脐下一侧偏外方听得最响亮。肛门或阴道检查：枕后位时，感到盆腔后部空虚，胎头矢状缝于骨盆出口斜径上，触到前囟门在前，后囟门在后；枕横位时，胎头矢状缝在骨盆横径上，后囟在骨盆左侧方或右侧方。若矢状缝不清，可借助耳郭或耳屏方向判断。

730 枕后位、枕横位的分娩机制如何？

多数枕横位或枕后位在强而有力的宫缩及无明显头盆不称的情况下，胎头枕部可向前旋转90°～135°成为枕前位自然分娩。如不能转为枕前位者，有两种分娩机制：①枕后位时，胎头枕部到达中骨盆向后旋转45°，使矢状缝与骨盆前后径一致，胎儿枕骨朝向骶骨呈正枕后位。②枕横位时，部分枕横位于下降过程中无内旋转动作，或枕后位的枕部仅向前旋转45°成为持续性枕横位，多数需用手或行胎头吸引器将胎头转成枕前位分娩。

731 持续性枕后位、枕横位对产妇有何影响？

① 体力损耗：腹胀、尿潴留、水及电解质紊乱。

② 产伤：膀胱阴道瘘或尿道阴道瘘。

③ 产后出血：产后宫缩乏力、胎盘滞留。

④ 产后感染。

732 持续性枕后位、枕横位对胎儿有何影响？

① 剖宫产的机会增加。

② 胎儿窘迫。

③ 胎膜早破、脐带脱垂，胎死宫内、死产的概率增高。

733 持续性枕后位、枕横位在第一产程如何处理？

保证产妇充分的营养与休息，如有精神紧张，睡眠不好，可给予镇静药。让产妇朝向胎背的对侧方向侧卧，以利胎头向枕前位旋转。有活跃期延长或停滞时，应及时阴道检查。若宫口开大 3～4cm，可行人工破膜，若产力不好，可静脉滴注缩宫素。经过上述处理效果不好，每小时宫口开大＜1cm或产程无进展，应行剖宫产结束分娩。

734 持续性枕后位、枕横位在第二产程如何处理？

第二产程，产程进展缓慢，初产妇宫口开全已近2h，经产妇近1h，应行阴道检查。当胎头双顶径已达到坐骨棘平面或更低时，可徒手将胎头枕部旋转向前方，使矢状缝与骨盆出口前后径一致，或自然分娩，或阴道助产。如不能转为枕前位也可转成正枕后位，用产钳助产，但需行会阴侧切术。若胎头位置较高，疑有头盆不称，需行剖宫产术。禁用中位产钳。

735 持续性枕后位、枕横位在第三产程如何处理？

因产程延长易并发子宫收缩乏力，胎盘娩出立即用缩宫素，以防发生产后出血。凡行手术助产及有软产道裂伤者，产后给予抗生素预防感染。

736 何谓胎头高直位？

胎头高直位是指胎头以不屈不伸的姿态进入骨盆入口平面，即胎头的矢状缝落在骨盆入口平面的前后径上，大囟门及小囟门分别位于前后径两侧。胎头高直位分胎头高直前位及高直后位。

737 胎头高直位的常见病因有哪些？

高直位可因骨盆形态异常，尤其是横径狭窄，胎儿过大、过小等原因引起。

738 如何诊断胎头高直位？

① 高直前位多表现头入盆困难：活跃早期宫口开张延缓或停滞，活跃期晚期，若胎头衔接，产程进展顺利；若胎头不衔接，则活跃期停滞。高直后位可有胎头不下降，宫口开张缓慢或不开张；或活跃早期宫口张开 3 ～ 5cm 停滞；也可在宫口开全时，胎头先露部仍不下降，在棘平或棘上水平等表现。

② 高直前位时，腹部检查：腹部前壁触及胎背，触不到肢体，胎头横径短与胎儿大小不成比例，在腹中线偏左可听到胎心；高直后位时，腹部可全部触及肢体，在腹中线偏右听到胎心，耻骨联合上方可触及胎颏。

③ 高直前（或后）位时，阴道检查：胎头矢状缝均位于骨盆入口的前后径上，偏离角度不超过15°，小囟门在耻骨联合下，大囟门在骶岬前，为高直前位，相反，则为高直后位。可触及胎头上有一与宫口张开大小一致、直径 3 ～ 5cm 的局限性水肿，高直前位者位于枕骨正中，高直后位者位于两顶之间。

739 如何处理胎头高直位？

① 高直前位：若骨盆正常、胎儿不大、产力强，应给予充

分试产机会，应试产6～8h，加强宫缩，促使胎头俯屈，可用手在阴道内推动胎头，使矢状缝衔接于骨盆斜径上，随宫缩后下降成枕前位或枕后位，可经阴道分娩或阴道助产。若试产失败，行剖宫产术结束分娩。

② 高直后位：胎背与母体腰、骶岬相碰，妨碍胎头俯屈下降。一旦确诊，应行剖宫产术。

740 何谓前不均倾位？

枕横位的胎头矢状缝与骨盆入口横径一致，以前顶骨先入盆，矢状缝偏后。常发生于骨盆倾斜度过大，腹壁松弛，悬垂腹。当胎头双顶骨均通过骨盆入口平面时，即能较顺利地经阴道分娩。

741 何谓后不均倾位？

枕横位的胎头矢状缝与骨盆入口横径一致，以后顶骨先入盆，矢状缝偏前，称为后不均倾。当胎头双顶骨均通过骨盆入口平面时，即能较顺利地经阴道分娩。

742 前不均倾位的临床表现有哪些？

产程延长，胎头衔接困难，多在宫口扩张至3～5cm即停滞，因前顶骨紧嵌于耻骨联合后方压迫尿道及宫颈前唇，导致尿潴留，宫颈前唇水肿。阴道检查：胎头矢状缝在骨盆入口横径上，产瘤大部分在前顶骨，骨盆后半部空虚。

743 如何处理前不均倾位？

确诊为前不均倾位，除个别骨盆宽大、胎儿小、宫缩强者可短时间试产外，均应剖宫产结束分娩。

744 何谓面先露？

临产后胎头极度仰伸、下降，逐渐形成胎儿枕部与胎背接触，先露以颏部最低。胎儿巨大或胎儿畸形等，促使胎头仰伸或妨碍胎头俯屈的因素都能促成面先露。

745 面先露常见病因是什么？

① 骨盆狭窄：骨盆入口狭窄时，胎头衔接受阻，阻碍胎头俯屈，导致胎头极度仰伸。

② 头盆不称：临产后胎头衔接受阻，导致胎头极度仰伸。

③ 腹壁松弛：经产妇悬垂腹时胎背向前反曲，胎儿颈椎及胸椎仰伸形成面先露。

④ 脐带过短或脐带绕颈：使胎头俯屈困难。

⑤ 畸形：无脑儿因无顶骨，可自然形成面先露。先天性甲状腺肿，胎头俯屈困难，也可导致面先露。

746 如何诊断面先露？

① 临床表现：潜伏期延长、活跃期延长或停滞，胎头迟迟不能入盆。

② 腹部检查：因胎头极度仰伸入盆受阻，胎体伸直，宫底位置较高。颏前位时，耻骨联合上方为过度仰伸的颈部，胎头轮廓不清。在孕妇腹前壁容易扪及胎儿肢体，因胸部向前挺，胎心由胸部传出，故在胎儿肢体侧的下腹部听得最清楚。颏后位时，于耻骨联合上方可扪及胎儿枕骨隆突与胎背之间有明显凹沟，胎心较遥远而弱。

③ 肛门检查及阴道检查：可触到高低不平、软硬不均的颜面部，若宫口开大时可触及胎儿口、鼻、颧骨及眼眶，并依据面部所在位置确定其胎位。

④ B型超声检查：可看到过度仰伸的胎头，确定胎头枕部及眼眶的位置，可以明确面先露并能确定胎位。

747 面先露如何与臀先露鉴别？

面先露在腹部检查及肛查不易查清，需行阴道检查。当宫口开大3～4cm时，可触及胎儿口、鼻、颧骨及眼眶等面部特征。有时可将胎儿口误认为肛门，颧骨误为坐骨结节，鉴别是肛门与坐骨结节在一直线上，而口与颧骨形成一个三角形。

748 颏右前位的分娩机制如何？

颏右前位时，胎头以前囟颏径衔接于骨盆入口左斜径上，下降至中骨盆平面。胎头极度仰伸，颏部为最低点，向左前方旋转45°，使颏部达耻骨弓下，形成颏前位。当先露部达盆底，颏部抵住耻骨弓，胎头逐渐俯屈，使口、鼻、眼、额、顶、枕相继自会阴前缘娩出，经复位及外旋转，使胎肩及胎体相继娩出。

749 颏后位的分娩机制如何？

颏后位时，若能内旋转135°，可以颏前位娩出；若内旋转受阻，称为持续性颏后位，足月活胎不能经阴道自然娩出。

750 颏横位的分娩机制如何？

颏横位时，多数可向前旋转90°为颏前位娩出，而持续性颏前位不能自然娩出。

751 面先露对产妇有何影响？

颏前位时，因胎儿颜面部不能紧贴子宫下段及宫颈内口，常引起宫缩乏力，导致产程延长；颜面部骨质不能变形，容易发生会阴裂伤。颏后位时，导致梗塞性难产，若不及时处理，造成子宫破裂，危及产妇生命。

752 面先露对胎儿及新生儿有何影响？

由于胎头受压过久，可引起颅内出血、胎儿窘迫、新生儿窒息。胎儿面部受压变形，颜面皮肤青紫、肿胀，尤以口唇为著，影响吸吮，严重时可发生会厌水肿，影响吞咽及呼吸。新生儿生后保持仰伸姿势达数日之久。生后需加强护理。

753 怎样处理面先露?

颏前位时,若无头盆不称,产力良好,有可能经阴道自然分娩。若出现继发性宫缩乏力,第二产程延长,可用产钳助产,但会阴后-侧切开要足够大。若有头盆不称或胎儿窘迫征象,应行剖宫产术。持续性颏后位时,难以经阴道分娩,应行剖宫产结束分娩。颏横位若能转成颏前位,可经阴道分娩,持续性颏横位常出现产程延长或停滞,应剖宫产结束分娩。

754 臀先露分为哪三种类型?

① 单臀先露或腿直臀先露:胎儿双髋关节屈曲,双膝关节直伸,以臀部为先露。最多见。

② 完全臀先露或混合臀先露:胎儿双髋关节及膝关节均屈曲有如盘膝坐,以臀部和双足为先露。较多见。

③ 不完全臀先露:以一足或双足、一膝或双膝或一足一膝为先露。膝先露是暂时的,产程开始后转为足先露。较少见。

755 臀先露常见原因有哪些?

① 胎儿在宫腔内活动范围过大:羊水过多、经产妇腹壁松弛以及早产儿羊水相对偏多,胎儿易在宫腔内自由活动形成臀先露。

② 胎儿在宫腔内活动范围受限:子宫畸形(如单角子宫、双角子宫等)、胎儿畸形(如脑积水等)、多胎及羊水过少等,容易发生臀先露。

③ 胎头衔接受阻:狭窄骨盆、前置胎盘、肿瘤阻塞盆腔、巨大儿及脐带绕颈、绕体、过短等,也易发生臀先露。

756 臀先露如何诊断?

① 临床表现:孕妇常感肋下有圆而硬的胎头。由于胎臀不能紧贴子宫下段及宫颈,常导致子宫收缩乏力,宫颈扩张缓慢,致使产程延长。

② 腹部检查：子宫呈纵椭圆形，胎体纵轴与母体纵轴一致。在宫底部可触到圆而硬、按压有时有浮球感的胎头；在耻骨联合上方可触到不规则、软而宽的胎臀，胎心在脐左（或右）上方听得最清楚。

③ 肛门检查及阴道检查：肛门检查时，可触及软而不规则的胎臀或触到胎足、胎膝。若胎臀位置高，肛查不能确定时，需行阴道检查。阴道检查时，了解宫颈扩张程度及有无脐带脱垂。若胎膜已破可直接触到胎臀、外生殖器及肛门，此时应注意与颜面相鉴别。若为胎臀，可触及肛门与两坐骨结节连在一条直线上，手指放入肛门内有环状括约肌收缩感，取出手指可见有胎粪。若触及胎足时，应与胎手相鉴别。

④ B型超声检查：能准确探清臀先露类型以及胎儿大小、胎头姿势等。

757 臀先露对产妇有何影响？

臀先露时，由于先露部不规则，不能紧贴子宫下段及宫颈，引起子宫收缩乏力或胎膜早破。宫颈口扩张缓慢，产程延长，增加产后出血及感染机会。若宫口未开全而强行牵拉，易造成软产道撕裂伤。

758 臀先露对胎儿及新生儿有何影响？

对于胎儿，由于胎膜早破，发生脐带脱垂，后出头困难，常发生新生儿窒息、颅内出血、臀丛神经损伤、骨折等。

759 臀先露剖宫产的指征是什么？

狭窄骨盆、软产道异常、估计胎儿在3500g以上、不完全臀先露、高龄初产、有难产史、妊娠合并症、胎儿窘迫、脐带脱垂等。

760 臀先露第一产程如何处理？

第一产程产妇侧卧待产，少做肛查，不灌肠，避免胎膜早破，破膜后注意胎心变化。宫口开大4～5cm，使用"堵"外阴方法，待宫口及阴道充分扩张后胎臀娩出。

761 臀先露第二产程如何处理？

可根据具体情况采取自然分娩、臀助产或臀牵引方式。

762 臀先露分娩时注意事项有哪些？

① 初产妇臀先露宫口开全后只要胎心好，可采取堵臀方法使阴道充分扩张，为后出头做好准备。②当胎儿脐部娩出后，胎头应在2～3min娩出，最长不超过8min，以防新生儿窒息。③分娩时遵循分娩机制。④胎儿娩出后，及时应用缩宫素，防止产后出血；行手术操作并软产道裂伤者，及时检查缝合，给予抗生素预防感染。

763 臀先露第三产程如何处理？

产程延长易并发子宫乏力性出血。胎盘娩出后，应肌注缩宫素，防止产后出血。行手术操作及有软产道损伤者，应及时缝合，并给抗生素预防感染。

764 纠正臀位的方法有哪些？

① 胸膝卧位：让孕妇排空膀胱，松解裤带，采用胸膝卧位的姿势，每日2次，每次15min，连续做1周后复查。这种姿势可使胎臀退出盆腔，借助胎儿重心的改变，使胎头与胎背所形成的弧形顺着宫底弧面滑动完成。

② 激光照射或艾灸至阴穴：近年多用激光照射两侧至阴穴（足小趾外侧，距趾甲角1分），也可用艾条灸，每日1次，每次15～20min，5次为一疗程。

③ 外倒转术：应用上述矫正方法无效者，于妊娠32～34周时，可行外倒转术，但因有发生胎盘早剥、脐带缠绕等严重并发症的可能，应用时要慎重。

765 臀围外倒转术方法及注意事项是什么？

术前半小时口服沙丁胺醇4.8mg。行外倒转术时，最好在B型超声监测下进行。孕妇平卧，露出腹壁。查清胎位，听胎心率。步骤包括松动胎先露部（两手插入先露部下方向上提拉，使之松动），转胎（两手把握胎儿两端，一手将胎头沿胎儿腹侧轻轻向骨盆入口推移，另手将胎臀上推，与推胎头动作配合，直至转为头先露）。动作应轻柔，间断进行。若术中或术后发现胎动频繁而剧烈、胎心率异常，应停止转动并退回原始位并观察半小时。

766 何谓忽略性肩先露？

肩先露破膜后，羊水逐渐外流，宫缩渐加强，胎肩及胸廓部分被挤入盆腔，胎体折叠，胎颈伸长，上肢脱出阴道口外，胎头与胎臀仍被阻止于骨盆入口上方，此时，羊水已流尽，宫体紧裹胎体，无回旋余力，称为忽略性横位或嵌顿性横位。

767 何谓病理缩复环？

在分娩过程中，当胎先露下降受阻时，强有力的阵缩使子宫上段肌肉过度收缩与缩复愈来愈厚，子宫下段被动扩张愈来愈薄，两者之间形成明显凹陷，称为病理缩复环，此环逐渐上升达脐或以上，是子宫破裂的先兆。

768 肩先露的常见原因有哪些？

① 早产儿；②前置胎盘；③羊水过多；④骨盆狭窄；⑤子宫异常或肿瘤，影响胎头入盆；⑥多产妇所致腹壁松弛。

769 肩先露的临床表现是什么？

肩先露使前羊水囊压力不均，常发生胎膜早破。破膜后脐带脱垂发生率较高。进入产程后，或者由于胎肩不能紧贴子宫下段及宫颈，或者由于阻塞性难产导致子宫收缩无力。随着产程进展，如果子宫收缩力强，胎肩和胸部的一部分被挤入盆腔内，胎体折叠弯曲，胎儿颈部被拉长，上肢脱垂于阴道外，胎头和胎臀被阻于骨盆入口，形成忽略性肩先露。继之，子宫下段变薄，子宫上端越来越厚，子宫上下段肌组织厚薄不一，形成病理性缩复环，病理性缩复环的出现预示先兆子宫破裂，此刻产妇烦躁不安，伴有血尿。

770 肩先露时腹部检查有何表现？

产科检查发现子宫底较低，耻骨联合上方空虚，子宫横径宽，胎头位于母体腹部的一侧，胎臀位于腹部另一侧。胎心位于脐周。

771 肩先露时肛门检查和阴道检查有何表现？

胎膜未破时盆腔空虚，前羊水囊凸，不易触及胎先露。破膜后，可触及不规则的胎儿肩胛骨或肩峰、肋骨、腋窝和锁骨。当胎儿很小或胎死宫内时，胎儿最低点可为胎儿胸部或胎儿背部。若形成忽略性肩先露，胎儿上肢通过宫颈脱出于阴道口外时，检查者可通过握手鉴别胎儿的左右手。

需要注意的事项：前置胎盘是形成横位的原因之一，所以在肛门检查和阴道检查之前应排除前置胎盘。

772 肩先露分娩期如何处理？

①足月活胎，伴有产科指征（如骨盆狭窄、前置胎盘、有难产史等），应于临产前行择期剖宫产术。②初产妇，足月活胎，临产后行剖宫产术。③经产妇，足月活胎，也可行剖宫产术。若宫口开大5cm以上，胎膜已破，羊水未流尽，可在乙醚麻醉下行内倒转术，转成臀先露，待宫口开全后行臀助产娩出。④出现子宫先兆破裂或子宫破裂征象，无论胎儿存活与否，均应立即行剖宫产术。⑤胎儿已死亡，无先兆子宫破裂征象，若宫口近开全，可在全麻下行毁胎术。产后应常规检查软产道有无裂伤，若有裂

伤应及时缝合。预防产后出血及产后感染。对于软产道受压过久者，保留尿管长期开放，以防尿瘘发生。

773 何谓复合先露?

胎先露部伴有肢体同时进入骨盆入口，称复合先露。临床以一手或一前臂沿胎头脱出最常见。

774 复合先露的病因有哪些?

胎先露部不能完全充填骨盆入口或在胎先露部周围有空隙时均可发生。以经产妇腹壁松弛者、临产后胎头高浮、骨盆狭窄、胎膜早破、早产、双胎妊娠及羊水过多等为常见原因。

775 复合先露的临床经过及对母儿影响是什么?

仅胎手露于胎头旁或胎足露于胎臀旁者，多能顺利经阴道分娩。只有在破膜后上臂完全脱出时阻碍分娩。下肢和胎头同时入盆，直伸的下肢也能阻碍胎头下降，若不及时处理可致梗阻性难产，威胁母儿生命。使胎儿可因脐带脱垂死亡，也可因产程延长、缺氧造成胎儿窘迫甚至死亡等。

776 复合先露如何处理?

发现复合先露，首先应查清有无头盆不称。若无头盆不称，让产妇向脱出肢体的对侧侧卧，肢体常可自然缩回。脱出肢体与胎头已入盆，待宫口近开全或开全后上推肢体，将其回纳，然后经腹部下压胎头，使胎头下降，以产钳助娩。若头盆不称明显或伴有胎儿窘迫征象，应尽早行剖宫产术。

777 试产中潜伏期及活跃期延长的处理是什么?

首先行阴道检查，若发现明显头盆不称即刻行剖宫产术；若无头盆不称，潜伏期延长，应使用地西泮10mg静脉注射或哌替啶100mg肌注，也可很快转入活跃期，如应用镇静药后或转入活跃期后出现子宫收缩乏力，可使用缩宫素加强产力，常用缩宫素2.5U加入0.9%氯化钠液500mL内，调整滴数，使宫缩间歇期2～3min，持续1min左右。宫口扩张3～5cm时行人工破膜，如胎头下降顺利，可经阴道分娩；如应用缩宫素及人工破膜2h，胎头仍下降不明显，要查明原因，如有明显头盆不称及明显胎位异常，仍需行剖宫产术。

第41章 胎儿窘迫

778 何谓胎儿窘迫？

胎儿窘迫是指胎儿在子宫内因急性或慢性缺氧危及其健康和生命的综合征，其发病率为2.7%～38.5%。

779 胎儿窘迫分为哪两种类型？

① 急性胎儿窘迫：发生在分娩期。②慢性胎儿窘迫：发生在妊娠期。

780 胎儿窘迫的常见病因有哪些？

① 母体血液含氧不足：严重心、肺疾病及代谢性疾病；急性失血及重度贫血；各种休克及疾病高热期；子宫胎盘血管硬化；过量应用麻醉药、镇静药；缩宫素使用不当；产程延长及胎膜早破；精神紧张及长期仰卧位。

② 母胎间血氧运输及交换障碍：胎盘功能低下，发育异常；脐带因素如绕颈、打结、扭转、脱垂、血肿、过长或过短等；胎儿自身因素如严重心肺疾病及各种严重畸形；母儿血型不合；胎儿宫内感染；颅内出血、颅脑损伤影响了心血管中枢的功能。

781 如何诊断急性胎儿窘迫？

主要发生在分娩期。多因脐带异常、前置胎盘、胎盘早剥、宫缩过强、产程延长及休克等引起。

① 胎心率异常：缺氧早期，胎心率在无宫缩时加快，> 160 次/分，缺氧严重时胎心率 < 120 次/分。胎儿电子监护可出现多发晚期减速、重度变异减速、胎心率 < 100 次/分，基线变异 < 5 次/分，伴频发晚期减速提示胎儿缺氧严重，可随时胎死宫内。

② 羊水胎粪污染：Ⅰ度污染呈浅绿色，示慢性缺氧；Ⅱ度污染呈黄或深绿色，示急性缺氧；Ⅲ度污染呈黄棕色、稠厚，示缺氧严重。

③ 胎动异常：缺氧初期胎动频繁，继而减弱及次数减少，进而消失。胎动消失24h，胎心消失。

④ 胎儿酸中毒：胎儿头皮血血气分析示pH < 7.20、$PO_2 < 10mmHg$、$PCO_2 > 60mmHg$。

782 如何诊断慢性胎儿窘迫？

（1）胎动减少或消失。

（2）胎儿电子监护异常

① NST无反应型：持续胎心监护20～40min，胎动时胎心率加速 $\leqslant 15$ 次/分，持续时间 $\leqslant 15$ 次/分。

② 在无胎动或无宫缩时，胎心率 > 180 次/分或 < 120 次/分持续10min以上；基线变异频率 < 5 次/分。

③ OCT可见频繁重度变异减速或晚期减速。

（3）胎儿生物物理评分　评分 $\leqslant 3$ 分提示胎儿窘迫，4～7分为胎儿可疑缺氧。

（4）胎盘功能低下

① 连续监测24h尿 E_3 值，若急骤减少30%～40%，或于妊娠末期多次测定24h尿中 E_3 值在10mg以下，尿E/C比值 < 10。

② 妊娠特异β1糖蛋白 $< 100mg/L$。

③ 胎盘生乳素 $< 4mg/L$。

（5）羊水胎粪污染：羊膜镜检查见羊水呈浅绿色、深绿色及棕黄色。

783 如何处理急性胎儿窘迫？

（1）查找和纠正原因。

（2）提高母体含氧量 吸氧，第一产程间断吸氧，第二产程持续吸氧。

（3）提高胎儿对缺氧的耐受性 静注三联药物即高渗糖、维生素C、地塞米松。

（4）纠正酸中毒 5%碳酸氢钠静滴。

（5）尽快结束分娩

① 宫口未开全：立即行剖宫产的指征为胎心率＜120次/分或＞180次/分，伴羊水污染Ⅱ度；羊水污染Ⅲ度，伴羊水过少；胎儿电子监护CST或OCT出现频繁晚期减速或重度变异减速；胎儿头皮血pH＜7.20。

② 宫口开全：先露≥3.0cm，应用胎头负压吸引或产钳助产。

784 如何处理慢性胎儿窘迫？

① 一般处理：左侧卧位、吸氧、治疗合并症及并发症。

② 期待疗法：提高胎儿对缺氧的耐受性，促胎儿成熟。

③ 适时终止妊娠：妊娠近足月，胎动减少，OCT出现频繁的晚期减速或重度变异减速，胎儿生物物理评分＜4分者，均应以剖宫产终止妊娠为宜。

第42章 子宫破裂

785 何谓子宫破裂？

子宫破裂是指在分娩期或妊娠晚期子宫体部或子宫下段发生

破裂。是直接威胁产妇及胎儿生命的产科严重并发症。加强产前检查与提高产科质量可使子宫破裂的发病率明显下降，故子宫破裂的发生率是衡量产科质量的标准之一。国外报道其发生率为 0.005% ～ 0.08%。

786 子宫破裂常见原因有哪些？

① 子宫手术史（瘢痕子宫）：为较常见的原因。有子宫手术史，如子宫肌瘤剔除术、剖宫产史等。妊娠晚期或临产后，由于子宫腔内压力增大，可使肌纤维拉长，发生断裂，造成子宫破裂。尤其是术后瘢痕愈合不良者，更易发生。

② 胎先露下降受阻：骨盆狭窄、头盆不称、软产道阻塞（如阴道横隔、宫颈瘢痕等）、胎位异常（如忽略性肩先露）、胎儿异常（脑积水、联体儿）等均可发生胎先露部下降受阻，为克服阻力引起强烈宫缩，可导致子宫破裂。

③ 缩宫素使用不当：缩宫素使用指征及剂量掌握不当，或子宫对缩宫素过于敏感，均可引起子宫收缩过强，加之子宫瘢痕或胎先露部下降受阻，可发生子宫破裂。

④ 产科手术损伤：若宫口未开全行产钳术、胎头吸引术、臀牵引术或臀助产术，极可能造成宫颈撕裂，严重时甚至发生子宫下段破裂。内转胎位术操作不慎或植入胎盘强行剥离也可造成子宫破裂。有时行毁胎术或穿颅术，器械损伤子宫也可导致子宫破裂。

787 子宫破裂如何分类？

根据发生原因分为自发性破裂和损伤性破裂；根据发生部位分为子宫体部破裂和子宫下段破裂。根据破裂程度分为完全性破裂和不完全性破裂。

788 先兆子宫破裂有何表现？

临产后，当胎先露部下降受阻时，强有力的子宫收缩使子宫下段逐渐变薄，而子宫上段更加增厚变短，在子宫体部和子宫下段之间形成明显的环状凹陷，称为病理缩复环。随着产程进展，此凹陷可逐渐上升达脐平或甚至脐上。这一特点有别于子宫痉挛性狭窄环。先兆子宫破裂时子宫下段膨隆、压痛明显，可见病理缩复环。产妇表现为烦躁不安，呼吸、心率加快，下腹剧痛难忍；膀胱受压充血，出现排尿困难、血尿。若不尽快处理，子宫将在病理缩复环处或其下方发生破裂。由于宫缩过频、过强，胎儿供血受阻，胎心率改变或听不清。

789 不完全性子宫破裂有何表现？

子宫肌层部分或全部断裂，浆膜层尚未穿破，宫腔与腹腔未相通，胎儿及其附属物仍在宫腔内，称为不完全性子宫破裂。多见于子宫下段剖产切口瘢痕裂开，这种瘢痕裂开多为不完全性。不完全破裂时腹痛等症状和体征不明显，仅在不全破裂处有明显压痛。不完全破裂累及子宫动脉，可导致急性大出血。破裂发生在子宫侧壁阔韧带两叶间，可形成阔韧带内血肿，此时在宫体一侧扪及逐渐增大且有压痛的包块，胎心多不规则。

790 完全性先兆子宫破裂有何表现？

子宫肌壁全层破裂，宫腔与腹腔相通，称完全性子宫破裂。子宫破裂常发生于瞬间，产妇突感腹部撕裂样剧烈疼痛，子宫收缩骤然停止，腹痛可暂时缓解。随着血液、羊水进入腹腔，腹痛又呈持续性加重。同时产妇可出现呼吸急迫、面色苍白、脉搏细数、血压下降等休克征象。体检：全腹有压痛和反跳痛，可在腹壁下清楚地扪及胎体，在胎儿侧方可扪及缩小的宫体，胎动和胎心消失。阴道检查：可能有鲜血流出，原来扩张的宫口较前缩小，胎先露部较前有所上升。若破口位置较低，可自阴道扪及子宫前壁裂口。子宫体部瘢痕破裂，多为完全破裂，其先兆子宫破裂征象不明显。由于瘢痕裂口逐渐扩大，疼痛等症状逐渐加重，但产妇不一定出现典型的撕裂样剧痛。

791 如何诊断子宫破裂？

诊断典型的子宫破裂根据病史、症状、体征一般较易诊断。子宫不完全破裂，由于症状、体征不明显，诊断有一定困难。此时行阴道检查发现宫口可较前缩小，已下降的胎先露部又上升，有时甚至可触及子宫下段的破裂口。B 型超声检查可显示胎儿与子宫的关系，确定子宫破裂的部位。

792 如何处理先兆子宫破裂？

立即采取措施抑制子宫收缩：可给予吸入或静脉全身麻醉，肌内注射哌替啶100mg等缓解宫缩。并给产妇吸氧，在立即备血的同时，尽快行剖宫产术，防止子宫破裂。

793 如何处理子宫破裂？

子宫破裂一旦确诊，无论胎儿是否存活，均应在积极抢救休克的同时，尽快手术治疗。

根据产妇状态、子宫破裂的程度、破裂时间及感染的程度决定手术方式。若破裂边缘整齐，无明显感染征象，可做破裂口修补术。若破裂口大且边缘不整齐或感染明显者，多行子宫次全切除术。若破裂口累及宫颈，应做子宫全切除术。术中应仔细检查宫颈、阴道及膀胱、输尿管、直肠等邻近脏器，若有损伤应做相应修补手术。手术前后应给予大量广谱抗生素预防感染。

尽可能就地抢救子宫破裂伴休克。若必须转院时，应在大量输血、输液、抗休克条件下及腹部包扎后再行转运。

794 如何预防子宫破裂？

子宫破裂是极严重的分娩期并发症。随着孕产期系统保健的三级管理体系的完善，围生期保健预防工作的深入，子宫破裂的发病率已明显降低，表明子宫破裂可避免和预防。①建立完善的孕产妇系统保健手册，加强围生期保健。②有子宫破裂高危因素者，应在预产期前1～2周入院待产。③提高产科医师及助产士观察产程的能力，及时发现产程异常，尤其出现病理缩复环及血尿等先兆子宫破裂征象时，应及时行剖宫产术。④严格掌握剖宫产及各种阴道手术指征及严格按操作常规进行手术。阴道手术后必须仔细探查宫颈和宫腔，及时发现手术损伤。⑤严格掌握缩宫素的应用指征。应用缩宫素引产，需将缩宫素稀释后小剂量静脉缓慢滴注，根据宫缩、产程进展和胎儿情况逐步调整滴速，以免子宫收缩过强，导致子宫破裂。剖宫产史者不用缩宫素引产或加强宫缩。

第43章 产后出血

795 何谓产后出血?

产后出血是指胎儿娩出后24h内出血量＞500mL，是目前我国孕产妇死亡的首要原因。

796 产后出血的常见原因有哪些?

产后出血的四大原因是宫缩乏力（占70%～90%）、产道损伤（占20%）、胎盘因素（占10%）和凝血功能障碍（占1%）；四大原因可以合并存在，也可以互为因果。

797 宫缩乏力引起产后出血的常见病因有哪些?

全身因素，药物，产程因素，产科并发症，羊膜腔内感染，子宫过度膨胀，子宫肌壁损伤，子宫发育异常。

798 宫缩乏力引起产后出血的常见高危因素有哪些?

产妇体质虚弱、合并慢性全身性疾病或精神紧张等，过多使用麻醉药、镇静药或宫缩抑制药等，急产、产程延长或滞产、试产失败等，子痫前期等，胎膜破裂时间长、发热等，羊水过多、多胎妊娠、巨大儿等，多产、剖宫产史、子宫肌瘤剔除术后等，双子宫、双角子宫、残角子宫等。

799 产道损伤引起产后出血的常见高危因素有哪些？

急产、手术产、软产道弹性差、水肿或瘢痕等，胎位不正、胎头位置过低，前次子宫手术史，多产次、子宫底部胎盘、第三产程处理不当。

800 凝血功能障碍引起产后出血的常见高危因素有哪些？

遗传性凝血功能疾病、血小板减少症，重症肝炎、妊娠急性脂肪肝，羊水栓塞、Ⅱ～Ⅲ度胎盘早剥、死胎停留时间长、重度子痫前期及休克晚期等。

801 产后出血如何诊断？

诊断产后出血的关键在于对失血量有正确的测量和估计，错误低估将丧失抢救时机。突然大量的产后出血易得到重视和早期诊断，而缓慢持续少量出血和血肿易被忽视。失血量的绝对值对不同体重者意义不同，因此，最好能计算出失血量占总血容量的百分数，妊娠末期总血容量（L）的简易计算方法为非孕期体重（kg）×7%×（1+40%），或非孕期体重（kg）×10%。值得注意的是失血速度也是反映病情轻重的重要指标，重症的情况包括：失血速度＞150mL/min；3h内出血量超过血容量的50%；24h内出血量超过全身血容量。

802 产后出血的临床表现是什么？

产后出血的临床表现见表17。

表17　产后出血的临床表现

失血量占血容量的比例/%	脉搏/（次/分）	呼吸/（次/分）	收缩压	脉压	毛细血管再充盈速度	尿量/（mL/h）	中枢神经系统症状
＜20	正常	14～20	正常	正常	正常	＞30	正常
20～30	＞100	＞20～≤30	稍下降	偏低	延迟	20～30	不安
31～40	＞120	＞30～≤40	下降	低	延迟	＜20	烦躁
＞40	＞140	＞40	显著下降	低	缺少	0	嗜睡或昏迷

803　常用估计失血量的方法有哪些?

① 称重法或容积法。

② 监测生命体征、尿量和精神状态。

③ 休克指数法，休克指数＝心率/收缩压（mmHg）。

④ 血红蛋白含量测定，血红蛋白每下降10g/L，失血400～500mL。但是在产后出血早期，由于血液浓缩，血红蛋白值常不能准确反映实际出血量。

804　休克指数与估计失血量的关系是什么?

休克指数与估计失血量的关系见表18。

表18　休克指数与估计失血量的关系

休克指数	估计失血量/mL	估计失血量占血容量的比例/%
＜0.9	＜500	＜20
1.0	1000	20
1.5	1500	30
≥2.0	≥2500	≥50

805 会阴裂伤如何分度?

① Ⅰ度裂伤:会阴部皮肤及阴道入口黏膜撕裂出血不多。②Ⅱ度裂伤:裂伤已到会阴体筋膜及肌层,累及阴道后壁黏膜,向阴道后壁两侧沟延伸并向上撕裂,解剖结构不易辨认,出血较多。 ③Ⅲ度裂伤:裂伤向会阴深部扩展,肛门外括约肌已断裂,直肠黏膜尚完整。 ④Ⅳ度裂伤:肛门、直肠和阴道完全贯通,直肠肠腔外露,组织损伤严重,出血量可不多。

806 产后出血处理原则是什么?

针对病因迅速止血,补充血容量,纠正休克,防治感染及其他并发症。

807 治疗子宫收缩乏力所致产后出血常用药物及注意事项是什么?

① 缩宫素:为预防和治疗产后出血的一线药物。治疗产后出血方法为:缩宫素10U肌内注射、子宫肌层或宫颈注射,以后10~20U加入500mL晶体液中静脉滴注,给药速度根据患者的反应调整,常规速度250mL/h,约80mU/min。静脉滴注能立即起效,但半衰期短(1~6min),故需持续静脉滴注。缩宫素应用相对安全,大剂量应用时可引起高血压、水钠潴留和心血管系统副作用;快速静脉注射未稀释的缩宫素,可导致低血压、心动过速和(或)心律失常。因缩宫素有受体饱和现象,无限制地加大用量反而效果不佳,并可出现副作用,故24h总量应控制在60U内。②卡前列素氨丁三醇(商品名为欣母沛):为前列腺素$F_2\alpha$衍生物(15-甲基$FGF2\alpha$),引起全子宫协调有力的收缩。用法为250μg(1支)深部肌内注射或子宫肌层注射,3min起作用,30min达作用高峰,可维持2h;必要时重复使用,总量不超过2000μg(8支)。哮喘、心脏病和青光眼患者禁用,高血压患者慎用;副反应轻微,偶尔有暂时性的恶心、呕吐等。③米索前列醇:是前列腺素E_1的衍生物,可

引起全子宫有力收缩，应用方法：米索前列醇200～600μg顿服或舌下给药。但米索前列醇副作用较大，恶心、呕吐、腹泻、寒战和体温升高较常见；高血压、活动性心、肝、肾脏病及肾上腺皮质功能不全者慎用，青光眼、哮喘及过敏体质者禁用。

808 产后出血处理原则是什么？

针对病因迅速止血，补充血容量，纠正休克，防治感染及其他并发症。

809 产后出血常用手术治疗方法及注意事项有哪些？

① 宫腔填塞：有宫腔水囊压迫和宫腔纱条填塞两种方法，阴道分娩后宜选用水囊压迫，剖宫产术中选用纱条填塞。宫腔填塞后应密切观察出血量、子宫底高度、生命体征变化等，动态监测血红蛋白、凝血功能的状况，以避免宫腔积血，水囊或纱条放置24～48h后取出，要注意预防感染。

② B-Lynch缝合：适用于宫缩乏力、胎盘因素和凝血功能异常性产后出血，子宫按摩和宫缩素无效并有可能切除子宫的患者。先试用两手加压，观察出血量是否减少，以估计B-Lynch缝合成功止血的可能性，应用可吸收线缝合。

③ 盆腔血管结扎：包括子宫动脉结扎和髂内动脉结扎。子宫血管结扎适用于难治性产后出血，尤其是剖宫产术中宫缩乏力或胎盘因素的出血，经宫缩药和按摩子宫无效，或子宫切口撕裂而局部止血困难者。

④ 经导管动脉栓塞术（transcatheter arterial embolization，TAE）：适应证是经保守治疗无效的各种难治性产后出血（包括宫缩乏力、产道损伤和胎盘因素等），生命体征稳定。禁忌证是生命体征不稳定、不宜搬动的患者；合并有其他脏器出血的DIC；严重的心、肝、肾和凝血功能障碍；对对比剂过敏者。

⑤ 子宫切除术：适用于各种保守性治疗方法无效者。一般为次全子宫切除术，如前置胎盘或部分胎盘植入宫颈时行子宫全

切除术。操作注意事项：由于子宫切除时仍有活动性出血，故需以最快的速度"钳夹、切断、下移"，直至钳夹至子宫动脉水平以下，然后缝合打结，注意避免损伤输尿管。对子宫切除术后盆腔广泛渗血者，用大纱条填塞压迫止血并积极纠正凝血功能障碍。

810 胎盘因素所致产后出血如何处理？

① 对胎盘未娩出伴活动性出血可立即行人工剥离胎盘术。术前可用镇静药，手法要正确轻柔，勿强行撕拉，防止胎盘残留、子宫损伤或子宫内翻。

② 对胎盘、胎膜残留者应用手或器械清理，动作要轻柔，避免子宫穿孔。

③ 胎盘植入伴活动性出血者，采用子宫局部楔形切除或子宫全切除术。

811 会阴阴道裂伤如何处理？

① 表层黏膜及皮肤损伤，深度在0.2cm以内，出血少不需缝合。

② 皮肤、皮下组织及黏膜裂伤，未累及肌肉组织，深度在0.2～1cm。缝合时，皮肤或黏膜边缘对齐，缝合一层即可。

③ 会阴部裂伤涉及肌层及筋膜，深层组织用肠线间断缝合，注意止血，不留死腔，皮肤用丝线缝合。

④ 肛门括约肌断裂或合并直肠阴道隔裂开。缝合时，先用0号铬制肠线做黏膜下缝合，再将肛门括约肌两断端找到，以7号丝线缝合，然后分层缝合。术后卧床5～6d，吃少渣饮食，每次便后擦洗会阴，酌情应用抗生素及止痛药。产后第3天起每日内服液状石蜡30mL，至排软便为止。术后5～7d拆线。

812 凝血功能障碍所致产后出血如何处理？

一旦确诊应迅速补充相应的凝血因子。①血小板：血小板低于（20～50）×10^9/L或血小板降低出现不可控制的渗血时使用。②新鲜冰冻血浆：是新鲜抗凝全血于6～8h内分离血浆并快速冰冻，几乎保存了血液中所有的凝血因子、血浆蛋白、纤维蛋白原。使用剂量10～15mL/kg。③冷沉淀：输注冷沉淀主要为纠正纤维蛋白原的缺乏，如纤维蛋白原浓度高于150g/L不必输注冷沉淀。冷沉淀常用剂量为1～1.5U/10kg。④纤维蛋白原：输入纤维蛋白原1g可提升血液中纤维蛋白原25g/L，1次可输入纤维蛋白原2～4g。

813 出血性休克处理原则是什么？

扩容，给氧，监测出血量、生命体征和尿量、血氧饱和度、生化指标等。

814 如何预防产后出血？

（1）加强产前保健　产前积极治疗基础疾病，充分认识产后出血的高危因素，高危孕妇应于分娩前转诊到有输血和抢救条件的医院。

（2）积极处理第三产程　①头位胎儿前肩娩出后、胎位异常胎儿全身娩出后、多胎妊娠最后一个胎儿娩出后，预防性应用缩宫素，使用方法为缩宫素10U肌内注射或5U稀释后静脉滴注，也可10U加入500mL液体中，以100～150mL/h静脉滴注；②胎儿娩出后（45～90s）及时钳夹并剪断脐带，有控制的牵拉脐带协助胎盘娩出；③胎盘娩出后按摩子宫。产后2h是发生产后出血的高危时段，应密切观察子宫收缩情况和出血量变化，并应及时排空膀胱。

第44章　羊水栓塞

815 何谓羊水栓塞？

羊水栓塞（amniotic fluid embolism，AFE）是指在分娩过程

中羊水进入母体血液循环引起的急性肺栓塞、过敏性休克、弥散性血管内凝血（DIC）、肾衰竭或猝死的严重分娩并发症，是产科的一种少见但危险的并发症。

816 羊水栓塞的常见诱因有哪些?

① 经产妇居多；② 多有胎膜早破或人工破膜史；③ 宫缩过强或缩宫素（催产素）应用不当；④ 胎盘早期剥离、前置胎盘、子宫破裂或手术产易发生羊水栓塞；⑤ 死胎不下可增加羊水栓塞的发病率。

817 羊水栓塞的临床表现有哪些?

① 休克期：多突然发生，先有一声惊叫，有的伴寒战、抽搐，数秒内出现青紫、呼吸困难、胸闷、烦躁不安和呕吐，短时间内进入休克状态。多数短时间内死亡，少数出现右心衰竭症状，右心室急性扩大，心率快，颈静脉怒张，肝大且压痛。同时出现肺水肿，患者呼吸困难，咳嗽、咳粉红色泡沫状痰，双肺满布啰音。继而呼吸循环衰竭、昏迷。

② 出血期：产后有大量持续不断的阴道流血，血不凝，即使宫缩良好流血也不会停止，同时全身有广泛出血倾向，皮肤、黏膜、呼吸道、消化道、泌尿道、切口创面以及穿刺部位等处广泛出血和出现瘀斑、瘀点。

③ 急性肾衰竭期：出现少尿、无尿以及尿毒症症状。由于休克时间长，肾脏微血管栓塞缺血而引起肾组织损害所致。

上述三个阶段有时不全出现，分娩期常以肺动脉高压为主，而产后以凝血功能障碍为主。

818 诊断羊水栓塞常用哪些辅助检查?

① 血液沉淀试验：取上或下腔静脉的血液做沉淀试验，血液沉淀后分三层，底层为细胞，中层为棕黄色血浆，上层为羊水碎屑。取上层物质做涂片染色镜检，如见鳞状上皮细胞、黏液、

毳毛等，即可确诊。

② X线胸片：可见弥漫而散在的点片状浸润阴影，沿肺门周围分布，伴右心扩大。

③ 心电图或心脏彩色多普勒检查：提示右心房及心室扩张，ST段下降。

④ DIC的实验室诊断。

819 羊水栓塞如何抗过敏治疗？

在改善缺氧的同时，尽快给予大剂量肾上腺糖皮质激素抗过敏、解痉、稳定溶酶体、保护细胞。氢化可的松200mg静注，其后100～300mg加入液体中静滴或地塞米松20mg静注，继用20mg静滴。腔静脉插管监护中心静脉压，指导输血输液量及速度。

820 羊水栓塞如何缓解肺动脉高压？

解痉药物能改善肺血流灌注，预防右心衰竭所致的呼吸循环衰竭。盐酸罂粟碱首量30～90mg加于10%～25%葡萄糖注射液20mL缓慢静脉注射，一日量不超过300mg，对心、脑、肺动脉均有扩张作用。与阿托品合用可阻断迷走神经反射，扩张肺动脉，为解除肺动脉高压首选药；氨茶碱250～500mg静脉注射；酚妥拉明5～10mg加于10%葡萄糖注射液100mL，以0.3mg/min速度静脉滴注。

821 羊水栓塞如何抗休克治疗？

（1）补充血容量　以右旋糖酐40、葡萄糖及生理盐水为宜，并应补充新鲜血液和血浆。尤以右旋糖酐40 500mL静脉滴注，一日量不超过1000mL，及早应用对防止和阻断DIC的发展有效，测定中心静脉压，了解心脏负荷状况，指导输液量及速度，并可抽取血液检测羊水成分。

（2）升压药物　①多巴胺10～20mg加于10%葡萄糖液中静滴。②间羟胺20～80mg加于5%葡萄糖注射液中静滴，根据血压调整速度。

（3）纠正酸中毒　可用5%碳酸氢钠静滴，并及时纠正电解质紊乱。

（4）纠正心衰　毒毛花苷K 0.25mg或毛花苷C 0.4mg静脉注射，必要时4～6h重复应用。

822 DIC诊断标准是什么？

① 血小板<100×10^9/L或进行性下降；②纤维蛋白原<1.5g/L；③凝血酶原时间>15s或超过对照组3s以上；④鱼精蛋白副凝（3P）试验阳性；⑤试管法凝血时间>30min（正常8～12min）；⑥血涂片可见破碎的红细胞。以上检查中有3项阳性方能诊断DIC。无条件测纤维蛋白原可用简易的血凝结时间观察试验，以>16min为阳性。其方法为：取静脉血5mL置试管中观察，如6～10min凝结，提示纤维蛋白原值正常；11～15min凝结，纤维蛋白原值>1.5g/L；16～30min凝结，纤维蛋白原值为1.0～1.5g/L；如>30min，纤维蛋白原值<1.0g/L。

823 羊水栓塞如何防治DIC？

① 抗凝血药肝素：可防止微血栓的形成。在DIC高凝阶段应用效果好，在纤溶亢进期应用应与抗纤溶药及补充凝血因子同时应用。分娩后应慎用。用量：1mg/kg（1mg=125U），24h总量为150～200mg。首量50mg加入100mL生理盐水中，60min滴完。为预防DIC，可用小量0.25～0.5mg/kg（12.5～25mg）每12h一次，皮下注射。一旦DIC得到控制，促凝血因素解除，肝素用量应迅速减少，以防过量而致出血。如疑有肝素过量，可用1%鱼精蛋白对抗，1mg可中和100U肝素，效果迅速。

② 抗血小板黏附和聚集药物：除右旋糖酐40外，可用双嘧达莫450～600mg静滴。

③ 抗纤溶药物：使用肝素后，纤溶活性过强而出血不止时可加用，如氨甲苯酸（0.1～0.3g）、氨甲环酸（0.5～1.0g）等

加于生理盐水或5%葡萄糖注射液100mL中静脉滴注。补充纤维蛋白原2～4克/次。

④ 补充凝血因子：应及时输入新鲜血、血浆及纤维蛋白原。

824 羊水栓塞如何预防肾衰竭？

当休克纠正，循环血量补足时出现少尿，用利尿药后尿量仍不增加者为肾功能衰竭，必须限水、限盐，进食高碳水化合物、高脂肪、高维生素及低蛋白饮食。多尿期应注意电解质紊乱。

825 发生羊水栓塞时，应做哪些产科处理？

① 第一产程发病，胎儿不能立即娩出者，应行剖宫产结束分娩。

② 第二产程发病者，应及时助产娩出胎儿。

③ 对无法控制的阴道流血患者，即使在休克状态下，亦应行全子宫切除术，以减少胎盘剥离面血窦大出血，且可阻断羊水内容物继续进入母血循环，进一步导致病情恶化。术后留置腹腔引流管。

第45章　子宫内翻

826 何谓子宫内翻？

子宫内翻指宫底向宫腔内陷致子宫内膜面经宫颈口向阴道方向翻出。

827 子宫内翻分类有哪些？

① 按照程度可分为不完全子宫内翻及完全性子宫内翻。前者指子宫底向宫腔内陷，内翻之子宫底尚未超过宫颈环；后者

指内翻的子宫底部已通过宫颈环，达阴道内；如果内翻之宫体及部分阴道翻出于外阴部又称内翻子宫并脱垂。

② 按子宫内翻发生的时间又可分急性和慢性子宫内翻。急性子宫内翻指胎儿娩出后短期内发生的子宫内翻，多发生在第三产程。慢性子宫内翻指翻出之子宫体已缩复至正常体积，宫颈已紧缩。此病虽较罕见，但如不积极处理死亡率高。

828 子宫内翻的原因有哪些？

① 子宫肌肉部分（主要是宫底或宫角部）薄弱，张力低下，在受到外力牵拉或加压时向宫腔内陷，其外力包括牵拉或剥离胎盘、宫底不均匀加压或咳嗽、呕吐、劳动使腹内压增加等。

② 脐带绝对或相对过短在胎儿娩出过程中牵拉使胎盘附着部位之子宫内陷。

③ 第三产程处理不当，盲目牵拉脐带企图使胎盘剥离或用力挤压宫底。

④ 当胎盘植入、粘连时，胎盘未剥离或仅部分剥离时牵拉脐带，使胎盘植入部位的宫体与胎盘一起向宫腔内陷。

⑤ 合并黏膜下肌瘤，重力使部分宫体内陷。

⑥ 宫颈内口松弛等原因，也有自发性子宫内翻者。

⑦ 有子宫内翻史者，再次分娩时可能再次发生子宫内翻。

829 子宫内翻时，机体发生哪些病理生理变化？

当部分子宫体向宫腔内凹陷时，由于重力及子宫收缩将内陷之子宫部分作为异物向外排出，使宫体连同周围组织如卵巢、输卵管、周围韧带均随宫体陷入宫颈口甚至阴道内或脱出阴道外。子宫颈环的收缩使翻出部分静脉充血、水肿，局部组织缺血。在翻出过程中由于疼痛、创伤可致产妇休克。如胎盘完全未剥离出则血不多，如部分剥离则可有严重出血。

翻出时间越久，组织水肿、充血越重，子宫颈环紧缩，使阴道手法回纳困难。脱出之子宫易感染坏死。

830 子宫内翻的临床表现有哪些？

发病突然，主诉剧烈腹痛，随即休克，休克与出血量不成比例，休克程度比实际出血量严重，主要系创伤所引起的神经性休克。

体格检查：下腹部触不到子宫底，下腹部有压痛。阴道内诊可能触及球形肿物脱出，其根部可触及子宫颈环，严重时肿物脱出阴道口外，呈暗红色，如胎盘未剥离，可见其附着于脱出之肿物表面，如已剥离则见粗糙之子宫内膜面。双合诊耻骨上方为凹陷之穹隆，触不到宫底。在脱出之内翻子宫双侧子宫角部可见到输卵管入口的凹陷处。

831 如何诊断子宫内翻？

① 有第三产程处理不当或腹压增高等高危因素。
② 突然发生的腹痛、休克。腹部触不到子宫底。
③ 阴道检查可触及脱出程度不等的肿物。双合诊下腹部触不到子宫体，耻骨联合上方可触及宫体内翻后的凹陷。

832 子宫内翻需与哪些疾病鉴别？

需与子宫黏膜下肌瘤、子宫脱垂、胎盘嵌顿等鉴别。

833 如何鉴别子宫内翻与子宫黏膜下肌瘤？

子宫黏膜下肌瘤自宫颈口脱出：子宫形态正常，从宫口触及肿物，向宫腔内检查可触及黏膜之肌瘤之蒂。但若黏膜下肌瘤致部分子宫内翻时，可触及黏膜下肌瘤蒂附着部位之宫体凹陷，接近宫颈口或已脱出宫颈口外。

834 如何鉴别子宫内翻与子宫脱垂？

子宫脱垂时子宫位置下移，宫颈抵坐骨棘水平以下，甚至脱出阴道口外，伴阴道前后壁膨出。但子宫体无向宫腔内凹陷，双合诊及腹部检查均可触及宫底。

835 如何鉴别子宫内翻与胎盘嵌顿？

胎盘嵌顿指已剥离之胎盘嵌顿于子宫颈部，不能自行排出，易与子宫内翻胎盘未剥离者混淆。如仔细检查腹部是否清楚触及子宫体，宫底清楚无凹陷，并在阴道检查时能否触及宫颈口，胎盘与子宫壁是否已剥离等，则能正确作出鉴别诊断。

836 如何处理子宫内翻？

确诊后立刻处理，首先纠正一般状况，纠正神经性及失血性休克，可予积极输液、输血及止痛药，并予抗生素预防感染，待全身情况改善后，立刻复位。如不处理休克及纠正一般状况就立刻复位，病人会猝死，死亡率高。

837 子宫内翻的复位方法有哪些？

手法复位和手术复位。复位必须在良好麻醉下进行。目前已用吸入全麻或静脉麻醉。如仅用少量镇静药如哌替啶50～100mg或不用麻醉则可再次造成神经性休克，可致命。

838 子宫内翻时如何进行手法复位？

此法在急性子宫内翻、子宫颈口未缩紧以前易成功。

体位：膀胱截石位。

手术步骤：外阴、阴道消毒，冲洗脱出之子宫内膜面，导尿，检查宫颈是否已形成缩复环，如有则可在局部注射阿托品0.5～1mg或0.1%肾上腺素0.5mL。松弛后，将内翻的子宫握在手中，以手指从宫颈子宫体反折处，向上推送子宫体部，当宫颈附近的宫体已复位后，将手成握拳状或用手指托住脱出之宫底部分缓缓送入。全部复位后手拳仍可在宫腔内抵住宫底，以防再次翻出。同时注射宫缩药，子宫收缩后手可退出。如子宫收缩差或宫底或宫角部肌张力差，复位后再用宫腔填纱防复发，48h后缓缓取出。

关于胎盘处理：如胎盘未剥，则可待回纳后再剥离，避免出血；如已部分剥离则可先行剥离再回纳。如宫颈环缩小，除局部注射阿托品等以外，也可先剥离胎盘，缩小体积，再行复位。如为植入胎盘不能强行剥离，根据植入面积决定处理。

839 子宫内翻时如何进行手术复位？

手法复位失败或发病已数小时、宫颈已形成缩复环，则需考虑手术复位。

手术复位多用Hunfington及Haultain手术。在全身麻醉或连续硬膜外麻醉下切开腹壁各层，用两把爱利钳在子宫底内翻部分两侧轻轻钳夹后上提复位。

第46章 宫腔内感染

840 何谓羊膜腔感染综合征？

羊膜腔感染综合征指在妊娠期和分娩期，病原微生物进入羊膜腔引起感染的总称，包括羊水、胎膜（绒毛膜、羊膜和蜕膜）、胎盘甚至子宫感染。

841 羊膜腔感染的临床表现有哪些？

亚临床型羊膜腔感染综合征临床上可无任何症状，只有临床型羊膜腔感染综合征才有临床症状。但症状常缺乏特异性，因而常不被临床医师所重视。不同的病原体所产生的羊膜腔感染，其临床表现也不一样。但多数病例都有以下症状。

① 胎膜早破：基本上所有的患者都伴有胎膜早破，随着破膜时间的延长，则羊膜腔感染的可能性越大，有作者认为胎膜早

破超过24h者，则羊膜腔感染的发生率超过30%。

② 随着炎症范围的进一步扩大，孕妇体温升高，胎膜早破时体温超过37.5℃而找不到原因时，则要考虑羊膜腔感染的可能。

③ 孕妇血白细胞升高：但要注意妊娠期血液的生理变化可以表现出血白细胞计数升高，另外，白细胞计数个体差异较大，但一般在$20×10^9$/L以内。因此，可以采用动态检测血白细胞计数的变化，若白细胞计数进行性升高或伴有核左移现象，则说明为羊膜腔感染，若只有核左移现象通常说明感染严重。

④ 炎症除累及绒毛及蜕膜，也可以进一步侵及子宫肌层，可以出现子宫压痛。炎症侵犯胎盘及胎膜，病原体产生内毒素，可使绒毛间隙水肿，胎儿发生缺血缺氧性损伤，则表现为胎心率加快，可达160～180次/分。若胎心率超过180次/分，往往提示胎儿严重感染。

⑤ 羊膜腔感染综合征出现之前和之后都有可能出现阴道脓性分泌物。随着病情的加重，羊水逐渐由澄清变为混浊，阴道分泌物也变为脓性和伴有恶臭味。

842 导致宫腔内感染的好发因素有哪些？

① 胎膜破裂：传统产科学胎膜破裂是IAIS的原因，胎膜破裂时间越长，IAIS的发生率越高，胎膜破裂或早破只是IAIS的原因。近代产科学发现胎膜破裂和IAIS互为因果关系而且IAIS可能是胎膜破裂的主要原因。由于各种原因引起的IAIS的存在，导致胎膜破坏、宫颈扩张和子宫收缩，进而胎膜破裂，羊膜腔与阴道相通，随时间延长感染复杂而严重。

② 医源性感染：包括以各种诊断和治疗为目的的羊膜腔穿刺技术、胎儿外科或宫内手术、羊膜镜和胎儿镜技术、围生期的阴道检查、肛查和阴道手术操作等。

③ 孕产期生殖系统感染：主要指宫颈和阴道炎症，如常见的细菌性阴道炎、真菌性阴道炎和滴虫阴道炎等，宫颈或阴道内细菌上行通过破裂或未破裂的羊膜到达羊膜腔，在羊膜腔内进一

步繁殖，引起严重感染。

④ 绒毛膜羊膜炎：通常孕妇于妊娠前合并亚临床的慢性子宫内膜炎，孕期炎症累及胎盘和胎膜，进一步扩散到羊膜和羊膜腔。

843 如何诊断临床型羊膜腔感染综合征？

① 病史：既往早产、产褥期感染史、胎膜早破史、阴道炎和子宫颈炎史。

② 症状：感染性发热引起的全身中毒症状，生殖系统炎症引起的腹痛、阴道异常分泌物和外阴瘙痒等症状，炎症刺激引起的子宫收缩甚至临产的表现。

③ 体征：发热，体温超过37.8℃，甚至达到39℃以上呈稽留热或弛张热，可以伴有寒战；孕妇心动过速，孕妇心率超过100次/分。腹部检查：子宫体部出现腹膜刺激症状，表现为张力增加，压痛、反跳痛，该疼痛为持续性，无宫缩时存在，宫缩时强度增加。产科检查：可以出现规律或不规律宫缩，子宫颈管缩短或子宫颈口扩张；可以出现破水；阴道恶臭分泌物；如果破膜时间较长，羊水较少。胎儿心率增快：FHR基线超过160次/分，甚至持续在190次/分以上。

④ 血常规：白细胞数量增加，中性粒细胞比例增加，核左移，但正常妊娠妇女的血白细胞呈增高的表现，所以当白细胞超过15×10^9/L对诊断IAIS才有意义。

⑤ 微生物学检查：a. 羊水的革兰染色可明确致病菌，对羊水进行革兰染色是一种快速简便的方法，但该方法存在假阴性率高和不能发现衣原体和支原体等缺点。b. 细菌培养是最佳的方法，在确定致病菌的同时可以进行药敏试验。

844 如何诊断亚临床型羊膜腔感染综合征？

亚临床型IAIS通常无上述临床型IAIS的表现，包括典型的症状、体征、白细胞增多等，既往早产、IAIS、生殖系统炎症或本次妊娠出现早产或早破膜的表现对进一步诊断亚临床IAIS很重要。明确诊断亚临床型 IAIS 通常需要如下方法。

① 羊水检查：羊水中葡萄糖含量，羊水中白细胞数目变化，羊水中 IL-6、GCSF、MMP-8、PG 和 TNF-α 等细胞因子和炎性递质的变化，羊水细菌培养和羊水的 PCR 技术等。

② 产后病理：对产后妊娠组织如胎盘、胎膜、脐带甚至子宫和胎儿进行组织病理学或细菌学检查。

845 羊膜腔感染的并发症有哪些？

若病原体量大，产生大量的内毒素或毒力较强，炎症扩散到子宫肌层或伴有全身感染，则可以出现全身中毒症状甚至休克或 DIC，严重时可发生母儿死亡。

846 宫腔内感染如何选择抗生素？

根据细菌培养结果选用对细菌敏感的抗生素，但在使用抗生素前，要考虑到各种抗菌药物的孕期使用的安全性及药学变化。在培养结果没有出来时可以选用毒性低、抗菌谱广且易穿过胎盘的抗生素，同时兼顾到厌氧菌的感染，如氨苄西林、林可霉素、克林霉素等。抗生素对于较少新生儿感染有帮助，但是否能改善羊膜腔感染围生儿预后尚无定论。

847 宫腔内感染终止妊娠的时机如何选择？

孕 34 周以后发生的羊膜腔感染要尽快终止妊娠，终止妊娠方案实施期间给予足量的抗生素治疗。至于不到 34 周发生的羊膜腔感染综合征，宜及时早终止妊娠，宫内感染的时间越长，则胎儿宫内死亡的危险性越大，产后新生儿败血症及母亲产褥期感染的危险性越大，但若孕龄过小、胎儿娩出不易成活，可适当采用保守治疗，给予抗生素的同时密切观察胎心及孕妇血白细胞数及分类计数的变化。若有威胁母儿安全的可能性时，则宜及时终止妊娠。终止妊娠的方式根据有无产科指征选择使用，若短期不能经阴道分娩可采用剖宫产分娩。阴道分娩时产程中注意胎心变化，有无宫内感染或窘迫的发生。

848 宫腔内感染者产后如何处理？

羊膜腔感染者产后要对新生儿做咽拭、外耳拭、鼻拭培养及脐血培养，以便及早治疗新生儿可能出现的败血症。滴抗生素眼药水以预防或治疗眼炎。针对孕妇出现的盆腔炎及泌尿道感染，给予相应的抗感染治疗。

第47章　产后异常

849 何谓产褥感染？

指分娩及产褥期生殖道受病原体侵袭，引起局部及全身感染。

850 何谓产褥病率？

是指分娩24h以后的10d内，每日用口表测量体温4次，间隔时间4h，有2次体温≥38℃。

851 产褥感染常见病原菌有哪些？

常见的致病菌为β-溶血性链球菌、消化链球菌、球菌、大肠杆菌、葡萄球菌、类杆菌、芽孢梭菌等。

852 产褥感染的临床表现是什么？

发热、疼痛、异常产褥为产褥感染的三大症状。

① 急性外阴、阴道、宫颈炎：分娩时会阴损伤及手术产导致，以葡萄球菌及大肠杆菌感染为主。表现为局部红肿、疼痛、脓液流出、伤口裂开等。较深感染，炎症可向周围扩散，引起盆腔结缔组织炎。

② 急性子宫内膜炎、肌炎：由于病原体侵入胎盘剥离面，引起炎症，进而扩散至全部子宫内膜及肌层。表现为腹痛、恶露增多、子宫复旧不良、压痛，伴寒战、白细胞升高。

③ 急性盆腔结缔组织炎：病原体经淋巴及血管扩散入盆腔。表现为下腹痛、伴肛门坠胀感，可伴全身中毒症状；查体下腹部压痛、反跳痛、肌紧张、宫旁压痛、组织增厚，严重者形成冰冻骨盆。

④ 腹膜炎：炎症继续发展，形成盆腔腹膜炎。表现为全身中毒症状明显，下腹胀、下腹剧痛，查体肌紧张、压痛、反跳痛等腹膜刺激症状，形成盆腔脓肿，波及肠管及膀胱，出现腹泻、里急后重及排尿困难。

⑤ 血栓性静脉炎：多为厌氧菌感染所致，产后 1～2 周多见，表现为寒战、高热、下肢持续性疼痛，局部静脉压痛及触及硬索状，可导致下肢血液回流受阻，引起下肢水肿，皮肤发白，俗称"股白肿"。抗凝治疗有效。

⑥ 脓毒血症及败血症：感染血栓脱落进入血循环可引起脓毒血症。病原体大量进入血循环并繁殖形成败血症，表现为持续高热、寒战、全身中毒症状，可危及生命。

853 产褥感染诊断要点有哪些？

根据病史、体征及血常规检查，必要时做细菌培养、血培养及药敏试验。

854 产褥感染治疗原则是什么？

① 支持疗法：加强营养、增强抵抗力、纠正水及电解质平衡紊乱，取半卧位，以利恶露排出并使炎症局限于盆腔。

② 切开引流：会阴切口或腹部切口感染，行切开引流术，盆腔脓肿可经腹及后穹隆引流。

③ 清除宫腔内残留物。

④ 应用抗生素：应用广谱抗生素，可根据细菌培养及药敏

试验调整。

⑤ 盆腔血栓性静脉炎的治疗：在应用抗生素的同时加用肝素等抗凝血药物。

⑥ 手术治疗：子宫感染严重，出现严重并发症时，及时切除子宫。

855 何谓晚期产后出血？

分娩24h后，在产褥期内发生的子宫大量出血，称为晚期产后出血。

856 晚期产后出血的原因及临床表现有哪些？

① 胎盘、胎膜残留：为最常见原因，多发生于产后10d左右，表现为血性恶露持续时间长，子宫复旧不良，宫口松弛，可触及残留组织。

② 蜕膜残留：表现为血性恶露持续时间长，刮宫病理可见坏死蜕膜组织，不见绒毛。

③ 子宫胎盘附着面感染或复旧不良：多发生于产后2周，表现为突然大量阴道流血，子宫大而软，阴道及宫颈可见血块阻塞。

④ 感染：常见于子宫内膜炎，导致子宫复旧不良而出血。

⑤ 子宫切口裂开：多发生于术后2～3周，出现大量阴道流血。

⑥ 子宫滋养细胞疾病、子宫黏膜下肌瘤也可引起出血。

857 子宫切口裂开原因是什么？

① 子宫下段横切口两端切断子宫动脉向下斜行分支，造成局部供血不足。

② 横切口选择不当。

③ 缝合技术不当。

④ 切口感染。

858 如何诊断晚期产后出血？

① 病史：产后恶露情况、阴道流血情况及手术史。

② 症状及体征：阴道流血；腹痛及发热；贫血；子宫复旧不良、子宫压痛。

③ 辅助检查：血常规、超声检查、细菌培养、药敏试验、病理检查。

859 产后出血如何治疗？

① 应用抗生素、子宫收缩药。

② 清宫：在静脉通道、备血等条件下清宫。

③ 手术治疗：疑有子宫切口裂开者，行剖腹探查，及时清创、止血，必要时切除子宫。

④ 肿瘤：子宫滋养细胞疾病行化疗，子宫黏膜下肌瘤行摘除术。

860 何谓产褥中暑？

产褥中暑是指在产褥期因高温环境中，体内热量不能及时散发引起中枢性体温调节功能障碍的急性热病。

861 产褥中暑临床表现有哪些？

① 中暑先兆：发病急骤，发病前多有短暂的先兆症状称为中暑先兆，表现为口渴、多汗、心悸、恶心、胸闷、四肢无力。此时体温正常或低热。

② 轻度中暑：体温开始升高≥38.5℃，出现面色潮红、胸闷、脉搏增快、呼吸急促、口渴，痱子布满全身。

③ 重度中暑：体温高达 $41 \sim 42℃$，呈稽留热型，可出现谵妄、抽搐、昏迷。面色苍白、呼吸急促、脉搏细数，数小时内可因呼吸、循环衰竭死亡。幸存者也常遗留中枢神经系统不可逆的后遗症。

862 抢救产褥中暑成功的关键是什么？

迅速降低体温是抢救成功的关键。

863 产褥中暑的治疗原则是什么？

治疗原则是立即改变高温和不通气的环境，迅速降温，及时纠正水、电解质紊乱和酸中毒。

864 产褥中暑如何治疗？

① 立即将患者置于阴凉、通风处，用冷水、乙醇等擦浴，快速物理降温。按摩四肢，促进肢体血液循环。已发生循环衰竭者慎用物理降温，以避免血管收缩加重循环衰竭。

② 重视纠正脑水肿，可用20%甘露醇快速静滴。同时采用药物降温，用4℃葡萄糖盐水1000～1500mL静脉滴注。盐酸氯丙嗪25～50mg加于葡萄糖盐水500mL静脉滴注，1～2h滴完，紧急时也可使用盐酸氯丙嗪加盐酸异丙嗪静脉滴注，体温降至38℃时停止降温处理。

③ 在降温的同时应积极纠正水、电解质紊乱，24h补液量控制在2000～3000mL，并注意补充钾、钠盐。

④ 出现心、脑、肾合并症时，应积极对症处理。心力衰竭用毛花苷C等。呼吸衰竭用尼可刹米、洛贝林对症治疗。

865 何谓产褥期抑郁症？如何治疗？

产妇在产褥期出现抑郁症状，称为产褥期抑郁症，是产褥期精神综合征中最常见的一种类型。

866 产褥期抑郁症表现有哪些，如何诊断？

依据美国精神学会（1994）在《精神疾病的诊断与统计手册》，制定了产褥期抑郁症的诊断标准。

（1）在产后2周内出现下列5条或5条以上的症状，必须具备①、②两条。

　　① 情绪抑郁。

　　② 对全部或多数活动明显缺乏兴趣或愉悦。

　　③ 体重显著下降或增加。

　　④ 失眠或睡眠过度。

　　⑤ 精神运动性兴奋或阻滞。

　　⑥ 疲劳或乏力。

　　⑦ 遇事皆感毫无意义或自罪感。

　　⑧ 思维力减退或注意力下降。

　　⑨ 反复出现死亡。

　　（2）在产后4周内发病。

867 产褥期抑郁症如何治疗？

　　① 心理治疗：通过心理咨询，解除致病的心理因素，对产妇多加关心和无微不至照顾，尽量调整好家庭关系，指导其养成良好睡眠习惯。

　　② 药物治疗：应用抗抑郁症药，主要是选择5-羟色胺再吸收抑制药、三环类抗抑郁药等。

868 何谓产后乳房炎？

　　产后乳房炎多为乳房的急性化脓性炎，包括乳头炎、乳晕炎及乳腺炎，是产后哺乳期妇女的常见病，以初产妇多见，占90%，多发生在产后3～4周，若不及时诊治，可发展为乳腺脓肿。常见病原菌为金黄色葡萄球菌。

869 产后乳房炎病因有哪些？

　　细菌入侵；乳汁淤积。

870 产后乳房炎细菌入侵的途径是什么？

　　① 细菌自乳头破损或皲裂处侵入，沿淋巴管蔓延至乳腺小

叶及小叶间结缔组织，引起化脓性蜂窝织炎；②病菌由婴儿鼻咽部直接侵入乳管开口，上行至乳腺小叶，停留在淤积的乳汁中，继而扩散至腺实质；③产妇身体其他部位的感染病菌由血液循环至乳腺内，引起乳腺炎。

871 乳头炎和乳晕炎的病因是什么？

由于乳头、乳颈及乳晕部皮肤皱褶不平，在乳晕范围内又有丰富的乳晕腺、汗腺、皮脂腺等结构，因而大多数哺乳妇女的乳头及乳晕部位都带有细菌，约40%的婴儿口腔内带有致病菌，婴儿过猛吸吮等导致乳头及乳晕部位皮肤破损，引起乳头炎和乳晕炎。乳头炎病变早期表现为乳头皲裂，多为放射状小裂口，裂口深时可有出血，每当婴儿吸吮乳头时，乳头可出现刀割样疼痛，之后在乳头上可出现渗血或淡黄色稀薄浆液性渗出，略干燥后即在乳头表面形成结痂。如未及时纠正哺乳方法，于再哺乳后结痂浸软及脱落，裂口随之增大，而后又渗出血液及再结痂，如此反复发生。大多数患者无明显全身症状，但极易发展为急性乳腺炎或使病情加重。乳腺炎常发生在乳头炎之后，当炎症侵及至乳晕深层引起蜂窝织炎，局部红、肿、热、痛等急性炎症的体征明显，此时可出现轻微全身症状。

872 产后乳汁淤积的原因是什么？

① 初产妇哺乳无经验，乳汁多，婴儿往往不能把乳汁吸尽，致使多余的乳汁淤积在腺小叶中，有利于细菌生长繁殖。初产妇的乳汁中含有较多的脱落上皮细胞，易引起乳腺管的堵塞，使乳汁淤积加重。乳汁的淤积促使急性炎症发生。②初产妇如孕期不经常擦洗乳头，上皮脆弱，小儿吸吮时间过长，乳头表皮浸软，易发生皲裂，发生皲裂后婴儿吸吮引起母亲剧烈疼痛，影响充分哺乳，乳房不易排空，乳汁易淤积；此外，乳头发育不良，短、小、平、内陷等更影响哺乳，乳汁更易淤积。

873 乳头炎和乳晕炎的临床表现是什么？

乳头炎病变早期表现为乳头皲裂，多为放射状小裂口，裂口深时可有出血，每当婴儿吸吮乳头时，乳头可出现刀割样疼痛，之后在乳头上可出现渗血或淡黄色稀薄液性渗出，略干燥后即在乳头表面形成结痂。如未及时纠正哺乳方法，于再哺乳后结痂浸软及脱落，裂口随之增大，而后又渗出血液及再结痂，如此反复发生。大多数患者无明显全身症状，但极易发展为急性乳腺炎或使病情加重。乳腺炎常发生在乳头炎之后，当炎症侵及至乳晕深层引起蜂窝织炎，局部红、肿、热、痛等急性炎症的体征明显，此时可出现轻微全身症状。

874 产后乳腺炎的临床表现有哪些？

乳腺炎分早期乳腺炎、蜂窝织炎及乳腺脓肿。

875 早期乳腺炎临床表现有哪些？

开始时病人有高热、畏寒、寒战等全身症状。患侧乳房肿胀疼痛。检查见乳房表面皮肤发红或颜色未变，浅表静脉扩张，出现界限不清的肿块，触痛明显。如积极治疗，多能消散。

876 乳腺蜂窝织炎的临床表现有哪些？

多有畏寒、寒战、高热。乳腺疼痛加剧，常呈跳痛。检查见乳房表面皮肤红肿、发热伴有静脉扩张。有明显肿块、硬且压痛，腋下可扪及肿大并有压痛的淋巴结。末梢血白细胞计数明显增高，有核左移现象。若为溶血性链球菌感染，则浸润更广泛，严重时引起败血症。

877 乳腺脓肿的临床表现是什么？

炎症逐渐局限而形成脓肿。高热、畏寒。体温可高达38.5～39℃，甚至达40℃，乳房疼痛加剧。脓肿可以是单房或多房，脓腔之间有纤维间隔隔开，甚至可在先后不同的时期形成几个脓肿，使病程迁延。脓肿部位也可深浅不同，表浅脓肿波动明显，可以向体表破溃，或穿破乳管从乳头排出脓液。深部脓肿早期不易出现波动感，如未及早切开引流，则慢慢向体表破溃，引起广泛的组织坏死，也可向乳腺后疏松结缔组织间隙内破溃，在乳腺和胸肌之间形成乳腺后脓肿。极少数患者在乳腺脓肿自行破溃或切开引流后形成脓瘘或乳瘘，经久不愈。

878 产后乳腺炎如何预防？

① 在妊娠后期经常用温水清洗乳头，有乳头内陷者更应注意，最好在孕前牵拉矫正；②每次哺乳应使乳汁吸尽，如未能吸尽则可在哺乳后扪及乳房块，应按摩挤出乳汁或用吸奶器吸出，防止乳汁淤积；③哺乳后应清洗乳头，注意勿让婴儿含乳头而睡，防止乳头破损和皲裂，如已发生应及时治疗，并用吸乳器吸尽淤积的乳汁；④保护两侧乳房，宜戴合适的胸罩将乳房托起防止悬垂、挤压等损伤；⑤注意婴儿口腔卫生，及时治疗婴儿口腔炎症。

879 产后乳腺炎常用的治疗措施有哪些？

① 物理疗法。

② 手术疗法。

③ 抗生素治疗：对所有急性乳腺炎患者应选用抗生素治疗，应选择本地区对金黄色葡萄球菌敏感的抗生素，如青霉素或头孢菌素，对青霉素过敏者可选用红霉素。强调不能过早停用抗生素，一般治疗应持续10d左右。

④ 停止哺乳：由于停止哺乳可能加重乳汁淤积，故停止哺乳不列为乳腺炎处理常规，限用于感染严重或乳腺脓肿引流后形成乳瘘者。

880 终止乳汁分泌的方法有哪些？

① 己烯雌酚5mg，口服，每日3次，共3d，或肌注苯甲酸

雌二醇4mg，每日一次，连用3～5d；②维生素B_6 200mg，口服，每日3次，共5～7d；③生麦芽60～90g，煎服，连用3～5d；④芒硝250g，分装于两纱布袋内，敷于两乳房，湿硬时更换；⑤溴隐亭2.5mg，口服，每日2次，共14d。

881 乳头皲裂如何治疗？

可用少量乳汁涂在乳头和乳晕上，短时间内暴露和干燥乳头；也可涂10%复方安息香酸酊或抗生素软膏，注意哺乳后涂抹，哺乳期前洗净。

882 如何应用物理疗法治疗产后乳腺炎？

用绷带或乳托将乳房托起，乳汁淤积期患者可继续哺乳，局部冷敷，以减少乳汁分泌。蜂窝织炎期患者应暂停哺乳并采取措施使乳汁排出，局部用湿热敷或超短波等理疗，促使炎症局限化。在脓肿形成前进行理疗，多数患者的炎症可自行消失。

883 产后乳腺炎手术治疗的适应证是什么？

适用于乳腺脓肿形成患者。

884 产后乳腺炎手术治疗的方法有哪些？

较小的脓肿可先采用穿刺排脓，在局麻下用粗针头刺入脓肿，吸出脓液，注入抗生素，每日一次，至无脓时为止。

范围较大的脓肿或穿刺抽脓效果不好的病人应行切开引流术。深部脓肿波动感不明显，需用较粗大针头在压痛最明显处试行穿刺，确定其存在和部位后再行切开。乳腺脓肿切开的方法主要根据脓肿的部位而定：乳晕部位的脓肿大多比较浅表，可在局部麻醉下沿乳晕与皮肤的交界线做弧形切口，切开皮肤后即改用血管钳钝性分离，避免损伤乳管。较深部位乳腺脓肿最好在浅度全身麻醉下，于波动感和压痛最明显处以乳头为中心做辐射状切口，并避免切开乳晕。同时注意切口有无足够长度，以保证引流通畅。在脓肿切开和脓液排出后，手指深入脓腔探查，分离其纤维间隔；对较大脓肿在探查时找到其最底部位另做切口，进行对口引流。乳腺深部或乳腺后可在乳腺的下缘做弧形切口，在乳腺和胸肌筋膜间进行分离，将乳房上翻后切开脓腔。此法不适宜肥胖和乳腺下垂病人。

885 产后乳房胀痛如何治疗？

哺乳前湿热敷 3 ～ 5min，并按摩、拍打、抖动乳房，频繁哺乳、排空乳房，必要时理疗或口服通乳中药。

886 乳汁不足的原因有哪些？

① 因产妇精神因素引起乳汁不足。产妇由于分娩和关心孩子而造成精神紧张，引起乳汁不下。②因授乳方法不当引起缺乳。③因产妇身体较差或贫血引起缺奶。④血虚气弱。⑤肝郁气滞。

887 如何解决乳汁不足？

鼓励乳母树立信心，指导哺乳方法，按需哺乳，夜间哺乳，适当调节饮食及服催乳药等。

第48章　产前诊断

888 何谓产前筛查？

产前筛查是指用比较经济、简便、无创伤的检测方法在广大孕妇人群中筛查出怀有某种先天缺陷胎儿的高危个体。通常筛查的疾病有先天愚型和神经管畸形两种。

889 中孕期何时产前筛查?

孕 15 ~ 20 周,在 15 ~ 20 孕周时,怀有先天愚型患儿或神经管畸形的孕妇与怀有正常胎儿的孕妇相比,血清中各项检测指标的差异最大,因此在此期间筛查最为灵敏。

890 何谓先天愚型?

先天愚型又称21-三体综合征或唐氏综合征,是一种常见的染色体异常疾病。在新生儿中,其发病率为1/800 ~ 1/600,因2/3受累胎儿在孕早期自发流产,故实际发病率比新生儿发病率高得多。先天愚型的主要临床症状是特殊面容、智力低下、体格发育迟缓并伴有其他畸形如先天性心脏病等。

891 何谓神经管畸形?

一种多基因遗传病,同时受遗传因素和环境因素影响,多散发。常见的神经管畸形包括无脑儿、脊柱裂、脊膨出等。神经管畸形是引起智力低下的主要原因之一。

892 怎样进行产前筛查?

需空腹进行,抽取孕妇血清,检测母体血清中妊娠相关血浆蛋白A(PAPP-A)、游离HCGβ亚基(早期两项)或甲型胎儿蛋白(AFP)和绒毛膜促性腺激素(HCG)和游离雌三醇(uE3)(中期三项)的指标,结合孕妇预产期、体重、年龄和采血时的孕周,计算出"唐氏儿"的危险系数,这样可以查出80%的唐氏儿。

893 产前筛查注意事项有哪些?

孕妇需要提供较为详细的个人资料,包括出生年月、末次月经、体重、是否胰岛素依赖性糖尿病、是否双胎、是否吸烟、异常妊娠史等,由于筛查的风险率统计中需要根据上述因素做一定的矫正,因此在抽血之前填写化验单的工作也十分重要。

894 在产前筛查中 β-HCG 有何意义？

先天愚型胎儿母血清 HCG 和 β-HCG 均在呈持续上升趋势，一般为通常孕妇的 1.8 ～ 2.3 中位数倍数（MOM）值和 2.2 ～ 2.5MOM。

18-三体综合征，β-HCG 表现为降低，一般 ≤0.25MOM 作为 18-三体综合征高风险的重要表现。

895 如何对筛查结果进行解释，其处理原则是什么？

① 对筛查结果为 21-三体综合征、18-三体综合征高风险的孕妇，医生应告知孕妇其结果只说明胎儿患两种先天异常的风险较高，但不是确诊，建议其进行羊水胎儿染色体核型分析，以排除染色体病。

② 对于年龄 ≥35 岁的高龄孕妇，即使做了筛查且低风险，医生也应告之产前筛查和产前诊断的区别，给孕妇提供选择细胞遗传学的机会。

③ 对于 NTD 高风险的孕妇，应建议 B 超检查以排除神经系统发育异常的可能性。

④ 对筛查阴性或低风险的孕妇应告知其结果只说明孕妇胎儿患某一种先天缺陷的可能性很小，但不是绝对排除。

896 何谓产前诊断？

产前诊断是在遗传咨询的基础上，主要通过遗传学检测和影像学检查，对高风险胎儿进行明确诊断，通过对患胎的选择性流产达到胎儿选择的目的，从而降低出生缺陷率，提高优生质量和人口素质。

897 产前诊断的指征有哪些？

① 35 岁以上的高龄孕妇。

② 生育过染色体异常儿的孕妇再生染色体异常（如 21-三体

综合征、18-三体综合征、13-三体综合征）的机会，比正常孕妇高10倍，达1.7%。

③ 夫妇一方有染色体平衡易位者其子代发生染色体畸变率增大。

④ 生育过无脑儿、脑积水、脊柱裂、唇裂、腭裂、先天性心脏病儿者，其子代再发生概率增高。

⑤ 性连锁隐性遗传病基因携带者。

⑥ 夫妇一方有先天性代谢疾病，或已生育过病儿的夫妇。

⑦ 在妊娠早期接受较大剂量化学毒剂、辐射或严重病毒感染的孕妇。

⑧ 有遗传性家族史或近亲婚配史的孕妇。

⑨ 原因不明的流产、死产、畸胎和有新生儿死亡时的孕妇。

⑩ 本次妊娠羊水过多、疑有畸胎的孕妇。

898 产前诊断方法有哪些?

依据取材和检查手段的不同，一般分为两大类，即创伤性方法和非创伤性方法。

899 创伤性产前诊断常用的取材方法有哪些?

① 绒毛取材：绒毛取样时间是妊娠6～9周。取材方法：经宫颈、经腹部和经穹隆3种途径，在超声引导下进入宫腔，抽吸15～20mg绒毛组织进行检查。

② 羊水检查：取材时间妊娠16～22周。

③ 脐血检查：取材时间孕龄22～25周。取材方法：超声诊断胎盘、胎儿及脐带位置，确定穿刺点。一般选择近胎盘根部2cm以内的脐蒂部。在超声引导下，用22号穿刺针经腹壁和宫腔刺入脐血管，抽取胎血。应用碱变性试验等确定无母血污染后进行检查。

④ 胎儿镜检查：检查时间孕龄18～20周。方法：胎儿镜经腹壁进入羊膜腔。可进行胎血采集和胎儿组织器官（肝脏、皮

肤）活检，进行产前诊断或宫内输血治疗。

⑤ 胚胎植入前诊断。

900 非创伤性产前诊断方法有哪些？

超声波检查、母体外周血清标志物测定和母体外周血胎儿细胞检测等。

901 羊膜腔穿刺的基本原则有哪些？

① 羊膜腔穿刺只适用于有医学指征而无禁忌证者。

② 有出血倾向（血小板 ≤ 70×10^9/L，凝血功能检查有异常）、盆腔或宫腔感染、先兆流产者不宜施行。

③ 按知情同意、孕妇自愿的原则，医生只对已签署知情同意书的孕妇做羊膜腔穿刺术。

④ 穿刺必须在有条件对穿刺中发生异常情况进行紧急医学处理的环境及单位中进行。

⑤ 同一天穿刺一般不超过两次，若穿刺失败，可在 1 ～ 2 周后复查，考虑重抽。

⑥ 用于羊水细胞遗传学检查时，合适穿刺的孕周是 16 ～ 22 周。

902 羊膜腔穿刺前需做哪些准备工作？

① 向孕妇及家属做必要的解释，消除顾虑，并要求双方签字或直系亲属（需备身份证复印件）签字。

② 术前不宜空腹及术前测体温，两次体温在 37.5℃ 以上者，穿刺暂缓。

③ 准备好消毒穿刺探头、穿刺导向器及 22 ～ 23G 的穿刺针。

④ 准备好羊膜腔穿刺并发症抢救所需的药品。

⑤ 术前复习病历、B超检查结果，了解手术适应证。

903 如何进行羊膜腔穿刺？

孕妇取仰卧位，常规B超检查，选择最佳穿刺部位，并测定 BPD、HL、胎盘位置、羊水量，注意胎心音是否正常。

常规消毒皮肤、铺巾。换用已消毒的穿刺探头，调整探头上穿刺角度。通过监视器显示，确定穿刺部位是否置于穿刺引导线上，测量穿刺深度。

术者将穿刺针沿探头穿刺导向槽插入，进行穿刺。尽量选择无胎盘附着部位，若无法避开胎盘，则尽量避免穿过胎盘血窦。

取出针芯，用注射器抽取羊水。按诊断要求抽取 5～20mL 做产前诊断，产前诊断时弃去开始的 1～2mL 羊水。

术后再做超声检查，观察胎心、胎动、胎盘和羊水情况。

术后按压穿刺点 2h。

写好病情记录及手术记录，并签字。

904 羊膜腔穿刺的注意事项和并发症是什么？

① 羊膜腔穿刺操作应在无菌条件下进行，必须由有经验的工作人员负责。

② 穿刺点尽量避开胎盘。

③ 诊断性羊膜腔穿刺，应除去前面抽吸的 2mL 羊水，以免母亲细胞污染。

④ 对孕晚期羊膜腔穿刺，要注意孕妇易发生仰卧位低血压综合征，考虑侧卧位羊膜腔穿刺。

⑤ 羊膜腔穿刺术后，应卧床休息 30min，并重复 B 超检查。注意有无胎盘血肿形成。

⑥ 术后交代注意事项（注意腹痛、阴道流液、流血、胎动情况）。

905 何谓遗传咨询？

遗传咨询是由从事医学遗传的专业人员或咨询医师，对咨询者提出的家庭中遗传性疾病的发病原因、遗传方式、诊断、预后、复发风险、防治等问题进行解释，并对其子女发生遗传性疾病或先天缺陷的风险进行评估，帮助咨询者对婚育问题做出选择。

906 遗传咨询的对象有哪些?

① 夫妇双方或家系成员患有遗传或先天畸形者，或曾生育过遗传病患儿的夫妇。

② 不明原因智力低下或先天畸形儿的父母。

③ 不明原因的反复流产或有死胎、死产等情况的夫妇。

④ 孕期接触不良环境因素以及患有某些慢性病的孕妇。

⑤ 常规检查或常见遗传病筛查发现异常。

⑥ 其他需要咨询者，婚后多年不育的夫妇及35岁以上的高龄孕妇。

907 遗传咨询内容有哪些?

遗传咨询常分为婚前咨询、产前咨询和一般遗传咨询。

（1）婚前咨询

① 暂缓结婚：可矫正的先天性生殖道畸形宜先行矫正治疗。

② 可以结婚但禁止生育：夫妻一方患有严重的常染色体显性遗传病，且无有效的治疗方法；夫妻一方患有严重的多基因遗传病。

③ 限制生育：如夫妻一方为X连锁遗传病者应限制生育。

④ 禁止结婚：直系血亲和三代以内旁系血亲男女双方或双方家系中患有相同的遗传性疾病；严重弱智，或伴有各种畸形，生活不能自理，无法承担家庭义务者。

（2）产前咨询。

（3）一般遗传咨询。

908 如何进行遗传咨询?

① 明确诊断：首先要通过家庭调查及系谱分析，明确是否为遗传性疾病，正确认识遗传性疾病与先天性疾病、家族性疾病的关系。

② 预测对子代的影响：根据遗传性疾病类型和遗传方式预

测遗传性疾病患者子代再发风险率。

909 如何判断近亲结婚对遗传病的影响程度？

近亲结婚，由于夫妇有共同祖先，必定有血缘关系，结婚后可能增加父母双方相同的有害隐性基因传给下一代的机会，使其子女发生常染色体隐性遗传病的可能性显著增加，临床上常以亲缘系数、近婚系数和性连锁基因的近婚系数来估计判断近亲结婚对遗传性疾病的影响程度。

第49章　产科麻醉与止痛

910 分娩疼痛的产生原因是什么？

分娩过程中，由于子宫肌阵发性收缩，子宫下段和宫颈管扩张以及盆底和会阴受压可激惹其中的神经末梢产生神经冲动，沿内脏神经和腰骶神经传递至脊髓，再上传至大脑痛觉中枢，使产妇产生剧烈疼痛的感受，即分娩疼痛（或称"产痛"）。此外，分娩痛尚与产妇的心理因素有关。疼痛的强度可因个体的痛阈而异，也与分娩次数有关。大多数初产妇自子宫收缩开始即出现疼痛，且随产程进展而加剧。经产妇则多数在第二产程开始后方见疼痛加剧。

911 分娩疼痛的产生机制是什么？

经阴道自然分娩分为三个阶段（产程）。分娩痛主要出现于第一和第二产程。不同产程疼痛的神经传导不同。

① 第一产程：自规律子宫收缩开始到宫口开全，其间子宫体、子宫颈和阴道等组织出现巨大变化，胎头下降促使子宫下段、宫颈管和宫口呈进行性展宽、缩短、变薄和扩大；子宫肌纤

维伸长和撕裂；圆韧带受强烈牵拉而伸长。这些解剖结构的迅速变化构成强烈刺激信号，刺激冲动由盆腔内脏传入神经纤维及相伴随的交感神经传入胸10～12和腰1脊髓节段，然后再经脊髓背侧束迅速上传至大脑，引起疼痛。疼痛部位主要在下腹部、腰部及骶部。第一产程疼痛的特点是：腰背部紧缩感和酸胀痛，疼痛范围弥散不定，周身不适。

② 第二产程：自宫颈口开全至胎儿娩出，此阶段除了子宫体的收缩及子宫下段的扩张外，胎儿先露部对盆腔组织的压迫以及会阴的扩张是引起疼痛的原因。疼痛冲动经阴部神经传入骶2～4脊髓节段，并上传至大脑，构成典型的"躯体痛"，其疼痛性质与第一产程完全不同，表现为刀割样尖锐剧烈的疼痛，疼痛部位明确，集中在阴道、直肠和会阴部。

③ 第三产程：胎盘娩出，子宫体缩小，子宫内压力下降，痛觉显著减轻。

912 分娩疼痛所致的不良影响有哪些？

① 不协调性子宫收缩：疼痛使肾上腺皮质激素分泌增多，兴奋子宫β受体，抑制子宫平滑肌可致子宫收缩乏力；去甲肾上腺素兴奋子宫的α受体，刺激子宫收缩，可致子宫收缩过强、过频。当二者分泌失调时，可致子宫不协调性收缩。

② 胎儿窘迫：交感神经兴奋时，导致儿茶酚胺水平升高，可减少子宫胎盘血流量，导致胎儿宫内缺血、缺氧性损害。

③ 呼吸、脉搏加快：体内的β-内啡肽可使心肌收缩力加强，心率加快，当发生心动过速时，可导致程度不同的周围循环灌注不足、组织缺氧、代谢性酸中毒及呼吸加快。

913 理想的分娩镇痛应具备哪些条件？

① 对母婴影响小，无消化道反应，不引起恶心、呕吐，避免吸入性肺炎。

② 易于给药，起效快，作用可靠，满足整个产程镇痛的需求。

③ 避免运动神经阻滞，不影响子宫收缩和产妇运动。

④ 产妇清醒，可参与分娩过程。

⑤ 必要时可满足手术的需要。

914 分娩镇痛的意义是什么？

① 分娩镇痛是医学发展的需要：随着医学模式的转变，爱母行动的倡导，打破了"分娩必痛"的传统观念。产妇对医生提出了更高的要求，产时给予分娩镇痛已是时代的需要。

② 分娩镇痛是现代文明产科的标志：分娩疼痛是客观事实，有其生理及心理学基础。如何使产妇安全、无痛苦地分娩，一直是人们的追求。分娩镇痛已经历一个多世纪的研究，医生无权不提供此项服务。

③ 分娩镇痛是每一位产妇和胎儿的权利：分娩是繁衍后代的过程，产妇有权享受安全、幸福的分娩服务，胎儿也有权在此过程中受到保护与善待。

④ 分娩镇痛可提高分娩期母婴的安全：分娩镇痛可缩短产程，降低产妇的应激反应；减少产妇不必要的耗氧量和能量消耗，防止母婴代谢性酸中毒的发生；减少手术产率；减少产后出血率；改善胎盘血流量，降低胎儿缺氧和新生儿窒息。

915 分娩镇痛的禁忌证有哪些？

① 有出血性疾病（如血友病、血小板减少症）。

② 脊柱畸形、外伤、椎管内肿瘤。

③ 脑脊膜炎、脊髓灰质炎。

④ 全身化脓性感染以及在穿刺部位和其邻近组织有炎症者。

⑤ 重度休克及未纠正的低血容量。

⑥ 过度肥胖、穿刺点标志不清者。

⑦ 急性心力衰竭或严重冠心病；贫血（血红蛋白含量＜80g/L），营养不良。

⑧ 多胎妊娠，宫缩异常，潜伏期末，羊水Ⅱ度以上污染者，

瘢痕子宫。

⑨ 产前出血未查明原因者。

916 常用的分娩镇痛方法有哪些？

主要包括非药物分娩镇痛和药物分娩镇痛两大类。尽管每一方法均有其特点和优点，但目前公认以腰段硬膜外镇痛最为有效且副作用较少，可使产妇保持一定的活动能力，主动参与分娩过程，即使自然分娩失败，仍可继续用于剖宫产的麻醉，对胎盘功能不全的胎儿也有益处。

917 常用的非药物分娩镇痛法有哪些？

① 心理疗法：自然分娩法；精神预防性分娩镇痛法；陪伴分娩。

② 水针分娩镇痛。

918 水针分娩镇痛的机制及方法是什么？

这是一种简单、易行且符合自然分娩规律，对产妇和胎儿无不良影响的分娩镇痛方法。其可能的作用机制是：①诱使体内释放内源性吗啡样物质如体内β-内啡肽；②局部注射渗透性小且弥散慢的无菌用水，产生机械性强刺激及压迫作用，阻断了部分神经传导，促进体内β-内啡肽水平的升高，从而产生镇痛作用。其操作方法是：根据疼痛涉及的神经传导部位，在第五腰椎棘突划一中线，左、右各旁开2cm，由此再各向下2cm共4个点，皮内注射0.5mL无菌注射用水，形成直径1.5cm的皮丘。有研究显示，水针分娩镇痛法在临床应用中其制止腰痛的效果极其显著，显效率为91.67%，有效率为8.33%，总有效率达100%。对腹痛缓解不明显。对母婴安全，可缩短产程、减少产后出血。

919 常用的镇痛药物有哪些？

① 吗啡：具有强的镇静和止痛效果，可使痛阈提高，镇痛

峰值出现在肌注后1～2h、静注后15～20min，持续4～6h；但吗啡易通过胎盘，可抑制新生儿呼吸中枢，透过早产儿血脑屏障，早产者禁用。吗啡的主要副作用为抑制呼吸、扩张血管、降低血压及呕吐等，可用烯丙吗啡对抗。

② 哌替啶：常用于临产后的镇痛。用药剂量为肌注50mg，镇痛峰值出现在肌注后40～60min，静注后5～10min起效，持续3～4h，哌替啶抑制胎儿呼吸的主要是其代谢产物，如去甲哌替啶，在胎儿肝脏内2～3h形成，此时抑制作用最明显。

③ 曲马多：镇痛效果强于哌替啶，常用剂量为100mg，镇痛峰值出现在用药后30～60min，持续2～4h；不抑制呼吸，未发现对产妇、胎儿及新生儿有不良影响。

④ 地西泮：镇静药，常与镇痛药合用，可提高镇痛效果，消除产妇紧张情绪，可接受剂量不超过10mg，大剂量应用可抑制新生儿呼吸，减弱肌张力，抑制新生儿体温调节中枢，使体温下降，增加新生儿体内间接胆红素浓度。

⑤ 冬眠药物：异丙嗪具有镇静、催眠、镇痛等作用，对心血管无不良影响，对子宫颈有松弛作用，可适用于宫颈性难产。

920 药物分娩镇痛的方法有哪些？

吸入性麻醉；局部麻醉；硬膜外麻醉；椎管阻滞麻醉；椎管内给药。

921 吸入性麻醉镇痛常用药物及特点是什么？

气体麻醉药可仅达止痛目的而不影响子宫收缩，产程可正常进展。常用药物为氧化亚氮，是一种镇痛作用强而麻醉作用弱的吸入性麻醉药，宫缩前30～50s使用，宫缩消失后停用。其优点如下。

① 对呼吸及循环系统无明显影响，笑气有甜味，不刺激呼吸道。

② 镇痛有效率达50%。

③ 止痛作用发挥快，消失也快。

④ 使用简单，产妇可自行掌握，安全度高。

922 局部麻醉镇痛有哪几种方法？

① 宫颈阻滞麻醉：阻滞部位为主韧带或骶韧带基底部，阻滞来自子宫、宫颈及阴道上部的感觉神经，适用于分娩活跃期。穿刺部位选择阴道侧穹隆的4点及8点处为宜；常用药物有普鲁卡因或利多卡因，为避免胎心率减慢，可同时注射阿托品。

② 阴部神经阻滞麻醉：适用于第二产程，行双侧阴部神经阻滞。常用药物为普鲁卡因或利多卡因。

③ 会阴局麻：适用于第二产程分娩前，选用阴部神经阻滞麻醉，在肛门与坐骨结节之间的皮下注射小量麻药，此种方法操作简单，作用迅速，不影响宫缩，对母婴无不良影响。

923 分娩镇痛的时机如何选择？

产程进展顺利，进入活跃期，宫口扩张3cm。

924 椎管内给药与分娩镇痛的关系如何？

经椎管内给药是目前常用的分娩镇痛方法。其中公认以硬膜外镇痛最为有效，镇痛效果理想，且副作用较小。仅在药物选择和剂量不当时出现诸如对宫缩的感觉消失、下腹部以下镇痛区域麻木、低血压、尿潴留、寒战、腹肌收缩无力以致影响宫缩等副作用。其不良反应主要表现在：①抑制子宫收缩，减慢宫口扩张速度，使第一、第二产程延长，复合麻醉性镇痛药时可减少局麻药的剂量并明显减轻对产程和子宫收缩的影响；②硬膜外置管时间过早可致剖宫产率明显提高，宫口小于3cm置管的产妇剖宫产率为28%，大于5cm为11%，且产妇下床活动也不能改善过早置管对产程的影响；③硬膜外镇痛可影响子宫血流的重新分布，引起胎心率的加快或减慢。

925 椎管内给药行分娩镇痛的方式有哪些？

腰部硬膜外阻滞镇痛；连续硬膜外镇痛（CIEA）；硬膜外腔阿片类药加局麻药分娩镇痛；"可行走的硬膜外镇痛"等。

926 药物分娩镇痛的并发症有哪些？

低血压；头痛；局麻药中毒；全脊髓麻醉；神经损伤；其他如嗜睡、头晕、恶心、呕吐、皮肤瘙痒、呼吸抑制、尿潴留等也较常见。

第50章 产科手术

927 会阴切开的目的及分类是什么？

避免复杂会阴裂伤及克服分娩阻滞。常用的术式有会阴斜切开及正中切开。

928 会阴切开的适应证有哪些？

① 初产妇产钳助产术、胎头吸引术及足月臀位产。经产妇一般不需要，可根据阴道、会阴松紧情况处理。

② 缩短第二产程，如第一产程过长、重度子痫前期、胎儿窘迫。

③ 第二产程过长，如宫缩乏力、会阴坚韧。

④ 早产儿预防颅内出血。

929 会阴侧-斜切开时如何麻醉？

可采用阴部神经阻滞及局部浸润麻醉。术者以一手的示、中二指在阴道内触摸坐骨棘，另一手持已连接20～22号长针头的针筒，由坐骨结节与肛门连线中位处皮肤刺入，先做一皮丘；然后向坐骨棘方向进针，直达其内下方，注入0.5%～1%普鲁卡因溶液10mL，再向切口周围皮肤、皮下组织及肌层做扇形浸润麻醉。

930 如何做会阴侧斜切开（左侧）？

会阴侧斜切开（左侧）又名会阴后-侧切开。产妇取膀胱截石位，术者左手示、中二指伸入胎先露和阴道侧后壁之间，保护胎儿并指示切口位置，撑起左侧阴道壁，右手持剪刀自会阴后联合处向左下方与上中线成45°，等待宫缩时剪开会阴，切口大小一般长3～4cm；切口用消毒纱布压迫止血，小动脉出血时应结扎止血。缝合：胎盘完整排出、阴道检查其他部位无撕裂后，阴道内置一带尾纱布团、阻止宫腔血液外流，以便看清手术野，利于缝合；阴道内黏膜采用连续缝合法，从切口顶端上0.5～1.0cm进针，间断缝合至处女膜缘处打结；外阴部肌肉及皮下组织一起间断缝合，进针尽量贴近皮内组织，但不能穿透皮内全层缝合，不留死腔，出针点需紧靠对侧皮内组织，不宜穿过真皮；1号丝线间断缝合皮肤或2/0可吸收线皮内包埋缝合皮肤。术毕取出阴道纱布团，常规肛门检查有无肠线穿透直肠黏膜，如有，应拆除后重新缝合。

931 如何做会阴正中切开？

会阴正中切开指切口沿会阴后联合中间垂直切开，长2.0～3.0cm，应注意不要损伤肛门括约肌。缝合：在胎儿胎盘娩出后进行，以0号铬制肠线或无创伤可吸收线间断缝合阴道黏膜及黏膜下组织，以1号丝线间断缝合皮下脂肪和皮肤，亦可用2/0无创伤可吸收线做皮内包埋缝合，不必再行拆线。缝合完毕常规肛门检查有无肠线穿透直肠黏膜，如有，应拆除后重新缝合。

932 会阴切开术后注意事项有哪些？

① 保持会阴清洁，会阴擦洗每日两次，每日更换会阴消毒垫。

② 外阴切口自第2天应用红外线照射，每日两次，每次30min，以利于切口愈合，切口肿胀疼痛者用50%硫酸镁湿热敷，每日两次，每次30min。

③ 术后每日检查切口，有感染征象者及早处理，如已化脓，立即拆除缝线，撑开切口引流。正常术后5～6d拆线。

933 何谓外阴及阴道血肿？

外阴及阴道血肿指血肿自阴唇扩展至阴道旁组织，常累及会阴及坐骨直肠窝，肉眼仅能发现外阴局部血肿。患者表现为分娩后，外阴或阴道内有撕裂样疼痛甚至坠胀痛，或有排尿困难、里急后重感。

934 如何治疗外阴及阴道血肿？

① 抗休克，必要时输血。

② 小血肿如不继续增大，可待其自然吸收；大血肿应行切开术，取出血凝块，戴双层手套的一手指伸入直肠，托出血肿底部进行缝合止血。缝合困难者，可用纱布条填塞血肿腔，阴道内做对抗填塞，放留置导尿管。阴道内纱布条12h后取出，血肿腔内的纱布24h后取出。

③ 给予抗生素预防感染。

935 吸引器助产术的目的是什么？

利用负压将胎头吸引器附着在胎头上，通过牵引，协助娩出胎儿。

936 吸引器助产术的适应证有哪些？

① 第二产程延长：因持续性枕横位或枕后位，轻度骨盆狭

窄，巨大胎儿及宫缩乏力等原因导致第二产程延长者。

② 缩短第二产程：因妊娠合并心脏病、妊娠期高血压疾病、剖宫产史及子宫有瘢痕不宜在分娩时屏气者。

③ 胎儿窘迫。

937 吸引器助产术的禁忌证有哪些？

① 骨盆狭窄或头盆不称。

② 额后位、额先露、高直位或其他异常胎位。

③ 严重胎儿窘迫，估计吸引术不能立即结束分娩者。

④ 宫颈口未开全。

938 吸引器助产术的手术条件有哪些？

① 患者取膀胱截石位，消毒外阴、导尿。

② 阴道检查先露部的高低和胎方位，宫口开全，胎头双顶径达坐骨棘水平以下，先露 +3 以下，胎膜未破者人工破膜。

③ 如为枕后位或枕横位，可先行手转胎头术，使胎头矢状缝与骨盆出口前后径方向一致。

④ 宫缩较弱可应用 0.5% 缩宫素静脉滴注以加强宫缩。

⑤ 准备及检查胎头吸引器及负压装置。

⑥ 必要时行会阴切开术。

939 吸引器助产术的手术步骤是怎样的？

① 放置胎头吸引器：将吸引器大端涂以润滑剂，术者以左手示指及中指撑开阴道后壁，右手持吸引器，将大端经阴道后壁送入，其后缘抵达胎头顶部。然后右手示指、中指掌面向外，拨开阴道右侧壁，使大端侧缘滑入阴道内，继而手指向上托起阴道前壁，使吸引器前壁滑入。最后以右手中指、示指拉开阴道左侧壁，使整个吸引器大端滑入阴道内，与胎头顶部紧贴。

② 检查胎头吸引器附着位置：用左手将吸引器大端紧扣在胎头上，右手示指、中指沿吸引器大端边缘触摸，了解是否有阴

道壁或宫颈组织夹入吸引器与胎头之间，如有，应予以推开。

③ 抽吸负压：术者用左手保持吸引器正确位置，开启电动吸引器，或用注射器抽气，使负压达到280～350mmHg，然后钳夹橡皮管，以保持负压。负压形成后，胎头顶部形成产瘤，术者再以右手示指检查胎头吸引器与胎头间无产道软组织夹入后，开始牵引。

④ 牵拉吸引器：于宫缩及产妇屏气时开始牵引，若为枕左前或枕右前位，在牵引的同时旋转胎方位，当胎头枕骨抵达耻骨联合下时，使胎头渐仰伸，待双顶径娩出时解除负压，轻轻取下胎头吸引器，胎额、鼻及颏相继娩出。若一次宫缩胎头未娩出，在宫缩间歇期可轻轻保持原有牵引力，待下次宫缩时再继续牵引以助胎儿娩出。

⑤ 检查产道有无撕裂，常规缝合会阴。

940 吸引器助产术的注意事项有哪些？

① 胎头吸引器位置必须安放正确，抽吸负压达所需要求，待产瘤形成后再牵引。

② 在牵引过程中胎头吸引器发生漏气或滑脱时，其原因可能是：负压不足或牵引过早，产瘤尚未形成；牵引力过大或方向不当；骨盆狭窄、胎方位不正、先露部过高或产力不足。滑脱一般不宜超过2次。

③ 牵引时间不宜过长，以免影响胎儿，一般以10～15min结束分娩为宜。

④ 术后检查产道，如有裂伤应及时缝合。对于牵引困难者，应密切观察有无头皮血肿、颅内出血、头皮损伤，并及时予以处理。

941 吸引器助产术的并发症有哪些？

胎儿头皮血肿、颅内出血、头皮坏死、颅骨损伤；产妇宫颈裂伤、外阴阴道裂伤、阴道血肿。

942 产钳助产术的目的是什么？

牵引及旋转胎头，促使胎儿在短期内娩出，以缩短第二产程减轻母体负担及缩短胎儿缺氧时间。

943 产钳助产术分为哪几类？

根据胎头在盆腔内位置的高低，分为高位、中位及低位产钳术。

① 高位系指胎头未衔接时上产钳，危险性大，已不采用。

② 胎头双顶径已通过骨盆入口，但未超过坐骨棘水平，胎头矢状缝仍在骨盆出口平面的横径或斜径上时上产钳，称中位产钳术。目前也很少采用。

③ 胎头双顶径已达坐骨棘水平，先露骨质最低部位已达盆底，胎头矢状缝已转至骨盆出口前后径上时上钳，称低位产钳术。

944 产钳助产术的适应证有哪些？

① 第二产程延长：因持续性枕横位或枕后位，轻度骨盆狭窄，巨大胎儿及宫缩乏力等原因导致第二产程延长者。

② 缩短第二产程：因妊娠合并心脏病、妊娠期高血压疾病、剖宫产史及子宫有瘢痕不宜在分娩时屏气者。

③ 胎儿窘迫：妊娠期高血压疾病、过期妊娠、胎盘早剥、脐带绕颈或脐带脱垂等。

④ 胎头娩出困难：颜面位呈颏前位或臀位后出胎头困难。

945 产钳助产术的禁忌证有哪些？

① 骨盆狭窄或头盆不称。

② 颏后位、额先露、高直位或其他异常胎位。

③ 严重胎儿窘迫，估计产钳术不能立即结束分娩者。

④ 宫颈口未开全。

946 产钳助产术前需做哪些准备工作？

① 患者取膀胱截石位，消毒外阴、导尿。

② 阴道检查先露部的高低和胎方位，以及宫口是否开全。

③ 如为枕后位或枕横位，可先行手转胎头，使胎头矢状缝与骨盆出口前后径方向一致，才能放置产钳。

④ 纠正胎方位后，可应用 0.5% 缩宫素静脉滴注以加强宫缩。

⑤ 初产妇行会阴切开术。

⑥ 准备及检查产钳，并涂以润滑剂。

947 产钳助产术的手术步骤是怎样的？

产钳分左右两叶，操作时左手握左叶，置入产妇盆腔的左侧，右叶反之。手术分为产钳的置入、合拢、牵引与下钳几个步骤。现以枕前位的产钳术为例介绍。

① 置入：先放钳的左叶，后放右叶，才能扣合。用左手握左叶，右手做引导，缓缓送入阴道。儿头位置低者，用示、中二指做引导即可；位置较高者，须将手的大部分伸入阴道做引导。开始置入时，钳与地面垂直，钳的凹面向着会阴部，经阴道后壁轻轻插入，在右手的引导下，顺骨盆的弯度慢慢前进，边进边移向骨盆左侧，放到胎头的左侧面，放妥后取出右手，此时叶柄与地面平行，由助手托住。然后以同样方法，用右手握产钳的右叶，在左手的引导下慢慢送入阴道，置于儿头的右侧面。

② 合拢：如两叶放置适当，即可顺利合拢，若合拢不易，表示放置不妥，可先用左手中指、示指调整右钳匙，使钳锁合拢，若扣合仍有困难者，应取出重放。合拢后注意听胎心音，倘有突变，说明可能扣合过紧或因夹住脐带所致，应松开详细检查。

③ 牵引及下钳：合拢后如胎心音正常，可开始牵引。牵引应在阵缩时进行，用力应随宫缩而逐渐加强，再渐渐减弱。阵

缩间歇期间应松开产钳，以减少胎头受压，并注意听胎心音，牵引方向随儿头的下降而改变。开始钳柄与地面平行（头位置较高者，应稍向下牵引）。当枕部出现于耻骨弓下方，会阴部明显膨隆时，可改用单手缓缓向上提，助儿头仰伸娩出。

胎头"着冠"后，可取下产钳。取钳顺序与置入时相反，先下右叶，再下左叶，然后用手助儿头娩出。要注意保护会阴。

948 产钳助产术的注意事项有哪些？

① 正确掌握手术适应证及禁忌证。

② 阴道检查要仔细正确了解胎头骨质最低部及双顶径的高低以及矢状缝的方向。

③ 牵引产钳时用力要均匀、适当，速度不宜过快，也不能将钳柄左右摇晃。笔者的临床经验是为了防止牵引时因用力过度而造成创伤，术者应坐着牵引，双臂稍弯曲，双肘挨胸，慢慢用力。切不可伸直双臂、用足蹬踩产床猛力进行牵引，以防失去控制，重创母婴。臂力不足者，可站立牵引，但对用力及牵引方向应很好掌握。

④ 若牵引 2～3 次，胎先露仍不下降，应详细检查，酌情重新考虑分娩方式，切忌强行牵引。必要时可改行剖宫产术。

⑤ 术后注意观察宫缩及流血情况，检查宫颈及阴道，如有撕裂，立即缝合。

⑥ 产程长，导尿有血尿者，可留置导尿管，并酌用抗感染药物。

⑦ 仔细检查新生儿，给予维生素 K_1 5mg 肌注 qd ×3d，并应用抗生素预防感染。

949 产钳助产术的并发症有哪些？

新生儿严重头皮水肿、头部血肿、颅内出血、面神经麻痹、眶骨骨折、眼球后出血；产妇复杂会阴裂伤。

950 剖宫产术的适应证是什么？

（1）产妇方面 ①头盆不称：如骨盆显著狭小或畸形；相对性头盆不称经严密观察试产失败时；子宫先兆破裂者。②软产道异常：瘢痕组织或盆腔肿瘤阻碍先露下降者，或宫颈水肿、坚硬经数小时有力阵缩不扩张者。③宫缩乏力、经处理无效，伴有产程延长者。④胎位异常如横位、颏后位不能经阴道分娩者。⑤产前出血如前置胎盘、胎盘早剥。⑥有前次剖宫产史者，应根据前次的手术原因、手术方式和时间（一般在术后3年以上试产较安全）等，进行全面分析，决定处理方法。引产失败而需于短时间内结束分娩者；年龄在35岁以上者，适应证可适当放宽，如合并多年不育、妊娠期高血压疾病等；初产妇臀先露，胎儿较大，产力不佳，骨盆轻度狭小者；心力衰竭药物未能控制者，不得已可考虑实行。

（2）胎儿方面 胎儿窘迫；脐带脱垂，胎心音好，估计短时间内不能经阴道分娩者；切盼胎儿；如以往有难产史又无胎儿存活者。

951 前次剖宫产史孕妇经阴试产注意事项有哪些？

应严密观察，并做好剖宫分娩的准备。试产时间的长短决定于分娩的进展，一般以不超过12h为宜。如进展缓慢或无进展，或出现子宫破裂先兆者，应及时手术。距前次剖宫时间短或做过的是子宫体部剖宫产者，试产时间应适当缩短。

952 剖宫产术的术前需做哪些准备工作？

① 做普鲁卡因过敏试验，并做好输液、输血（必要时）及新生儿窒息急救等准备。危重病者应先进行必要的救治。

② 消毒腹壁前先导尿，并留置导尿管。

③ 临手术前再听一次胎心音，必要时再做一次阴道检查。如发现分娩有进展，胎儿有从阴道娩出可能者，应暂停手术，做

进一步观察。

953 剖宫产术的手术方式分为几种?

分子宫体部剖宫产（古典式剖宫产）、子宫下段式剖宫产及腹膜外剖宫产三种。现以子宫下段式剖宫产最为常用。子宫下段式剖宫产术需先剪开子宫膀胱反折腹膜，推下膀胱，暴露子宫下段后，才能切开宫壁取胎儿，故操作上较复杂。由于切口位于子宫的被动段（下段），前面还覆有膀胱，因而愈合多较好，在再孕分娩时破裂的发生率较体部剖宫产术低，加上术时出血、对腹腔脏器的骚扰及感染的扩散机会均较少等，故决定剖宫取胎时，应尽可能采用此手术方式。

954 如何做剖宫产术?

① 腹壁切口：自耻骨联合上3cm处起，取下腹部横行切口者。依次开腹止血护皮。洗手探查盆腹腔。

② 切开子宫膀胱反折腹膜：进腹腔后，提起子宫膀胱腹膜，于腹膜反折下方1～2cm处做一长约10cm的弧形切口。切开反折腹膜后，先向上游离至反折处，便于最后缝合，然后沿膀胱宫颈间疏松结缔组织平面，用手指将膀胱轻轻向下剥离约3～4cm，再向两侧游离至近子宫侧缘处，显暴子宫下段。

③ 切开子宫下段：牵开膀胱，在距反折切开处下方2～3cm处，先做一长约2cm横切口。临产时间越长，子宫下段肌壁越薄，有时仅厚2～3mm。用刀缓缓切开（注意勿损伤胎儿），至显露胎膜时破膜并吸尽羊水。用两手示指向左右两侧钝性撕开延长切口，长度约10cm。

④ 胎儿娩出：去除拉钩，伸手入宫腔，将胎头枕部转朝上，然后将胎头向上提，另一手在腹外自宫底向下推压，胎头多可顺利娩出。

⑤ 胎盘胎膜娩出。

⑥ 缝合：子宫切口用1号铬制肠线或1/0无创伤可吸收线

做2层缝合。里层做连续缝合，不穿过内膜，外层做连续包埋缝合，最后连续缝合子宫膀胱反折腹膜。检查无出血，清除盆腔内积液、积血，清点纱布无误后，依次关闭腹腔。

955 剖宫产术中胎头娩出困难时如何处理？

胎头娩出有困难时，可试用产钳的一叶将其娩出，必要时用双叶夹取，置入方法同产钳术。如因估计不足，切口不够大，致胎头娩出有困难时，可速在原切口上缘正中做纵行切开，以扩大切口。切忌强行牵拉，以免造成裂伤，万一撕破宫旁大血管，会造成不易控制的大出血，应注意预防。牵出胎头时，切勿慌张而操之过急。如用产钳，必须轻轻置入，缓缓牵出。遇胎头深入盆腔、取出困难时，可由台下助手戴消毒手套自阴道内向上推顶胎头。胎头娩出后，可先清除其口内黏液，使呼吸道通畅，随即慢慢牵出胎体，然后用手取出胎盘胎膜。宫腔内用干净纱布擦拭1～2遍。遇胎膜早破者可先用碘酒纱布宫腔内擦拭。再用75%酒精纱布擦拭一遍，对预防术中污染有一定帮助。宫壁注射缩宫素20U。切口可用环钳夹住止血，同时用以牵引，便于缝合。

956 剖宫产术后如何处理？

① 术后平卧位6h后改半卧位，2d后下床活动，以利恶露排出。应勤翻身，以防腹腔脏器粘连。

② 酌情补液。

③ 术后12h内应密切注意阴道出血量及子宫复旧情况，并做好产后护理。

④ 术后留置尿管24h，有术后镇痛者可延长至48h，笔者经验即使术后镇痛者，术后24h拔除尿管，患者小便自解，恢复快。

⑤ 应用抗生素预防感染。

957 人工剥离胎盘术的适应证有哪些？

胎儿娩出后，胎盘部分剥离引起子宫出血，经按揉宫底及给予子宫收缩药物，胎盘仍未能完全剥离者，或胎儿娩出后经30min胎盘仍未剥离排出者，应行人工剥离胎盘。

958 人工剥离胎盘术何时需要麻醉？

当子宫颈内口较紧时，可肌注哌替啶50～100mg及阿托品0.5mg，亦可用全身麻醉。如子宫颈内口可顺利通过时，也可不用麻醉。

959 怎样人工剥离胎盘？

① 产妇取膀胱截石位，排空膀胱。更换手术衣及手套。严格无菌操作，重新消毒外阴，将一手手指并拢成圆锥形沿脐带伸入子宫腔，另一手放在腹壁上，依骨盆轴方向向下推压宫体。

② 进入宫腔之手沿脐带摸到胎盘边缘，掌面向胎盘的母体面，手指合并，以手掌的尺侧缘慢慢将胎盘自宫壁剥离，另一手在腹部按压子宫底。

③ 待胎盘已全部剥离后，始可取出胎盘。用手牵拉脐带协助胎盘娩出。取出后立即注射宫缩药物。

960 人工剥离胎盘术的注意事项有哪些？

① 注意产妇一般情况，术前应备血。如因失血一般情况差，应迅速予以输血，并尽快取出胎盘。

② 操作必须轻柔，切忌暴力强行剥离或用手指抓挖子宫壁，以免穿破子宫。剥离时如发现胎盘与子宫壁之间界限不清，找不到疏松的剥离面而不能分离者，有可能是植入性胎盘，不可强行剥离，以免损伤宫壁或不能控制产后出血造成严重后果，而导致行子宫切除术。

③ 取出胎盘必须立即检查是否完整。如有缺损，应再次以

手伸入宫腔清除残留的胎盘胎膜，但应注意尽量减少宫腔内操作次数。

961 髂内动脉结扎术的适应证有哪些？

① 阴道严重裂伤，出血难以控制者。

② 阴道裂伤延至穹隆处甚或达子宫下段，阔韧带血肿形成，难以找到准确出血点止血者。

③ 异位妊娠发生阔韧带血肿，出血不能控制。腹腔妊娠剥离胎盘大出血。

④ 晚期产后出血难以控制等。

⑤ 合并感染，形成广泛组织出血，组织脆弱难以止血。

962 髂内动脉结扎术的注意事项有哪些？

① 确认切口，避开输尿管。

② 结扎前后均需探查足背或股动脉，结扎后应有搏动；错扎髂外动脉则足背或股动脉无搏动。

③ 仔细操作，避免损伤血管。

963 如何行髂内动脉结扎术？

① 解剖定位：确定后腹膜切口位置，在输尿管内侧，骶骨外侧2cm处，可触及髂总动脉。沿动脉下行，触及髂内外动脉分支处，在髂内动脉起始处下方2～3cm处纵行切开后腹膜4cm。

② 分离髂内动脉：切开后腹膜，暴露髂总动脉，确认髂内动脉分支，钝性分离髂内动脉前结缔组织，在该动脉起始部下方2.5～3.0cm处，用卵圆钳或大镊子提夹髂内动脉，同时由台下助手触按同侧足背动脉搏动，若仍正常搏动表明提夹的是髂内动脉，确认并非髂外动脉。用短直角钳细心分离髂内动脉后壁以与髂内静脉分开。钳尖绕过髂内动脉后带过2根7号丝线。

③ 双重结扎：绕过髂内动脉两线相距0.5cm分别结扎，不剪断血管。

④ 1号丝线缝合后腹膜切口。

964 妊娠期宫颈环扎术的适应证有哪些？

宫颈内口松弛者。

965 妊娠期宫颈环扎术的时机如何选择？

宫颈内口缝合的时间为孕 14 ～ 18 周。

966 妊娠期如何行宫颈环扎术？

① 消毒外阴、阴道、暴露宫颈：放置阴道拉钩或阴道窥器。

② 缝穿宫颈左侧壁：以宫颈钳钳夹宫颈左侧壁，向右外侧牵拉，以大弯圆针10号丝线，自子宫颈4点半近穹隆处进针，至宫颈1点半近穹隆处出针，套以2 ～ 2.5cm 的橡皮管（直径约0.2cm）。

③ 缝穿宫颈右侧壁，以宫颈钳钳夹宫颈右侧壁，向左外侧牵拉，再从宫颈10点半处与宫颈1点半处相对称的位置进针，从宫颈7点半处与宫颈4点半处相对称的位置出针，套以2 ～ 2.5cm 的橡皮管（直径约0.2cm）。

④ 打结：宫颈缝线两端打结，打结以关闭宫颈内口为宜，不可过紧以免组织坏死。

967 妊娠期宫颈环扎术后的注意事项有哪些？

术后酌情给予保胎治疗，并定期复查。缝线宜在妊娠38 ～ 39周拆除，并住院待产。如发生流产或早产先兆，估计不能保存者，应及时拆除缝线。如临产后宫颈水肿不能扩张者，应行剖宫产终止妊娠。

968 臀牵引术的适应证有哪些？

① 单胎臀位，宫颈口已开全，产妇有严重合并症或胎儿窘迫必须立即结束分娩者。

② 产力不足，第二产程超过2h。

③ 双胎臀位，娩出不顺利者。

969 如何行臀牵引术？

（1）会阴局部浸润麻醉后行会阴侧切，未破膜者行人工破膜，注意有无脐带滑出。

（2）牵胎足　术者伸手牵下前足，用治疗巾包住膝部向后下方牵引，使前臀自耻骨下滑出。若为骶后位，则边牵引边将前足向胎儿腹面方向旋转，以期臀部娩出后能转为骶前位。

（3）牵引胎臀　先用双手示指勾住胎儿腹股沟，边旋转边用力向下牵引娩出胎臀，然后牵出胎足。

（4）勾臀失败　术者戴无菌长筒手套，趁子宫放松伸手经胎儿腹面沿前腿至腘窝，示指将腘绳肌腱压向胎体，使膝关节屈曲，再以末三指按胫部，即可将胎足牵下。同法取另足，然后牵双足向下。亦可牵一足，但必须是前足。若先牵引后足，则牵引时前臀可被卡于耻骨联合上方，使胎儿娩出受阻。

（5）两手抱臀向前牵引，使胎体顺着盆轴侧屈而出。

（6）上肢的助产

① 滑脱法：术者用右手握胎儿双足、向前上方提起，使左肩显露于会阴，再用左手中指、示指伸入阴道，由胎儿后肩沿上臂至肘关节处，助后臂及肘关节沿胸前滑出阴道，然后将胎体放低，前肩自然由耻骨弓下娩出。

② 旋转胎体法：以消毒巾包裹胎儿臀部，双手紧握之，拇指在两侧，余四指在腹侧（注意避免挤压腹部），将胎体按逆时针方向旋转，同时稍向下牵拉，右肩及右臂自然从耻骨弓下娩出再将胎体按顺时针方向旋转，娩出左肩及左臂。

（7）胎头助产　当胎儿肩部及上肢全部娩出后，胎儿头娩出受阻，应及时将胎背转向前方，使胎头矢状缝与骨盆出口前后径一致，此时胎体骑跨在术者的左前臂上，同时左手中指伸入胎儿口中，示指和环指扶于两侧上颌骨；用右手中指压低胎儿枕骨使头俯屈，示指和环指置于胎儿两侧锁骨上，先向下方牵拉，同时助手于产妇下腹中部向下施加适当压力，使胎头保持俯屈。当胎儿枕骨结节抵于耻骨弓下时，逐渐将胎体上举，以枕部为支点，使胎儿下颌、口、鼻、眼、额相继娩出，胎头娩出困难者，可用后出头产钳协助分娩。

970 臀牵引术后需做哪些工作？

术后检查宫颈及阴道是否裂伤，进行会阴切开处的缝合或会阴裂伤的修补术。

第51章 催产与引产

971 何谓催产？

催产指临产已经发动，而产程进展缓慢，需予促进，以便及早结束分娩。适用于无明显头盆不称和胎位异常的原发或继发性宫缩乏力致产程延长者。

972 催产常用的方法有哪些？

缩宫素的使用、人工剥膜和破膜、静脉注射地西泮、乳头刺激法、针刺穴位法等。

973 如何应用缩宫素催产？

缩宫素对于低张性宫缩乏力的促产效果好。其方法是：缩宫素5U溶于生理盐水500mL中，从8滴/分开始，在用该法促产过程中应用专人监护，每15～30min记录一次血压、脉搏、宫缩的频率、强度及持续时间、胎心的频率、节律等。按监护结果，活跃期宫缩间歇2～3min，持续30s；进入第二产程后，宫缩间歇 1～2min，持续40s左右。要防止宫缩过强、过频，必要时停用缩宫素。对于不敏感者，可酌情增加缩宫素的剂量。

974 如何应用人工剥膜和破膜催产？

由于人工剥膜可一方面反射性地加强宫缩，另一方面促使前羊水囊形成，加速产程进展。

在无头盆不称，先露已入盆，宫口扩张3cm以上，可采取人工破膜的方法来加速产程进展。破膜需在宫缩间歇期，术者无菌操作，破膜后立即听胎心，注意有无脐带脱垂情况。对于羊水过多的患者，应采取高位破膜法，对于怀疑有感染因素或破膜后12h仍未分娩者，应加用抗生素。

975 应用地西泮催产的机制及方法是什么？

地西泮具有镇静、催眠、抗惊厥、肌肉松弛作用，其在催产中的作用主要有：①选择性作用于宫颈平滑肌，使之松弛，解除宫颈痉挛，使宫颈变软、变薄，恢复弹性，促进宫颈扩张；②地西泮可减少儿茶酚胺的分泌，间接通过减少儿茶酚胺对宫缩的抑制作用来加强宫缩；③地西泮使宫内窘迫的胎儿降低脑细胞氧代谢，提高对缺氧的耐受力，与缩宫素联用可加速产程进展而不加重胎儿宫内缺氧。方法：静脉推注地西泮10mg，2～3min内注入，效果不明显者，4～6h后重复应用。地西泮对于临产后宫颈水肿、宫口开大停滞的患者适用，对于患有青光眼、重症肌无力以及有早产先兆需保胎治疗的患者禁用。

976 应用乳头刺激法催产的机制是什么？

刺激乳头反射性刺激下丘脑增加内源性缩宫素的释放，从而加强宫缩。

977 如何针刺穴位催产？

针刺合谷、三阴交、太冲、中极、关元等穴位，采用强刺激的手法，留针20 ～ 30min，可加强宫缩。

978 何谓妊娠晚期引产?

妊娠晚期引产是在自然临产前通过药物等手段使产程发动，达到分娩的目的。主要是为了使胎儿及早脱离不良的宫内环境，解除与缓解孕妇合并症或并发症所采取的一种措施。

979 引产的适应证是什么?

① 延期妊娠（妊娠已达41周仍未临产）或过期妊娠。
② 母体疾病，如严重的糖尿病、高血压、肾病等。
③ 胎膜早破，未临产者。
④ 胎儿因素，如可疑胎儿窘迫、胎盘功能不良等。
⑤ 死胎及胎儿严重畸形。

980 引产的禁忌证是什么?

（1）绝对禁忌证　孕妇严重合并症及并发症，不能耐受阴道分娩或不能阴道分娩者，如①子宫手术史，主要是指古典式剖宫产，未知子宫切口的剖宫产术，穿透子宫内膜的肌瘤剔除术，子宫破裂史等。②前置胎盘和前置血管。③明显头盆不称。④胎位异常，横位，初产臀位估计不能经阴道分娩者。⑤宫颈浸润癌。⑥某些生殖道感染性疾病，如疱疹感染活动期等。⑦未经治疗的获得性免疫缺陷病毒（HIV）感染者。⑧对引产药物过敏者。
（2）相对禁忌证　①子宫下段剖宫产史。②臀位。③羊水过多。④双胎或多胎妊娠。⑤经产妇分娩次数≥5次者。

981 引产前应做何准备?

① 严格掌握引产的指征。
② 仔细核对预产期，防止人为的早产和不必要的引产。
③ 判断胎儿成熟度：如果胎肺未成熟，如情况许可，尽可能先促胎肺成熟后再引产。

④ 详细检查骨盆大小及形态、胎儿大小、胎位、头盆关系等，排除阴道分娩禁忌证。

⑤ 在引产前应行胎心监护和超声检查，了解胎儿宫内状况。

⑥ 妊娠合并内科疾病及产科并发症者，在引产前，充分估计疾病严重程度及经阴道分娩的风险，并进行相应检查，制定详细防治方案。

⑦ 医护人员应熟练掌握各种引产方法及其并发症的早期诊断和处理，要严密观察产程，做好详细记录，引产期间需配备有阴道助产及剖宫产的人员和设备。

982 何时需促宫颈成熟？促宫颈成熟常用的药物有哪些？

如果 Bishop 宫颈评分＜6分，则应进行促宫颈成熟。

常用的促宫颈成熟药物主要是前列腺素制剂（pmstadandins，PG）和小剂量静脉滴注缩宫素。

983 PG 促宫颈成熟的主要机制是什么？

PG 促宫颈成熟的主要机制，一是通过改变宫颈细胞外基质成分，软化宫颈，如激活胶原酶，使胶原纤维溶解和基质增加；二是影响宫颈和子宫平滑肌，使宫颈平滑肌松弛，宫颈扩张，宫体平滑肌收缩，牵拉宫颈；三是促进子宫平滑肌细胞间缝隙连接的形成。目前临床使用的前列腺素制剂有：①PGE 制剂，如阴道内栓剂（可控释地诺前列酮栓，商品名普贝生）；②PGE 类制剂，如米索前列醇。上述药物均在西方国家用于促宫颈成熟。目前，可控释地诺前列酮栓已通过美国食品与药品管理局（FDA）和中国食品与药品监督管理局（SFDA）批准，可用于妊娠晚期引产前的促宫颈成熟。

984 可控释地诺前列酮栓用于引产有何优点？

可控释地诺前列酮栓是一种可控制释放的前列腺素E，栓剂，含有10mg地诺前列酮，以0.3mg/h的速度缓慢释放，低温保存。其优点：可以控制药物释放，在出现宫缩过频或过强时能方便取出。

985 如何应用可控释地诺前列酮栓？

外阴消毒后将可控释地诺前列酮栓置于阴道后穹隆深处，将其旋转90°，使栓剂横于阴道后穹隆，宜于保持原位。在阴道外保留2～3cm终止带以便于取出。在药物置入后，嘱孕妇平卧20～30min以利栓剂吸水膨胀。2h后复查，仍在原位后可活动。出现以下情况时应及时取出：①临产；②放置12h后；③如出现过强和过频的宫缩、过敏反应或胎心率异常时；④如取出后宫缩过强、过频仍不缓解，可使用宫缩抑制药。

986 如何应用米索前列醇在妊娠晚期促宫颈成熟？

中华医学会妇产科学分会产科学组成员与相关专家经多次讨论，制定米索前列醇在妊娠晚期促宫颈成熟的应用常规如下：①用于妊娠晚期需要引产而宫颈不成熟的孕妇。②每次阴道放药剂量为25μg，放药时不要将药物压成碎片。如6h后仍无宫缩，在重复使用米索前列醇前应做阴道检查，重新评价宫颈成熟度，了解原放置的药物是否溶化、吸收，如未溶化和吸收者则不宜再放。每日总量不超过50μg，以免药物吸收过多。③如需加用缩宫素，应该在最后一次放置米索前列醇后4h以上，并阴道检查证实药物已经吸收。④使用米索前列醇者应在产房观察，监测宫缩和胎心率，一旦出现宫缩过强或过频，应立即进行阴道检查，并取出残留药物。⑤有剖宫产史者或子宫手术史者禁用。

987 应用前列腺素制剂促宫颈成熟的注意事项是什么？

① 孕妇患有心脏病、急性肝肾疾病、严重贫血、青光眼、哮喘、癫痫者禁用。

② 有剖宫产史和其他子宫手术史者禁用。

③ 胎膜早破者禁用前列腺素制剂。

④ 主要的副作用是宫缩过频、过强，要专人观察和记录，发现宫缩过强或过频及胎心率异常者及时取出阴道内药物，必要时使用宫缩抑制类药。

⑤ 已临产者及时取出促宫颈成熟药物。

988 缩宫素静脉滴注引产有何特点？

小剂量静脉滴注缩宫素为安全常用的引产方法，但在宫颈不成熟时引产效果不好。其特点是：可随时调整用药剂量，保持生理水平的有效宫缩，一旦发生异常可随时停药，缩宫素作用时间短，半衰期为 5 ～ 12min。

989 缩宫素引产的使用方法及剂量是什么？

静脉滴注缩宫素推荐使用低剂量，最好使用输液泵。起始剂量为 2.5mU/min 开始，根据宫缩调整滴速，一般每隔 30min 调整一次，直至出现有效宫缩。有效宫缩的判定标准为 10min 内出现 3 次宫缩，每次宫缩持续 30 ～ 60s。最大滴速一般不得超过 10mU/min，如达到最大滴速，仍不出现有效宫缩可增加缩宫素浓度。增加浓度的方法是以 5% 葡萄糖 500mL 中加 5U 缩宫素即 1% 的缩宫素浓度，相当于每毫升液体含 10mU 缩宫素，先将滴速减半，再根据宫缩情况进行调整，增加浓度后，最大增至 20mU/min，原则上不再增加滴数和浓度。

990 缩宫素引产的注意事项有哪些？

① 要专人观察宫缩强度、频率、持续时间及胎心率变化并及时记录，调好宫缩后行胎心监护。破膜后要观察羊水量及有无胎粪污染及其程度。

② 警惕过敏反应。

③ 禁止肌内注射、皮下穴位注射及鼻黏膜用药。

④ 用量不宜过大，以防止发生水中毒。

⑤ 宫缩过强及时停用缩宫素，必要时使用宫缩抑制药。

991 人工破膜术引产特点及注意事项是什么？

用人工方法使胎膜破裂，引起前列腺素和缩宫素释放，诱发宫缩。适用于宫颈成熟的孕妇。缺点是有可能引起脐带脱垂或受压、母婴感染、前置血管破裂和胎儿损伤。不适用于头浮的孕妇。破膜前要排除阴道感染。应在宫缩间歇期破膜，以避免羊水急速流出引起脐带脱垂或胎盘早剥。破膜前后要听胎心，破膜后观察羊水性状和胎心变化情况。单纯应用人工破膜术效果不好时，可加用缩宫素静脉滴注。

992 常用的机械性扩张法促宫颈成熟的机制和缺点有哪些？

机械性扩张，种类很多，包括低位水囊、Foleys管、昆布条、海藻棒等，需要在阴道无感染及胎膜完整时才可使用。主要是通过机械刺激宫颈管，促进宫颈局部内源性前列腺素合成与释放而促进宫颈软化成熟。其缺点是有潜在感染、胎膜早破、宫颈损伤的可能。

993 引产中如何进行产程管理？

① 引产时应严格遵循操作规程，严格掌握适应证及禁忌证，严禁无指征的引产。

② 根据不同个体选择适当的引产方法及药物用量、给药途径。

③ 不能随意更改和追加剂量。

④ 操作准确无误。

⑤ 密切观察产程，仔细纪录。

⑥ 一旦进入产程常规行胎心监护，随时分析监护结果。

⑦ 若出现宫缩过强或过频、过度刺激综合征、胎儿窘迫以

及梗阻性分娩、子宫先兆破裂、羊水栓塞等征候，应：a. 立即停止使用催产药物。b. 立即左侧卧位、吸氧、静脉输液（不含缩宫素）。c. 静脉给子宫松弛药，如羟苄羟麻黄碱或25%硫酸镁等。d. 立即行阴道检查，了解产程进展，未破膜者并给以人工破膜、观察羊水有无胎粪污染及其程度。

经上述综合处理，尚不能消除危险因素，短期内又无阴道分娩的可能，或病情危重，应迅速选用剖宫产终止妊娠。

第二篇
妇　科

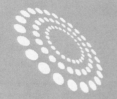

第52章　外阴及阴道炎症

994　何谓非特异性外阴炎?

外阴透气性差、潮湿,当受到尿液、粪便和阴道分泌物的刺激时可发生非特异性炎症。患者主要表现为外阴瘙痒和疼痛,常伴有尿痛、排尿困难和发热等非特异性症状。

995　非特异性外阴炎的常见症状是什么?

① 外阴部疼痛、红肿、灼热或瘙痒;②有或无阴道分泌物增多及其症状;③尿痛、排尿困难;④发热、寒战;⑤性交痛;⑥反复发作者要注意有或无多饮、多尿等糖尿病的症状,有无长期大小便失禁。

996　非特异性外阴炎的常见体征是什么?

① 主要为外阴皮肤黏膜发红、肿胀,严重时可见浅表的水疱丘疹或湿疹样糜烂,或小的脓疱、溃疡。

② 慢性炎症可见抓痕、皮肤增厚、粗糙和皲裂。

997　诊断非特异性外阴炎常用哪些辅助检查?

① 血常规:严重者可出现白细胞增高。②空腹血糖:糖尿病者血糖增高。③尿常规:可正常也可出现白细胞。④阴道分泌物常规(一般无炎性改变)。

998　非特异性外阴炎的诊断要点是什么?

外阴部疼痛红肿、灼热和瘙痒;妇科检查见患侧大阴唇局部红硬,皮肤增厚、粗糙。

999 如何治疗非特异性外阴炎？

① 保持外阴清洁、干燥，不穿化纤内裤，避免性生活。

② 药物治疗：1%的聚维酮碘液或1：5000高锰酸钾，冲洗坐浴，一日2次。1%的新霉素或金霉素软膏10g，涂擦外阴，一日2次。

③ 若有糖尿病、粪瘘、尿瘘等应治疗基础疾病。

1000 诊断前庭大腺炎常用的辅助检查有哪些？

① 血常规：严重者可出现白细胞增高。②空腹血糖：糖尿病者血糖增高。③尿常规：可正常也可出现白细胞。④阴道分泌物常规（一般无炎性改变，若沾染前庭大腺感染的细菌可见白细胞增高），前庭大腺分泌物涂片查找病原菌可以确定敏感药物。

1001 前庭大腺炎的诊断要点是什么？

① 外阴部疼痛、红肿、灼热、瘙痒或外阴肿块。

② 妇科检查见患侧大阴唇局部红硬、触痛明显；若形成脓肿则表现为肿块，多为单侧，波动感，组织水肿和腹股沟淋巴结肿大，或妇科检查见患侧肿块、活动，患者无自觉症状，可无疼痛或轻压痛。

③ 有上述辅助检查的临床表现。

④ 排除以下疾病：外阴血肿、大阴唇腹股沟疝。

1002 前庭大腺炎的治疗原则是什么？

① 急性炎症发作时，需卧床休息，局部保持清洁。②可取前庭大腺开口处分泌物做细菌培养，确定病原体。③根据病原体选用口服或肌内注射抗生素；或选用清热解毒中药局部热敷或坐浴。④脓肿形成后需行切开引流及造口术，并放置引流条。

1003 前庭大腺脓肿切开引流术及造口术术后如何处理？

① 可回家休息，随意活动。

② 术后24h抽去引流纱布。

③ 保持外阴清洁，每日温水坐浴2次，每次20min。便后用1/5000呋喃西林液或1/5000过锰酸钾液坐浴后更换新敷料。

④ 丝线缝合者，术后1周拆除缝线，以后每周随访一次，用钳进入腔内探查，保持通畅，预防造口重新闭锁，共4～6次。

1004 滴虫阴道炎的传播途径有哪些？

主要经性接触直接传播，也可通过公共浴池、浴盆、浴巾、游泳池、坐便器、衣物、污染的器械等间接传播。

1005 滴虫阴道炎与妇产科常见的哪些疾病相关？

滴虫阴道炎与沙眼衣原体感染、淋病奈瑟菌感染、盆腔炎性疾病、宫颈上皮内瘤样病变、HIV感染以及孕妇发生早产、胎膜早破及分娩低出生体重儿相关。

1006 滴虫阴道炎的主要临床表现有哪些？

滴虫阴道炎主要表现为阴道分泌物增多、外阴瘙痒、灼热感，部分患者有尿频等症状；也有少数患者临床表现轻微，甚至没有症状。查体可见外阴阴道黏膜充血，阴道分泌物多呈泡沫状、黄绿色。

1007 滴虫阴道炎的确诊方法是什么？

下列检测方法中任意一项阳性即可确诊。

① 悬滴法：显微镜下，在阴道分泌物中找到阴道毛滴虫。但悬滴法的敏感度仅为60%～70%。且需要立即检查，涂片以获得最准确的诊断结果。

② 培养法：培养法是最为敏感及特异的诊断方法，其准确率达98%。对于临床可疑而悬滴法结果阴性者，可进行滴虫培养。

1008 如何治疗滴虫阴道炎？

治疗滴虫阴道炎主要是硝基咪唑类药物。滴虫阴道炎经常合并其他部位的滴虫感染，故不推荐局部用药。

① 推荐方案：全身用药，甲硝唑2g，单次口服；或替硝唑2g，单次口服。

② 替代方案：全身用药，甲硝唑400mg，口服，每日2次，共7d。对于不能耐受口服药物或不适宜全身用药者，可选择阴道局部用药，但疗效低于口服用药。

③ 注意事项：患者服用甲硝唑24h内或在服用替硝唑72h内应禁酒。

1009 滴虫阴道炎患者的性伴侣如何治疗？

对性伴侣应进行治疗，并告知患者及性伴侣治愈前应避免无保护性交。

1010 妊娠合并滴虫阴道炎如何治疗？

尽管滴虫阴道炎与孕妇发生早产、胎膜早破及分娩低出生体重儿存在相关性，但尚没有足够的研究结果表明对其进行治疗可降低上述并发症的发生。对孕妇滴虫阴道炎进行治疗，可缓解阴道分泌物增多症状，防止新生儿呼吸道和生殖道感染，阻止阴道毛滴虫的进一步传播，但临床中应权衡利弊，知情选择。妊娠期滴虫阴道炎的治疗可选择甲硝唑（美国FDA认证的B级药物，需患者知情选择）400mg，口服，每日2次，共7d。

1011 滴虫阴道炎患者哺乳期如何治疗？

服用甲硝唑者，服药后12～24h内避免哺乳，以减少甲硝唑对婴儿的影响；服用替硝唑者，服药后3d内避免哺乳。

1012 外阴阴道假丝酵母菌病的分类是什么？

单纯性外阴阴道假丝酵母菌病和复杂性外阴阴道假丝酵母

菌病。

1013 何谓单纯性外阴阴道假丝酵母菌病？

指发生于正常非孕宿主的、散发的、由白色念珠菌引起的轻度外阴阴道假丝酵母菌病。

1014 何谓复杂性外阴阴道假丝酵母菌病？

复杂性外阴阴道假丝酵母菌病包括：复发性外阴阴道假丝酵母菌病、重度外阴阴道假丝酵母菌病和妊娠期外阴阴道假丝酵母菌病、非白色念珠菌所致的外阴阴道假丝酵母菌病或宿主为未控制的糖尿病、免疫功能低下者。重度外阴阴道假丝酵母菌病是指临床症状严重，外阴或阴道皮肤黏膜有破损，按外阴阴道假丝酵母菌病评分标准，评分≥7分者。复发性外阴阴道假丝酵母菌病是指妇女患外阴阴道假丝酵母菌病后，经过治疗临床症状和体征消失，真菌学检查阴性后又出现症状，且真菌学检查阳性或1年内发作4次或以上者。

1015 外阴阴道假丝酵母菌病常用的实验室检查方法有哪些？

① 悬滴法：10%KOH悬滴、镜检，菌丝阳性率70% ～ 80%；生理盐水法阳性率低，不推荐。②涂片法：革兰染色后镜检，菌丝阳性率70% ～ 80%。③培养法：复发性外阴阴道假丝酵母菌病或有症状但多次显微镜检查阴性者，应采用培养法诊断，同时进行药物敏感试验。

1016 外阴阴道假丝酵母菌病的临床表现有哪些？

① 症状：外阴瘙痒、灼痛，还可伴有尿痛以及性交痛等症状；白带增多。

② 体征：外阴潮红、水肿，可见抓痕或皲裂，小阴唇内侧及阴道黏膜附着白色膜状物，阴道内可见较多的白色豆渣样分泌

物，可呈凝乳状。

1017 外阴阴道假丝酵母菌病的治疗原则是什么？

① 积极去除诱因。

② 规范化应用抗真菌药物。首次发作或首次就诊是规范化治疗的关键时期。

③ 性伴侣无需常规治疗。但复发性外阴阴道假丝酵母菌病患者的性伴侣应同时检查，必要时给予治疗。

④ 不主张阴道冲洗。

⑤ 急性期间避免性生活。

⑥ 同时治疗其他性传播疾病。

⑦ 强调治疗的个体化。

⑧ 长期口服抗真菌药物应注意监测肝、肾功能及其他有关毒副反应。

1018 单纯性外阴阴道假丝酵母菌病如何治疗？

首选阴道用药，下述方案任选一种，具体方案如下。

① 阴道用药

a. 咪康唑栓 400mg，每晚1次，共3d。

b. 咪康唑栓 200mg，每晚1次，共7d。

c. 克霉唑栓 500mg，单次用药。

d. 克霉唑栓 100mg，每晚1次，共7d。

e. 制霉菌素泡腾片 10万U，每晚1次，共14d。

f. 制霉菌素片 50万U，每晚1次，共14d。

② 口服用药

a. 伊曲康唑：200mg，2次/天，共1d。

b. 氟康唑：150mg，顿服，共1次。

1019 重度外阴阴道假丝酵母菌病如何治疗？

首选口服用药，症状严重者，局部应用低浓度糖皮质激素软膏或唑类霜剂。

① 口服用药

a. 伊曲康唑：200mg，2次/天，共2d。

b. 氟康唑：150mg，顿服，3d后重复1次。

② 阴道用药：在治疗单纯性外阴阴道假丝酵母菌病方案基础上，延长疗程。

1020 妊娠期外阴阴道假丝酵母菌病如何治疗？

早孕期权衡利弊慎用药物。可选择对胎儿无害的唑类药物，以阴道用药为宜，而不选用口服抗真菌药物治疗。具体方案同单纯性外阴阴道假丝酵母菌病。

1021 复发性外阴阴道假丝酵母菌病如何治疗？

治疗原则包括强化治疗和巩固治疗。根据分泌物培养和药物敏感试验选择药物。在强化治疗达到真菌学治愈后，给予巩固治疗半年。

强化治疗可在口服或局部用药方案中任选一种，具体方案如下。

① 口服用药

a. 伊曲康唑：200mg，2次/天，共2d。

b. 氟康唑：150mg，顿服，3d后重复1次。

② 阴道用药

a. 咪康唑栓400mg，每晚1次，共6d。

b. 咪康唑栓200mg，每晚1次，共7～14d。

c. 克霉唑栓500mg，3d后重复1次。

d. 克霉唑栓100mg，每晚1次，共7～14d。

③ 巩固治疗：目前国内、外没有成熟的方案。

1022 外阴阴道假丝酵母菌病治疗后怎样随访？

重视治疗后随访，对外阴阴道假丝酵母菌病，在治疗结束后7～14d和下次月经后进行随访，两次阴道分泌物真菌学检查阴性为治愈。对1%外阴阴道假丝酵母菌病，在治疗结束后7～14d、1个月、3个月和6个月各随访1次。

1023 细菌性阴道炎诊断标准有哪些？

下列4项中有3项阳性即可临床诊断为细菌性阴道病。

① 匀质、稀薄、白色阴道分泌物，常黏附于阴道壁。

② 线索细胞阳性。

③ 阴道分泌物pH值＞4.5。

④ 胺臭味试验阳性。

1024 细菌性阴道炎与其他阴道炎的鉴别诊断要点有哪些？

细菌性阴道炎与其他阴道炎的鉴别诊断见表19。

表19　细菌性阴道炎与其他阴道炎的鉴别诊断

鉴别点	细菌性阴道病	外阴阴道假丝酵母菌病	滴虫阴道炎
症状	分泌物增多，无或轻度瘙痒	重度瘙痒，烧灼感	分泌物增多，轻度瘙痒
分泌物特点	白色，匀质，腥臭味	白色，豆腐渣样	稀薄、脓性、泡沫状
阴道黏膜	正常	水肿，红斑	散在出血点
阴道pH	＞4.5	＜4.5	＞5
胺试验	阳性	阴性	阴性
显微镜检查	线索细胞，极少白细胞	芽生孢子及假菌丝，少量白细胞	阴道毛滴虫，多量白细胞

1025 细菌性阴道炎如何治疗？

① 全身治疗：首选甲硝唑400mg，每日2次，口服，共7d；

或克林霉素300mg，每日2次，连服7d。

② 局部治疗：含甲硝唑栓剂，每晚1次，连服7d；或2%克林霉素软膏阴道涂布，每次5g，每晚1次，连用7d。口服药物与局部用药疗效相似，治愈率80%左右。

③ 性伴侣的治疗：性伴侣无需常规治疗。

④ 随访：治疗后无症状者不需要常规随访。对症状持续或症状重复出现者，应告知患者复诊，接受治疗。可选择与初次治疗不同的药物。

⑤ 妊娠期细菌性阴道病的治疗：由于该病与不良妊娠结局如绒毛膜羊膜炎、胎膜早破、早产有关，任何有症状的细菌性阴道病孕妇及无症状的高危孕妇（胎膜早破、早产史）均需治疗。多选择口服用药，甲硝唑200mg，每日3次，连服7d；或克林霉素300mg，每日2次，连服7d。

1026 萎缩性阴道炎如何诊断及治疗？

① 抑制细菌生长：阴道局部应用抗生素如甲硝唑200mg或诺氟沙星100mg，放于阴道深部，每日1次，7～10d为1疗程。对阴道局部干涩明显，可应用润滑。

② 增加阴道抵抗力：针对病因，补充雌激素是主要治疗方法。可局部给药，也可全身给药。可用0.5%己烯雌酚软膏，或结合雌激素软膏局部涂抹，每日1～2次，连用14d。全身用药可口服尼尔雌醇，首次4mg，以后每2～4周1次，每次2mg，维持2～3个月。对同时需要性激素替代治疗的患者，可给予结合雌激素0.625mg和醋酸甲羟孕酮2mg，也可选用其他雌激素制剂。乳腺癌或子宫内膜癌患者，慎用雌激素制剂。

1027 外阴硬化性苔藓的病理变化是什么？

病变早期真皮乳头层水肿，血管扩大充血。典型的病理特征为表皮层角化和毛囊角质栓塞，表皮棘层变薄伴基底细胞液化变性，黑素细胞减少，上皮脚变钝或消失，在真皮浅层出现均质化，真皮中层有淋巴细胞、浆细胞浸润带。

第53章 盆腔炎性疾病及生殖器结核

1028 何谓盆腔炎性疾病？

盆腔炎性疾病（pelvic inflammatory disease，PID）是由女性上生殖道炎症引起的一组疾病。包括子宫内膜炎、输卵管炎、输卵管卵巢脓肿和盆腔腹膜炎。

1029 盆腔炎性疾病常见的病原体有哪些？

病原体通常分为外源性病原体和内源性病原体，往往是两者同时合并存在。外源性病原体包括淋病奈瑟菌、沙眼衣原体及支原体，支原体有人型支原体、生殖支原体及解脲支原体三种。内源性病原体则为来自原寄居于阴道内的菌群，包括需氧菌、厌氧菌，以需氧菌、厌氧菌混合性感染多见。另外，巨细胞病毒、单纯疱疹病毒和流行性腮腺炎病毒也可能参与一些PID发生。所有患急性PID妇女都应检测淋病奈瑟菌和沙眼衣原体，并应对人类免疫缺陷病毒（HIV）感染进行筛查。

1030 盆腔炎性疾病的感染途径有哪些？

沿生殖道黏膜上行蔓延是重要的传播途径，淋病奈瑟菌、衣原体及葡萄球菌等引起的感染常经生殖道黏膜播散。链球菌、大肠杆菌和厌氧菌等所致的感染多经淋巴系统蔓延；结核杆菌感染主要经血液循环传播而邻近脏器感染引起生殖道炎症的途径主要是直接蔓延。

1031 导致急性盆腔炎的病因有哪些？

① 产后或流产后感染：患者产后或流产后宫颈口未很好关

闭，体质虚弱，如有产道损伤、组织物残留于宫腔或手术无菌操作不严格，容易引起感染。②宫腔内手术操作后感染：由于手术消毒不严格或手术适应证选择不当，生殖道原有慢性炎症，经手术干扰引起急性发作并扩散。③经期卫生不良：如使用不洁的月经垫、经期性交等。④邻近器官的炎症直接蔓延，例如阑尾炎、腹膜炎等。⑤慢性盆腔炎急性发作。

1032 2010年美国CDC盆腔炎性疾病最低诊断标准有哪些？

宫颈举痛或子宫压痛或附件区压痛。

1033 2010年美国CDC盆腔炎性疾病附加诊断标准有哪些？

体温（口表）＞38.3℃；宫颈或阴道异常黏液脓性分泌物：阴道分泌物生理盐水涂片见大量白细胞；红细胞沉降率升高；血C反应蛋白升高；实验室证实宫颈淋病奈瑟菌或衣原体阳性。多数PID患者有宫颈黏液脓性分泌物，或阴道生理盐水涂片中见白细胞。若宫颈分泌物正常且镜下无白细胞，诊断PID需慎重。阴道分泌物涂片可检测到合并阴道感染（细菌性阴道病和滴虫阴道炎）。

1034 2010年美国CDC盆腔炎性疾病特异性诊断标准有哪些？

子宫内膜活检组织学证实子宫内膜炎；阴道超声或磁共振成像检查显示输卵管增粗、输卵管积液，伴或不伴有盆腔积液、输卵管卵巢肿块；或腹腔镜检查发现PID征象。特异标准仅适于一些有选择的病例。若腹腔镜下未发现输卵管炎症，则需要子宫内膜活检，因为一些PID患者可能仅有子宫内膜炎的体征。

1035 盆腔炎性疾病的诊断要点是什么？

有相关的急性感染病史、盆腔炎性疾病的典型症状；妇科检查见阴道充血、水肿、大量分泌物，宫体压痛、活动受限，双侧附件有压痛、可触及肿块或增厚；辅助检查证实有感染，阴道或宫颈分泌物培养发现病原体，疑盆腔脓肿者做后穹隆穿刺见到脓液可确诊；子宫内活检证实子宫内膜炎；腹腔镜检查发现输卵管充血水肿和盆腔脓性分泌物，可确诊盆腔炎性疾病。

1036 盆腔炎性疾病后遗症的诊断要点是什么？

有盆腔炎性疾病发作史和盆腔炎性疾病后遗症的症状和体征；妇科检查见子宫呈后位、活动受限或粘连固定，输卵管炎时可在宫旁触及增厚的条索状物、有压痛；输卵管积水或囊肿时可触及囊性肿物、欠活动、压痛。B超发现双侧附件增宽、增厚或有炎性包块或有盆腔积液；腹腔镜检查可直接观察盆腔改变、做活检，做出诊断同时进行治疗（如分离粘连术）。

1037 急性盆腔炎的临床诊断标准是什么。

急性盆腔炎的临床诊断标准需同时具备下列3项。
① 下腹压痛伴或不伴反跳痛。
② 宫颈或宫体举痛或摇摆痛。
③ 附件区压痛。

1038 盆腔炎性疾病住院治疗指征是什么？

住院治疗指征为：诊断明确，不能排除阑尾炎等外科疾病和异位妊娠；病情严重；妊娠期；门诊治疗无效的患者；不能耐受或服从门诊治疗；免疫缺陷的患者；输卵管卵巢囊肿患者。治疗72h后，若病情缓解则继续治疗，若未缓解应判断诊断是否正确，采用进一步诊断手段查找原因，考虑外科干预措施。

1039 盆腔炎性疾病的基本治疗措施是什么？

非药物治疗、药物治疗、手术治疗、性伴侣治疗。

1040 如何对盆腔炎性疾病患者进行非药物治疗?

① 患者教育:让患者了解本病的特性、全程用药的重要性和可能出现的并发症。教育患者谨慎选择性伴侣,使用避孕套。教育患者如何减少传染性传播疾病的风险。检查HIV和给予相关的咨询,评估患者HIV危险和讨论检测结果。合并HIV感染使疾病的治疗和控制复杂化。评估和治疗性伴侣(淋病和沙眼衣原体感染者),需检查和治疗发病前60d内有性接触的性伴侣。目前,没有证据表明IUD对盆腔炎有影响,所以无需取出IUD。

② 一般治疗:卧床休息,半卧位有利于脓液积聚于子宫直肠陷凹使炎症局限。补充营养和液体:给予蛋白质流质饮食,维持蛋白质和酸碱平衡。尽量避免不必要的妇科检查以免引起炎症扩散。对症处理:高热时物理降温,腹胀时给予胃肠减压。

1041 盆腔炎性疾病使用抗生素的基本原则如何?

因盆腔炎性疾病大多为混合性感染,所以应兼顾需氧菌和厌氧菌的控制。一旦拟诊盆腔炎即应开始经验性用药,不必等到辅助检查结果出来。抗生素的选择应尽量选用广谱抗生素并联合应用抗生素,使抗生素覆盖需氧菌、厌氧菌、革兰阴性菌、革兰阳性菌、淋病奈瑟菌和沙眼衣原体。当病原体检查阳性时,应根据药敏试验结果调整用药。结合药物的供给、费用、患者接受程度和当地病原体耐药情况选择抗生素方案。抗菌药物的剂量应足够,疗程应长,以免病情复发或转成慢性,一般需用药10~14d。对一般患者,初给予静脉用药,病情好转后根据临床经验改为口服治疗。大多数临床试验采用静脉治疗48h。

1042 国内盆腔炎性疾病使用抗生素的常用配伍方案有哪些?

常用的抗生素配伍方案如下:①青霉素或红霉素与氨基糖苷类药物及甲硝唑联合;②第一代头孢菌素与甲硝唑联合;③克

林霉素或林可霉素与氨基糖苷类药物（庆大霉素或阿米卡星）联合；④第二代头孢菌素或相当于第二代头孢菌素的药物；第三代头孢菌素或相当于第三代头孢菌素的药物；⑤哌拉西林钠是一种新的半合成的青霉素，对多数需氧菌及厌氧菌均有效；⑥喹诺酮类药物与甲硝唑联合。

1043 2010年美国CDC推荐的治疗盆腔炎性疾病选择抗生素方案有哪些？

① 推荐A方案头孢替坦2g，静脉滴注，每12h 1次；或头孢西丁2g，静脉滴注，每6h 1次。加用：多西环素100mg，口服，每12h 1次。因静脉滴注多西环素易出现疼痛的不良反应，并且口服和静脉应用生物利用度相似，所以建议尽量应用口服治疗。临床症状改善至少24h后口服药物治疗，多西环素100mg，每12h 1次，连用14d。对输卵管卵巢脓肿者，通常在多西环素的基础上加用克林霉素或甲硝唑。从而更有效地对抗厌氧菌。

② 推荐B方案克林霉素900mg，静脉滴注，每8h 1次。加用：庆大霉素负荷剂量（2mg/kg），静脉滴注或肌内注射，维持剂量（1.5mg/kg），每8h 1次；也可采用每日1次给药（3～5mg/kg）。症状改善后继续静脉给药至少24h，继续口服克林霉素450mg，4次/天，或多西环素100mg，2次/天，共14d。对输卵管卵巢脓肿的患者，应继续应用克林霉素，而非多西环素，因克林霉素对治疗厌氧菌感染更有效。

③ 静脉给药替代方案：少量资料支持应用替代方案，对以下治疗方案至少一项临床试验进行了研究，有广谱抗菌活性。氨苄西林/舒巴坦3g，静脉滴注，每12h 1次。加用多西环素100mg，口服或静脉滴注，每12h 1次。氨苄西林/舒巴坦加用多西环素对治疗输卵管卵巢脓肿的沙眼衣原体、淋病奈瑟菌及厌氧菌感染有效。一项临床试验证实，与阿奇霉素单药1周疗法（500mg，静脉滴注1～2次，随后250mg，口服，持续5～6d）或联合甲硝唑12d疗程相比，其有较高的短期临床治愈率。

1044 盆腔炎性疾病患者的性伴侣何时需治疗，其治疗方案如何？

不良性行为是盆腔炎性疾病的高危因素，因此性伴侣的治疗对预防复发非常重要。对盆腔炎性疾病患者出现症状前60d内接触过的性伴侣均需进行检查和治疗，而对检出淋病奈瑟菌和衣原体患者无论其性伴侣有无症状均应进行治疗。在治疗期间应避免为保护屏障的性交。

1045 盆腔炎性疾病手术治疗指征有哪些？

① 抗菌治疗48～72h体温不下降或脓肿长大。
② 脓肿破裂。
③ 盆腔包块较大，性质不明。

1046 盆腔炎性疾病手术治疗方式有哪些？

① 后穹隆切开引流。
② 腹腔镜手术及引流。
③ 剖腹手术及引流。

1047 盆腔炎性疾病后遗症治疗的基本原则是什么？

对盆腔炎性疾病后遗症者可予温热的良性刺激，促进盆腔血液循环，改善组织营养状况，提高新陈代谢，以利于炎症的吸收消退。在治疗上无特效治疗措施。抗生素治疗效果差，手术分离粘连效果也不好，有时会引起更严重的粘连。因此，主要是对症处理。

1048 盆腔炎性疾病后遗症的治疗措施有哪些？

① 一般治疗：解除患者的思想顾虑，增强治疗信心，增加营养，锻炼身体，注意劳逸结合，提高机体抵抗力。
② 中药治疗：盆腔炎性疾病后遗症以湿热者居多，病在下焦且病久体虚。治疗以清热利湿、活血化瘀为主。

③ 物理疗法：温热能促进盆腔局部血液循环，改善组织营养状况，提高新陈代谢，以利炎症的吸收消退。常用的有短波、超短波、微波、离子透入（可加入各种药物如青霉素、链霉素等）。理疗每日1次，每次30min，共治疗15～21d。

④ 手术治疗。

1049 盆腔炎性疾病后遗症手术治疗指征有哪些？

有肿块如输卵管积水或输卵管卵巢囊肿应行手术治疗；存在小感染病灶，反复引起炎症急性发作，经保守治疗效果差。

1050 盆腔炎性疾病后遗症手术治疗方式有哪些？

粘连分解、单侧附件切除或全子宫切除加双附件切除术。

1051 妊娠期盆腔炎性疾病如何治疗？

由于妊娠期PID会增加孕产妇发病率及早产的风险，可疑PID的妊娠妇女都建议住院接受静脉抗生素治疗。

1052 盆腔结核的诊断要点是什么？

主要症状为不孕、月经失调、下腹隐痛并可出现急性期全身症状，如发热、盗汗、乏力、食欲缺乏、体重减轻等。子宫的一侧或双侧可触及片状增厚、压痛，子宫骶骨韧带增粗、变硬、压痛。输卵管碘油显示输卵管部分或完全堵塞，输卵管串珠状改变，子宫腔呈不同程度狭窄或畸形，边缘呈锯齿状；子宫内膜病理检查见典型的结核结节是诊断子宫内膜结核最可靠的依据。

1053 生殖器结核子宫输卵管碘油造影的征象有哪些？

① 宫腔内呈不同形态和不同程度狭窄或变形，边缘呈锯齿状；②输卵管管腔内有多个狭窄部分，呈典型串珠状或显示管腔细小而僵直；③在相当于盆腔淋巴结、输卵管、卵巢部位有钙化灶；④若碘油进入子宫一侧或两侧静脉丛，应考虑有子宫内膜结

核的可能。

1054 盆腔结核治疗原则是什么?

早期、联合、规律、适量、全程用药,疗程6~9个月。

1055 盆腔结核药物治疗方案有哪些?

方案一:链霉素(SM)+异烟肼(INH)+对氨基水杨酸(PAS)联用,力争在短期内交叉消灭大量结核杆菌及少数的耐药菌,使原始耐药菌失去生存余地。以保证治疗成功。链霉素(SM):0.5~1g/d,肌内注射,8~12周;后2g/w,肌内注射,总剂量为60~100g。异烟肼(INH)6~8mg/(kg·d),分3次口服。对氨基水杨酸(PAS):100~250mg/(kg·d),或至少12g/d,分3~4次饭后服。

方案二:分阶段联合治疗(两步治疗)。强化治疗:在初治时(初次发现、初次治疗)采用三种第一线抗结核联合强化治疗2~3个月;巩固治疗:待病情好转后可改为两药(INH+SM或INH+PAS)联合或间歇(每日或每周2~3次)疗法作为巩固治疗;总疗程时间:12~18月。

1056 生殖器结核的手术指征是什么?

① 盆腔包块经药物治疗后缩小,但不能完全消退;②治疗无效或治疗后又反复发作者;③盆腔结核形成较大的包块或较大的包裹性积液者;④子宫内膜结核严重,内膜破坏广泛,药物治疗无效者。

1057 如何对盆腔结核治疗效果进行判定?

① 患者一般情况有无改善,如体重增加、症状减轻或消失。
② 局部病灶有无缩小或消失。
③ 子宫内膜病理检查、月经血培养、动物接种连续3次能否阴性。

④ 随访检查（一般≥2年）有无复发。

第54章 宫颈肿瘤

1058 宫颈上皮内瘤变分哪几级？

Ⅰ级：即轻度不典型增生。上皮下1/3层细胞核增大，核质比例略增大，核染色稍加深，核分裂象少，细胞极性正常。

Ⅱ级：即中度不典型增生。上皮下1/3～2/3层细胞核明显增大，核质比例增大，核深染，核分裂象较多，细胞数量明显增多，细胞极性尚存。

Ⅲ级：即重度不典型增生和原位癌。病变细胞几乎或全部占据上皮全层细胞核异常增大，核质比例显著增大，核形不规则，染色较深，核分裂象多，细胞拥挤，排列紊乱，无极性。

1059 诊断宫颈上皮内瘤变常用的辅助检查有哪些？

① 宫颈刮片细胞学检查：巴氏分级法和TBS分类法。

② 阴道镜检查：若细胞学检查巴氏分类Ⅲ级及Ⅲ级以上或TBS低度鳞状上皮内病变或以上者，应做阴道镜检查。

③ 宫颈活组织检查：为确诊宫颈鳞状上皮内瘤变的最可靠方法。

④ 高危型HPV-DNA检测：TBS细胞学分类为意义不明的不典型鳞状细胞者，可进行高危型HPV-DNA检测。若高危型HPV-DNA阳性，进行阴道镜检查。若高危型HPV-DNA阴性，12个月后行宫颈刮片细胞学检查。

1060 宫颈上皮内瘤变的治疗方案是什么？

① CIN Ⅰ：60%～85% CIN Ⅰ会自然消退，故对满意阴道

镜检查者活检证实的CIN Ⅰ并能每6个月复查一次细胞学或高危型HPV-DNA者可仅观察随访。若在随访过程中病变发展或持续存在2年，应进行治疗。治疗方法有冷冻和激光治疗等。

② CIN Ⅱ和CIN Ⅲ：约20% CIN Ⅱ会发展为原位癌，5%发展为浸润癌，故所有CIN Ⅱ和CIN Ⅲ均需要治疗。治疗方法是宫颈环形电切除术（LEEP）。经宫颈锥切确诊、年龄较大、无生育要求的CIN Ⅲ也可行全子宫切除术。

1061 宫颈癌发病的相关因素有哪些？

① 性行为及分娩次数：性活跃、初次性生活＜16岁、早年分娩、多产，与有阴茎癌、前列腺癌或其性伴侣曾患宫颈癌的高危男子性接触等的妇女易患宫颈癌。

② 病毒感染：高危型HPV感染是宫颈癌的主要危险因素。单纯疱疹病毒Ⅱ型及人巨细胞病毒等也可能与宫颈癌发生有一定关系。

③ 其他：应用屏障避孕法者有一定的保护作用。吸烟可增加感染HPV概率。

1062 宫颈癌的症状有哪些？

① 阴道流血：年轻患者常表现为接触性出血，发生在性生活、妇科检查及便后。出血量可多可少，一般根据病灶大小、侵及间质内血管的情况而定。早期出血量少，晚期病灶较大则表现为大量出血，一旦侵蚀较大血管可能引起致命性大出血。年轻患者也可表现为经期延长、周期缩短、经量增多等。老年患者常主诉绝经后不规则阴道流血。一般外生型癌出血较早，量多；内生型癌出血较晚。

② 阴道排液：患者常诉阴道排液增多，白色或血性，稀薄如水样或米汤样，有腥臭味。晚期因癌组织破溃，组织坏死，继发感染等，有大量脓性或米汤样恶臭白带排出。

③ 晚期症状：根据病灶侵犯范围出现继发性症状。病灶波

及盆腔结缔组织、骨盆壁，压迫输尿管或直肠、坐骨神经时，常诉尿频、尿急、肛门坠胀、大便秘结、里急后重、下肢肿痛等，严重时导致输尿管梗阻、肾盂积水，最后引起尿毒症。到了疾病末期，患者可出现消瘦、贫血、发热及全身衰竭。

1063 宫颈癌的体征是什么？

根据不同类型，病人分期不同，局部体征也不同。

如：原位癌、镜下早期浸润癌及极早期浸润癌，局部无明显病灶或仅见一般宫颈炎表现，但如为外向型，可见宫颈局部向外生长的赘生物呈息肉状、乳头状，继而为菜花状，质脆、触及易出血。如合并感染则表面附脓苔。内生型宫颈膨大成桶状，如形成溃疡整个宫颈有时成空洞，表面附坏死组织，恶臭，内诊、三合诊时宫旁浸润结节可达盆壁，如晚期可形成冰冻骨盆。

1064 宫颈癌好发部位在哪里？

在原始鳞-柱交接部和生理性鳞-柱交接部间所形成的区域称移行带区，此为宫颈癌好发部位。

1065 何谓鳞状上皮化生？

当鳞柱交界位于宫颈阴道部时，暴露于阴道的柱状上皮受阴道酸性影响，移行带区柱状上皮下未分化储备细胞开始增生，并逐渐转化为鳞状上皮，继之柱状上皮脱落，而被复层鳞状上皮所替代。它既不同于正常宫颈阴道部的鳞状上皮，又不同于非典型增生，更不能把它认为是癌。

1066 何谓鳞状上皮化？

宫颈阴道部鳞状上皮直接长入柱状上皮与基底层之间，直至柱状上皮完全脱落而被鳞状上皮替代。多见于宫颈糜烂愈合过程中。

1067 子宫颈癌是如何形成的?

当宫颈上皮化生过程活跃,某些外来致癌物质刺激,或移行带反复变动,移行带区活跃的未成熟细胞或增生的鳞状上皮可向非典型方向发展。

1068 子宫颈癌的病理类型有哪些?

鳞状细胞浸润癌、腺癌(包括黏液腺癌、恶性腺瘤)、腺鳞癌。

1069 鳞状细胞浸润癌巨检分型如何?

① 外生型:又称增生型和菜花型,是最常见的类型,病灶向外生长,状如菜花,组织质脆,最后形成大小不等的菜花状。

② 内生型:癌变组织向宫颈深部组织浸润,宫颈肥大而硬,外面较光滑,又称浸润型。

③ 溃疡型:内外两型进一步发展时,癌组织坏死,脱落形成凹陷性溃疡,形如火山口。

④ 颈管型:癌灶发生在宫颈外口内,隐藏在宫颈管,多见于腺癌,它不同于内生型,临床不多见。

1070 宫颈癌的转移途径有哪些?

三种:①直接蔓延;②淋巴转移;③血行转移。宫颈癌的扩散以直接蔓延和淋巴转移为主。癌组织可直接侵犯宫颈旁、宫旁和盆壁组织。向上累及宫体,向下累及阴道,向前累及膀胱,向后累及直肠。肿瘤压迫输尿管造成泌尿道梗阻、输尿管和肾盂积水。淋巴转移首先至闭孔、髂内、髂外淋巴结、宫旁宫颈旁或输尿管旁淋巴结——一级组,然后髂总、腹主动脉旁、腹股沟深浅或骶前淋巴结——二级组,晚期可转移至锁骨上淋巴结。血行转移发生于晚期,可转移至肺、肝、骨、肠、脑及脾等。因癌组织破坏小血管,经体循环转移所致。

1071 宫颈癌的FIGO临床分期怎样？

0期　　　原位癌（浸润前癌）。

Ⅰ期　　　宫颈癌局限在子宫（扩展至宫体将被忽略）。

Ⅰ A　　　镜下浸润癌。所有肉眼可见的病灶，包括表浅浸润，均为Ⅰ B。

Ⅰ A1　　间质浸润深度 < 3mm，水平扩散 ≤ 7mm。

Ⅰ A2　　间质浸润深度 3 ～ 5mm，水平扩散 ≤ 7mm。

Ⅰ B　　　肉眼可见癌灶局限于宫颈，或者镜下病灶 > Ⅰ A2。

Ⅰ B1　　肉眼可见癌灶最大径线 ≤ 4cm。

Ⅰ B2　　肉眼可见癌灶最大径线 > 4cm。

Ⅱ期　　　肿瘤超越子宫，但未达骨盆壁或未达阴道下1/3。

Ⅱ A　　　无宫旁浸润。

Ⅱ B　　　有宫旁浸润。

Ⅲ期　　　肿瘤扩展到骨盆壁和（或）累及阴道下1/3和（或）引起肾盂积水或肾无功能。

Ⅲ A　　　肿瘤累及阴道下1/3，没有扩展到骨盆壁。

Ⅲ B　　　肿瘤扩展到骨盆壁和（或）引起肾盂积水或肾无功能。

Ⅳ A　　　肿瘤侵犯膀胱黏膜或直肠黏膜和（或）超出真骨盆。

Ⅳ B　　　远处转移。

1072 宫颈癌的诊断方法有哪些？

① 宫颈刮片细胞学检查：应在宫颈转化区取材。

② 宫颈碘试验：方法将碘液涂在宫颈及阴道壁上观察其染色情况。正常宫颈和阴道鳞状上皮含有丰富糖原，可被碘染成橘色或深赤褐色。若不着色为阳性，说明此处上皮不含糖原或缺乏，多见于宫颈炎、肿瘤、囊肿、瘢痕，它对癌无特异性，主要是明确病变的危险区，便于确定取材部位，以期提高诊断率。

③ 阴道镜检查：在细胞学涂片检查三级以上，在碘试验阳性区，应用阴道镜观察，观察宫颈表面有无异型上皮或早期癌

变，选择病变区取材。

④ 宫颈和宫颈管活组织检查：确诊宫颈癌及其癌前病变最可靠和不可缺少的方法，可在碘试验或阴道镜检查之下，选择鳞柱交接部按3、6、9、12点处取4点活检。不能太浅，取组织要既有上皮又要有间质（涂片Ⅲ级以上）。

⑤ 宫颈锥切术：当宫颈刮片多次阳性、活检阴性者；或活检为原位癌需确诊者。

1073 宫颈癌的手术治疗方法有哪些？如何选择？

凡经宫颈涂片≥Ⅲ级者，应重复刮片同时活检，根据不同期别采取不同方法。

① 宫颈上皮内瘤样病变

a. CIN Ⅰ级：按炎症处理。

b. CIN Ⅱ级：应采用电熨、冷冻、激光、宫颈环形电切除术（LEEP）或锥切。

c. CIN Ⅲ级：多主张子宫全切术，若年轻需要生育者可锥切，应严密定期复查。

② 镜下早期浸润：ⅠA期多主张扩大子宫全切术。

③ 浸润癌：要根据年龄、全身情况、医疗条件和水平来决定。常采用手术，ⅠB～ⅡA期可行子宫根治术及盆腔淋巴结清除术。

1074 妊娠合并宫颈癌如何处理？

① 不能经阴道分娩，因将癌细胞挤入血流，可加速扩展。

② 原位癌：可继续妊娠，足月时剖宫取胎。

③ 确认为浸润癌：立即终止妊娠。

④ ⅠA合并各期妊娠者可直接剖宫取胎后行扩大子宫全切术。

⑤ ⅠB～ⅡA合并早孕者，可行子宫根治术及盆腔淋巴结清除术，或体外照射流产后再腔内放疗。合并中、晚期妊娠者，可同时剖宫取胎、子宫根治或取胎行体外及腔内放疗。

1075 何谓宫颈残端癌？如何处理？

宫颈残端癌是指次全子宫切除术2年后，在残留的子宫颈上发现癌者，发现于手术后1～2年内者其宫颈癌变一般在手术时已经存在，故不能算为残端癌。国内统计在子宫颈癌患者中约占1%～2%。治疗原则同宫颈癌。Ⅰ期及ⅡA期子宫颈残端癌可行手术治疗。

第55章　子宫肿瘤

1076 何谓子宫肌瘤？

子宫肌瘤又称子宫平滑肌瘤，是女性生殖器最常见的一种良性肿瘤。多无症状，少数表现为阴道出血，腹部触及肿物以及压迫症状等。如发生蒂扭转或其他情况时可引起疼痛。以多发性子宫肌瘤常见。

1077 子宫肌瘤的类型有哪些？

按肌瘤与子宫壁的关系，肌瘤分为宫体肌瘤、宫颈肌瘤和阔韧带肌瘤。按发展过程中与子宫肌壁的关系，分为肌壁间肌瘤（肌瘤均被肌层包围，占60%～70%）、浆膜下肌瘤（肌瘤向子宫浆膜面生长，占20%）和黏膜下肌瘤（肌瘤向子宫黏膜面生长，占10%～15%）3种类型。

1078 特殊病理组织类型的子宫肌瘤有哪些？

① 富细胞性平滑肌瘤：肌瘤中有丰富的平滑肌细胞，排列紧密，但细胞大、小形态尚一致，个别细胞有异型，偶见分裂象，每10个高倍视野1～4个分裂象。

② 奇怪型平滑肌瘤：是一种特殊的平滑肌瘤肿瘤，以圆形或多边形细胞为主，特征的变化为细胞多形性，核呈异型甚至出现巨核细胞，但无分裂象。临床表现为良性。

③ 血管平滑肌瘤：平滑肌瘤中血管很丰富，瘤细胞围绕血管排列，与血管平滑肌紧密相连。

④ 上皮样平滑肌瘤：平滑肌瘤由圆形或多边形细胞组成，常排列成上皮样索或巢。

⑤ 神经纤维瘤样平滑肌瘤：肌瘤细胞呈栅栏状排列，像神经纤维瘤，在电镜下见到肌瘤细胞质内含微丝、致密小体及与胞膜联合的小空泡，证实为平滑肌细胞。

1079 何谓子宫肌瘤变性？

肌瘤失去其原有典型结构，称为子宫肌瘤变性。

1080 子宫肌瘤变性的种类有哪些？

① 玻璃样变：最多见。肌瘤剖面旋涡状结构消失，被均匀的透明样物质取代，色苍白。镜下见变性区肌细胞消失，为均匀粉红色无结构区，与周围未变性区边界明显。

② 囊性变：常继发于玻璃样变，组织坏死、液化，形成多个囊腔，其间有结缔组织相隔，也可融合成一个大腔，囊内含清澈、无色液体，也可自然凝固成胶冻状；镜下见囊腔内由玻璃样变的肌瘤组织构成，内壁无上皮覆盖。

③ 肉瘤变：即肌瘤恶性变，较少见，国内的资料显示为0.4% ～ 0.8%。多见于年龄较大的妇女；无明显的症状；肌瘤体积如果在短期内迅速长大或伴不规则的阴道出血，或绝经后肌瘤增大，要警惕发生恶性变。

④ 红色变：多见妊娠晚期或产褥期。发病机制尚不明确，可能是由于瘤内小血管发生病变，组织出血及溶血，血红蛋白侵入肌瘤，切面呈肉红色，似半熟的牛肉。镜下瘤体内静脉有栓塞并有溶血，肌细胞减少，有较多的脂肪小球沉积。

⑤ 钙化：多见于绝经后肌瘤或蒂部狭小、血供不足的浆膜下肌瘤。由于脂肪变后，分解成甘油三酯与钙盐结合成碳酸钙石，形成营养不良性钙化。镜下见钙化区为层状沉积，呈圆形或不规则形，苏木素染色有深蓝色微细颗粒浸润。

1081 子宫肌瘤病理检查巨检有何表现？

① 实质性球形结节，表面光滑。

② 假包膜：肌瘤无包膜，但因瘤体压迫周围的子宫肌层形成假包膜，使得瘤体与周围组织之间有一层疏松网隙，界清；血管由外向内呈放射状穿入假包膜供给肌瘤营养。

③ 肌瘤呈白色、质硬、切面呈旋涡状结构。

1082 子宫肌瘤病理检查镜下有何表现？

平滑肌细胞和纤维结缔组织细胞，细胞大小均匀，呈卵圆形或杆状，核染色较深。

1083 子宫肌瘤的临床症状有哪些？

子宫肌瘤的临床表现主要和肌瘤的生长部位有关，而与肌瘤大小和个数关系较少。较大的浆膜下肌瘤除摸到包块外可以无明显症状，而较小的黏膜下肌瘤可以出血很多。

① 月经改变：为最常见的症状，表现为月经周期缩短、经量增多、经期延长、不规则阴道流血等。

② 腹块：腹部胀大，下腹扪及肿物，伴有下坠感。

③ 白带增多：白带增多，有时产生大量脓血性排液及腐肉样组织排出伴臭味。

④ 疼痛：一般患者无腹痛，常有下腹坠胀、腰背酸痛等，当浆膜下肌瘤蒂扭转时，可出现急性腹痛肌瘤红色变时，腹痛剧烈且伴发热。

⑤ 压迫症状：肌瘤向前或向后生长，可压迫膀胱、尿道或直肠，引起尿频、排尿困难、尿潴留或便秘。当肌瘤向两侧生

长，则形成阔韧带肌瘤，其压迫输尿管时，可引起输尿管或肾盂积水；如压迫盆腔血管及淋巴管，可引起下肢水肿。

⑥ 不孕：肌瘤压迫输卵管使之扭曲，或使宫腔变形。

⑦ 继发性贫血：若患者长期月经过多可导致继发贫血，出现全身乏力、面色苍白、气短、心慌等症状。

1084 子宫肌瘤的体征有哪些？

妇科检查发现子宫不规则增大或均匀性增大，如浆膜下肌瘤在子宫表面可扪及单个或数个结节状突起，质硬；黏膜下肌瘤有时可使宫口开大，并通过宫口触到宫腔内肌瘤的下端；如悬垂于阴道内，可看到瘤体并触摸到其蒂部。

1085 子宫肌瘤需与哪些疾病鉴别？如何鉴别？

① 妊娠子宫：子宫肌瘤并发囊性变时，易误诊为妊娠子宫；而妊娠子宫，特别是40岁以上高龄孕妇，或过期流产而有流血者，也可能误诊为子宫肌瘤。临床上遇见育龄妇女而有停经史者，应首先想到妊娠之可能，经B型超声检查或HCG测定不难确诊，必要时应刮宫加以鉴别。要特别注意肌瘤合并妊娠，此时，子宫较停经月份为大，外形多不规则，质地较硬，B型超声检查可协助确诊。

② 卵巢肿瘤：实性卵巢肿瘤可能误诊为浆膜下肌瘤；反之，浆膜下肌瘤囊性变也常误诊为卵巢囊肿，当卵巢肿瘤与子宫有粘连时鉴别更为困难，可做B型超声检查，有时需在剖腹探查时方能最后确诊。

③ 子宫腺肌瘤：临床上也表现为月经量增多及子宫增大，与子宫肌瘤明显不同处在于以痛经为主要症状，也常遇到痛经不明显者而诊断为子宫肌瘤。检查时子宫多呈均匀性增大，且有经期增大而经后缩小的特征。

④ 子宫肥大症：此类患者主要临床表现也是月经增多、子宫增大，故易与子宫肌瘤混淆。但本症为子宫均匀增大，且很少

超过2个月妊娠子宫，B型超声可协助诊断。

1086 子宫肌瘤的治疗原则有哪些？

必须根据患者年龄、生育要求、症状、肌瘤大小等情况综合考虑。

1087 子宫肌瘤药物治疗的指征是什么？常用药物有哪些？

子宫肌瘤药物治疗的指征增大子宫似妊娠子宫2个月大小以内，症状不明显或较轻，近绝经年龄或全身情况不能手术者。

常用药物：雄激素，GnRHa，米非司酮，活血化瘀中药。

1088 子宫肌瘤何时行期待治疗？

期待疗法一般肌瘤小于妊娠8周，无明显症状，无并发症及无肌瘤变性，或近绝经期妇女子宫小于妊娠12周大小，月经正常，无压迫症状者，可采取期待疗法，暂时观察。坚持每3～6个月复查一次，即在临床及影像学方面实行定期随访观察，一般在绝经后肌瘤可逐渐萎缩。但应注意，绝经后少数患者子宫肌瘤并不萎缩反而增大，故应加强随访。在随访期间发现肌瘤增大、生长迅速者，黏膜下肌瘤或怀疑肌瘤变性者，或症状明显、合并贫血者，应考虑手术治疗。

1089 子宫肌瘤手术的指征是什么？手术方式有哪些？

子宫肌瘤手术指征：子宫大于妊娠子宫两个半月；症状明显、继发贫血；并发症出现；黏膜下肌瘤。

手术方式：肌瘤剔除术；子宫次全/全切除术。

1090 子宫肌瘤患者行子宫肌瘤剔除术的条件是什么？

肌瘤剔除术：主要适用于45岁以下，尤其40岁以下，希望保留生育功能的患者。无论浆膜下、肌壁间甚至黏膜下肌瘤均可行肌瘤剔除术，保留子宫。黏膜下肌瘤可经宫腔镜手术。

1091 子宫肌瘤治疗进展有哪些？

① 子宫肌瘤的超声介入治疗：行超声引导下瘤内无水乙醇注射（PETT）治疗。

② 子宫肌瘤的微波治疗：黏膜下肌瘤。

③ 子宫肌瘤的动脉栓塞治疗。

④ 子宫肌瘤冷冻疗法：介入性磁共振成像引导下，经小切口向肿瘤内插入冷冻探头（−186℃）。

⑤ 子宫肌瘤的高强度聚焦超声（high intensity focused ultrasound，HIFU）治疗。

⑥ 未来治疗方法：生长因子治疗，干扰素-α、干扰素-β，基因治疗。

1092 子宫肌瘤合并妊娠处理原则是什么？

① 肌瘤直径＜6cm大小而无症状者，定期产前检查，注意肌瘤有无红色变性，绝大多数孕妇均可经阴道分娩，无需特殊处理。

② 肌瘤直径≥6cm大小，而无症状，在定期产前检查时，需密切观察肌瘤发展情况，至妊娠＞37周时，根据肌瘤生长部位、胎儿及孕妇情况，决定分娩方式。如肌瘤位于子宫下段，易发生产道阻塞，胎头高浮不能入盆者应做选择性剖宫产术，如子宫下段前壁肌瘤在妊娠后期随增大的子宫逐渐上升至腹腔，胎头可下降入盆，顺利分娩。故妊娠合并子宫肌瘤不必过早进行手术处理。

1093 子宫内膜癌FIGO分期是什么？

0期：原位癌（浸润前癌）。

Ⅰ期：肿瘤局限于子宫体。

ⅠA肿瘤局限于子宫内膜。

ⅠB肿瘤浸润深度小于1/2肌层。

ⅠC肿瘤浸润深度大于1/2肌层。

Ⅱ期：肿瘤侵犯宫颈，但未超越子宫。

ⅡA仅宫颈黏膜腺体受累。

ⅡB宫颈间质浸润。

Ⅲ期：局部和（或）区域的扩散。

ⅢA肿瘤侵犯浆膜层和（或）附件（直接蔓延或转移），和（或）腹水或腹腔洗液有癌细胞。

ⅢB阴道浸润（直接蔓延或转移）。

ⅢC盆腔和（或）腹主动脉旁淋巴结转移。

ⅣA期：肿瘤侵犯膀胱和（或）直肠黏膜。

ⅣB期：远处转移。

1094 子宫内膜癌的临床症状及体征有哪些？

子宫内膜癌早期无明显临床症状，症状多为不规则阴道流血或绝经后阴道流血，常有阴道排液，早期为浆液性或浆液血性，晚期合并感染时为脓血性排液并伴有臭味。晚期有下腹部疼痛和腰骶部疼痛，并向下肢和足部放射，常合并贫血、消瘦、恶病质等。早期无明显体征，病情发展后可有子宫稍大稍软，晚期癌组织可至宫口流出，癌组织向周围浸润时子宫可固定或在宫旁触及不规则结节状包块。

1095 子宫内膜癌如何分类？

雌激素依赖型：分化好，预后良，多见于年轻女性；非雌激素依赖型：分化差，预后差，常见于年老体瘦妇女。

1096 如何诊断子宫内膜癌？

（1）病史　高危因素和家族肿瘤史。

（2）临床表现　围绝经期妇女月经紊乱或绝经后再现不规则阴道流血。

（3）超声检查。

（4）分段刮宫　是确诊内膜癌最常用最可靠的方法。

（5）其他辅助诊断方法　①细胞学检查；②宫腔镜检查；③CA_{125}、CT、MRI。

1097 子宫内膜癌的转移途径有哪些?

内膜癌生长较缓慢，局限于内膜的时间较长，但也有发生较快，途径有三种。

① 直接蔓延：癌灶可沿子宫内膜蔓延，向下至宫颈管及阴道，向上经宫角至输卵管，也可侵犯肌层至浆膜，并广泛种植在盆腔、腹腔。

② 淋巴转移：淋巴转移为内膜癌的主要转移途径，它与癌灶生长的部位有关。

a. 宫底部：经阔韧带、骨盆漏斗韧带转移至卵巢，向上至腹主动脉旁淋巴结。

b. 宫角：沿圆韧带到腹股沟淋巴结。

c. 子宫下段、宫颈：主韧带宫旁、髂内、外、总淋巴结。

③ 血行转移：少见，主要为晚期经血行转移。

1098 子宫内膜癌的治疗原则有哪些?

应根据其子宫大小、肌层是否被癌浸润、宫颈管是否累及、癌细胞分化程度及患者全身情况而定，以手术、放疗、药物治疗，首选的治疗方法为手术。

1099 子宫内膜癌的手术治疗方案如何?

Ⅰ期：筋膜外全子宫切除及双侧附件切除术。有下述情况之一者，行盆腔及腹主动脉旁淋巴结切除或取样：①可疑的腹主动脉旁及髂总淋巴结及增大的盆腔淋巴结；②特殊病理类型，如乳头状浆液性腺癌、透明细胞癌、鳞状细胞癌、癌肉瘤、未分化癌等。③子宫内膜样腺癌G3；④肌层浸润深度≥1/2；⑤癌灶累及宫腔面积超过50%。

Ⅱ期：改良根治性子宫切除及双侧附件切除术，同时行盆腔及腹主动脉旁淋巴结切除术。

Ⅲ期和Ⅳ期：进行肿瘤细胞减灭术。

1100 子宫内膜癌手术加放射治疗的指征是什么？

① Ⅰ期患者腹水中找到癌细胞或深肌层已有癌浸润，淋巴结可疑或已有转移，手术后均需加用放射治疗。

② Ⅱ、Ⅲ期患者根据病灶大小，可在术前加用腔内或体外照射。

1101 子宫内膜癌手术加放射治疗的指征是什么？

老年或有严重合并症不能耐受手术或Ⅱ、Ⅲ期不宜手术者。

1102 子宫内膜癌的药物治疗指征及常用药物是什么？

① 孕激素治疗：对晚期或复发癌患者、不能手术切除或年轻、早期、要求保留生育功能者。

② 抗雌激素制剂治疗：他莫西芬10 ～ 20mg，每日2次。

③ 化疗：晚期不能手术或治疗后复发者。

1103 如何预防子宫内膜癌？

① 普及防癌知识，定期防癌检查。

② 正确掌握使用雌激素的指征。

③ 围绝经期妇女月经紊乱或不规则阴道流血者，绝经后妇女阴道流血定期复查。

④ 注意高危因素，重视高危患者。

1104 子宫内膜癌术后如何随访？

术后定期随访，75% ～ 95%复发在术后2 ～ 3年内。一般术后2 ～ 3年内每3个月随访1次，3年后每6个月1次，5年后每年

1次。随访内容包括盆腔检查、阴道细胞学涂片检查、胸部X线片、血清CA_{125}检查等，必要时可做CT、MRI检查。

1105 何谓子宫肉瘤？

子宫肉瘤是一组起源于子宫平滑肌组织、子宫间质、子宫内组织或子宫外组织的恶性肿瘤。

1106 子宫肉瘤的组织学来源有哪些？

子宫肉瘤常见类型有三种，最常见的是子宫平滑肌肉瘤，其来源于子宫肌层或子宫血管的平滑肌细泡，可单独存在或与平滑肌瘤并存。其次是子宫内膜间质肉瘤，来源于子宫内膜间质细胞。较少见的是子宫恶性中胚叶混合瘤亦称恶性苗勒管混合瘤或癌肉瘤，它来源于苗勒管衍生物中分化最差的子宫内膜间质组织，同时含有恶性的上皮成分和恶性的间质成分，即癌和肉瘤成分。

1107 子宫肉瘤的临床分期是什么？

子宫肉瘤一般按国际抗癌协会（UICC-AJCCS）子宫肉瘤的分期标准进行临床分期，近年来也有人主张子宫内膜间质肉瘤和恶性苗勒管混合瘤参照1988年FIGO子宫内膜癌的手术病理分期标准分期。

UICC-AJCCS分期标准子宫肉瘤的临床分期。

Ⅰ期：癌肿局限于宫体。

Ⅱ期：癌肿已累及宫颈管。

Ⅲ期：癌肿已超出子宫，侵犯盆腔其他脏器及组织，但仍限于盆腔。

Ⅳ期：癌肿超出盆腔范围，侵犯上腹腔或已有远处转移。

1108 子宫肉瘤的转移途径和临床表现是什么？

子宫肉瘤的转移途径如下。

① 血行播散是主要转移途径，通过血液循环转移到肝脏、肺脏等全身各处。

② 肉瘤直接浸润，可直接侵及子宫肌层，甚至到达子宫的浆膜层，引起腹腔内播散和腹水。

③ 淋巴结转移，在早期阶段较少见，晚期多见，恶性程度高者多见。

子宫肉瘤的主要临床表现如下。

① 阴道不规则出血，量多。肿瘤如坏死或形成溃疡，可排脓血样或米汤样臭液。

② 腹部肿块，有时自己可以摸到，特别有子宫肌瘤者可迅速增大。

③ 肿瘤压迫可引起排尿障碍，并可有腰腹疼痛。

④ 检查可发现子宫明显增大，质软，有时盆腔有浸润块。如为葡萄状肉瘤，可突出于子宫颈口或阴道内，脆而软。

本病有时易和子宫肌瘤相混，也有的误诊为子宫内膜癌。辅助诊断如B超、CT、动脉或淋巴造影等可协助诊断。

1109 子宫肉瘤的治疗原则是什么？

治疗原则以手术为主。Ⅰ期行全子宫加双附件切除术。宫颈肉瘤、子宫肉瘤Ⅱ期、癌肉瘤应行根治性子宫切除加盆腔淋巴结清扫术，必要时行腹主动脉旁淋巴结活检。根据病情早晚，术后化疗或放疗可能提高疗效。目前对肉瘤化疗效果较好的药物有顺铂、阿霉素、异环磷酰胺等，常用三药联合方案。子宫恶性中胚叶混合瘤和高度恶性子宫内膜间质肉瘤对放疗效果敏感。低度恶性子宫内膜间质肉瘤含雌孕激素受体，孕激素治疗有一定疗效，常用醋酸甲羟孕酮或甲地孕酮，以大剂量、高效为宜。

第56章 卵巢肿瘤

1110 从组织学来源看卵巢肿瘤如何分类？

上皮性肿瘤，生殖细胞肿瘤、性索间质肿瘤、卵巢转移性肿瘤。

1111 卵巢上皮性瘤分为哪几类？

浆液性肿瘤、黏液性肿瘤、子宫内膜样肿瘤、透明细胞中肾样瘤、勃勒纳瘤、混合性上皮瘤、未分化癌、未分类癌。

1112 生殖细胞肿瘤分为哪几类？

畸胎瘤、无性细胞瘤、卵黄囊瘤、胚胎癌、多胎瘤、绒毛膜癌、混合型。

1113 性索间质肿瘤分为哪几类？

颗粒细胞 - 间质细胞瘤、支持细胞 - 间质细胞瘤、两性母细胞瘤。

1114 诊断卵巢肿瘤的标志物有哪些？

① 血清 CA_{125}：80% 卵巢上皮性癌患者血清 CA_{125} 水平升高。

② 血清 AFP：对卵黄囊瘤有特异性诊断价值。

③ HCG：对原发性卵巢绒毛膜癌有特异性。

④ 性激素：颗粒细胞瘤、卵泡膜细胞瘤产生较高水平雌激素。浆液性、黏液性囊腺瘤或勃勒纳瘤有时也可分泌一定量雌激素。

1115 良恶性卵巢肿瘤如何鉴别？

（1）卵巢良性肿瘤。

① 病程长,逐渐增大。

② 多为单侧,活动,囊性,表面光滑,常无腹水。

③ 一般情况良好。

④ B超提示为液性暗区,可有间隔光带,边缘清晰。

(2)卵巢恶性肿瘤。

① 病程短,迅速增大。

② 多为双侧,固定,实性或囊实性,表面不平结节状,常有腹水,多为血性,可查到癌细胞。

③ 恶病质。

④ B超提示液性暗区内有杂乱光团、光点,肿块边界不清。

1116 卵巢肿瘤常见并发症有哪些?

① 蒂扭转:典型症状是体位改变后突然发生一侧下腹剧痛,常伴恶心、呕吐甚至休克。双合诊检查可扪及压痛的肿块,以蒂部最明显。治疗原则是一经确诊,尽快行剖腹手术。

② 破裂:症状轻重取决于破裂口大小、流入腹腔囊液数量和性质。小的囊肿或单纯浆液性囊腺瘤破裂是,患者仅有轻度腹痛;大囊肿或畸胎瘤破裂后,患者常有剧烈腹痛伴恶心呕吐。破裂也可导致腹腔内出血、腹膜炎及休克。体征有腹壁压痛、腹肌紧张,可有腹水征,盆腔原存在的肿块消失或缩小。考虑肿瘤破裂时应立即手术。

③ 感染:多继发于肿瘤扭转或破裂。患者可有发热、腹痛、腹部压痛及反跳痛、腹肌紧张、腹部肿块及白细胞升高等。治疗原则是抗感染治疗后,手术切除肿瘤。

④ 恶变:肿瘤迅速生长尤其双侧性,应考虑有恶变可能。诊断后应尽早手术。

1117 卵巢良性肿瘤的治疗原则是什么?

年轻、单侧良性肿瘤应行患侧卵巢肿瘤剥出或卵巢切除术,保留患侧正常卵巢组织和对侧正常卵巢;双侧良性肿瘤应行肿瘤剥出术。绝经后期妇女应行全子宫及双附件切除术。

1118 卵巢恶性肿瘤的手术-病理分期如何？

卵巢恶性肿瘤的手术-病理分期见表20。

表20 卵巢恶性肿瘤的手术-病理分期

Ⅰ期		肿瘤局限于卵巢
	Ⅰa	肿瘤局限于一侧卵巢，包膜完整，表面无肿瘤，腹水或腹腔冲洗液中不含恶性细胞
	Ⅰb	肿瘤局限于两侧卵巢，包膜完整，表面无肿瘤，腹水或腹腔冲洗液中不含恶性细胞
	Ⅰc	Ⅰa或Ⅰb肿瘤伴有以下任何一种情况：包膜破裂，卵巢表面有肿瘤，腹水或腹腔冲洗液中恶性细胞
Ⅱ期		一侧或双侧卵巢肿瘤，伴盆腔内扩散
	Ⅱa	蔓延和（或）转移到子宫和（或）输卵管
	Ⅱb	蔓延到其他盆腔组织
	Ⅱc	Ⅱb或Ⅱc肿瘤，腹水或腹腔冲洗液中含恶性细胞
Ⅲ期		一侧或双侧卵巢肿瘤，伴显微镜下证实的盆腔外的腹腔转移和（或）区域淋巴结转移。肝表面转移为Ⅲ期
	Ⅲa	显微镜下证实的盆腔外的腹腔转移
	Ⅲb	腹腔转移灶直径≤2cm
	Ⅲc	腹腔转移灶直径＞2cm和（或）区域淋巴结转移
Ⅳ期		远处转移，除外腹腔转移（胸腔积液中有癌细胞，肝实质转移）

1119 卵巢恶性肿瘤的转移途径有哪些？

直接蔓延、腹腔种植、淋巴转移。

1120 卵巢恶性肿瘤的治疗原则是什么？

恶性肿瘤治疗原则是手术为主，辅以化疗、放疗等综合治疗。年轻、希望保留生育功能的Ⅰ期患者可保留正常的子宫及对侧卵巢。化疗只用于有残留病灶和复发患者。Ⅰb行全子宫双附件切除术。Ⅰc同时行大网膜切除术。Ⅱ及以上行肿瘤细胞减灭术。残余灶≤1cm。

1121 卵巢恶性肿瘤术后如何随访？复诊检查内容有哪些？

卵巢癌易复发，应长期随访和监测。一般第1年每3个月复查1次；第2年后每4～6个月复查1次；5年后每年随访1次。随访内容包括症状、体征、全身及盆腔检查、B型超声检查。必要时做CT或MRI、PET检查。测定血清CA_{125}、AFP、HCG等肿瘤标志物。

1122 何谓复发性卵巢恶性肿瘤？

广义的复发性卵巢恶性肿瘤可分为两种情况，即复发和未控。①复发：即经治疗后达到临床完全缓解，在半年后再次出现肿瘤。②未控：即经治疗后达到临床完全缓解，在半年内再次出现肿瘤；或经治疗后肿瘤持续存在。

1123 卵巢恶性肿瘤复发的迹象和证据有哪些？

① 肿瘤标记物升高。
② 出现胸腹水。
③ 身体检查发现肿块。
④ 影像学检查发现肿块。
⑤ 发现不明原因肠梗阻。

以上各项中只要存在1项，即可考虑肿瘤复发；出现2项复发的可能性更大。肿瘤复发的诊断最好有病理报告的支持。

1124 怎样降低卵巢恶性肿瘤复发和未控？

提高肿瘤细胞减灭术的彻底性；寻找更为有效的一线化疗方

案，尤其针对透明细胞癌；研究化疗耐药的机制和相关的防治措施；巩固治疗。

1125 卵巢恶性肿瘤复发和未控是如何分型的？

① 化学药物治疗（化疗）敏感型：对初期以铂类药物为基础的化疗疗效，已经达到临床缓解，在计划化疗停止后持续6个月以上复发。

② 化疗耐药型：对初期以铂类药物为基础的化疗疗效，已经达到临床缓解，在计划化疗停止后持续6个月内复发。

③ 持续性卵巢恶性肿瘤：对起初以铂类药物为基础的化疗有反应或明显反应，但进一步检查发现有残余病灶，如二次探查术阳性。

④ 难治性卵巢恶性肿瘤：以铂类药物为基础的化疗无效。包括在初始化疗期间，肿瘤稳定或肿瘤进展。此类型发生率约为20%。其对二线化疗药的有效反应率最差。

1126 复发性卵巢恶性肿瘤治疗前应做哪些准备？

（1）详细复习病史 ①初次治疗时手术病理分期；②组织学类型及分级；③手术的彻底性；④残余瘤的大小及部位；⑤术后化疗的方案、途径及疗效；⑥停止化疗的时间；⑦出现复发的时间等。

（2）分型及定位 对复发性卵巢恶性肿瘤进行分型和对复发灶进行定位。

（3）生活状态评分 对患者的生活状态进行评分，对患者重要器官的功能进行评估。

1127 复发性卵巢恶性肿瘤治疗时主要考虑哪些因素？

① 复发性卵巢恶性肿瘤的定性、定位、定型及确定个体化治疗。

② 提高生存质量时应考虑的重要问题。

③ 尊重患者的意愿。

④ 采用姑息性对策，主要不是治愈性治疗。

⑤ 对卵巢上皮性癌与生殖细胞瘤及性索间质肿瘤应分别考虑。

1128 复发性卵巢恶性肿瘤手术治疗的目的是什么？

切除或减灭病灶；解除症状（肠梗阻）。

1129 复发性卵巢恶性肿瘤手术治疗的种类有哪些？

① 再次剖腹探查术：明确是否复发，可疑部位进行活检；分离粘连、解除肠梗阻及肠改路、肠造口。

② 再次肿瘤细胞减灭术：复发灶彻底或非彻底切除；肠、肝、脾脏、淋巴结、膀胱等转移灶或转移脏器的部分或全部切除。

1130 复发性卵巢恶性肿瘤手术治疗选择的原则是什么？

① 再次剖腹探查术：凡术时腹腔各脏器、组织呈弥漫性及转移（"麻花肠"），难以切除的转移灶（肝门部、肾静脉旁、腹腔外转移灶及肝实质多个转移灶）；大量腹水、难以缓解的肠梗阻和脏器广泛粘连及解剖结构紊乱。在此情况下，手术目的旨在探查、缓解症状、提高生存质量。如进行再次肿瘤细胞减灭术，术后并发症多，对患者没有好处。

② 再次肿瘤细胞减灭术：凡术时发现边界清楚的局灶性病灶，完成一线化疗后超过12个月以上的患者，一般状况或生活状态评分好、年龄较轻（<50岁），估计可完成理想的肿瘤细胞减灭术。在上述情况下进行再次肿瘤细胞减灭术并发症较少，可达到预期的治疗目的，对患者有益。

第57章 葡萄胎

1131 何谓妊娠滋养细胞疾病?

妊娠滋养细胞疾病（gestational trophoblastic disease，GTD）是一组来源于胎盘滋养细胞的疾病。根据组织学将其分为葡萄胎、侵蚀性葡萄胎、绒毛膜癌、胎盘部位滋养细胞肿瘤及上皮样滋养细胞肿瘤。侵蚀性葡萄胎、绒癌及胎盘部位滋养细胞肿瘤统称为妊娠滋养细胞肿瘤（gestatioal trophoblastic neoplasia，GTN）。

1132 妊娠滋养细胞疾病有何特点?

① 继发于妊娠，减少妊娠机会可降低发病率。

② 肿瘤细胞含有父系成分。

③ 生长速度快，良性葡萄胎也具有侵蚀性。

④ HCG是诊断这类疾病的依据，也是观察病情、评定疗效、确定有无复发的监测指标。

⑤ 对化疗极为敏感。

1133 何谓葡萄胎?

葡萄胎是指妊娠后胎盘绒毛滋养细胞增生、间质水肿，而形成大小不一的水泡，水泡间借蒂相连成串，形如葡萄而得名，也称水泡状胎块。

1134 葡萄胎分为哪两种类型，如何鉴别?

葡萄胎分为完全性葡萄胎与部分性葡萄胎。鉴别点见表21。

表21 完全性葡萄胎与部分性葡萄胎核型、病理和临床特征比较

特征	完全性葡萄胎	部分性葡萄胎
核型	常见为46，XX和46，XY	常见为69，XXX和69，XXY
病理特征		
胎儿组织	缺乏	存在
绒毛水肿	弥漫	局限
滋养细胞增生	弥漫，轻重度增生	局限，轻中度增生
羊膜、胎儿红细胞	缺乏	存在
临床特征		
诊断	葡萄胎	易误诊为流产
子宫大小	50%大于停经月份	小于停经月份
黄素化囊肿	15%～25%	少
并发症	<25%	少
GTN发生率	6%～32%	<5%

1135 葡萄胎病理组织学有何特点？

① 滋养细胞增生是最重要的病理特征。

② 绒毛间质水肿。

③ 间质内血管消失或仅有及稀少的无功能血管。

1136 完全性葡萄胎临床表现有哪些？

① 停经后阴道流血：患者常于停经8～12周后发生不规则阴道流血，开始量少，渐增多，反复大量流血，有时甚至排出水泡状组织，此时出血往往汹涌，处理不及时可导致休克，或贫血，及继发感染。

② 子宫异常增大、变软：50%以上子宫大于正常孕月；1/3符合孕月；少数小于孕月。

③ 腹痛：葡萄胎增大迅速，子宫急速膨胀，可引起下腹胀痛，或子宫收缩以排出宫内容出现腹痛。

④ 妊娠呕吐。

⑤ 妊娠期高血压疾病征象。

⑥ 卵巢黄素化囊肿双侧性/单侧：大小不一，表面光滑，活动度好，多房，囊内清亮液体。

⑦ 甲状腺功能亢进征象。

1137 葡萄胎的自然转归如何？

葡萄胎排空后HCG降至正常平均9周，不超过14周。葡萄胎排空后3个月仍阳性为持续葡萄胎。局部侵犯发生率15%，远处转移发生率4%。

1138 葡萄胎局部侵犯和远处转移的高危因素是什么？

HCG > 100000U/L；子宫体积明显大于孕周；卵巢黄体囊肿直径大于6cm；年龄大于40岁；重复葡萄胎。

1139 葡萄胎的诊断要点有哪些？

（1）主要症状、体征　妊娠后流血、子宫异常变大、变软、腹痛、妊高征及甲亢征象、黄素化囊肿。

（2）辅助检查　①β-HCG测定：葡萄胎时β-HCG在100kU/L，常超过1000kU/L，且持续不降。②B型超声检查：宫腔内"落雪状"或"蜂窝状"，两侧或一侧卵巢囊肿。

1140 葡萄胎的治疗原则是什么？

葡萄胎的诊断一经确定后，应即刻予以清除，清除葡萄胎时应注意预防出血过多、穿孔及感染，并应尽可能减少以后恶变的机会。

1141 葡萄胎吸宫术注意事项有哪些?

① 输液、备血。

② 充分扩张宫颈,大号吸管吸引。

③ 缩宫素在充分扩张宫颈管和大部分葡萄胎组织排除后静脉滴注。

④ 一次吸净困难时,1周后行二次清宫。

1142 葡萄胎子宫切除的适应证是什么?

年龄大于40岁,有高危因素,无生育要求。注意:不能预防子宫外转移的发生;保留卵巢。

1143 葡萄胎预防性化疗适应证及化疗方案是什么?

① 年龄>40岁。

② HCG值异常升高。

③ 滋养细胞高度增生伴不典型增生。

④ 吸宫后HCG下降慢,或始终处于高值。

⑤ 出现可疑转疑灶者。

⑥ 条件随访者。

一般选用氟尿嘧啶或更生霉素单药化疗1～2疗程。

1144 葡萄胎合并黄素囊肿如何处理?

一般不须处理,如发生扭转时间长,有坏死、可剖腹,切除患侧卵巢,否则可穿刺放液。

1145 葡萄胎如何随访? 如何避孕?

首选避孕套避孕,不用宫内节育器,严格避孕1年。

(1)随访时间 β-HCG定量测定:葡萄胎排空后每周一次至正常水平。随后3个月仍每周一次,此后3个月每2周一次,然后每月一次持续半年。如未妊娠,可每半年一次,共随访2年。

（2）随访内容 ①血HCG。②再发症状：异常阴道流血，咳嗽，咯血，其他转移灶。③妇科检查：注意子宫复旧情况及黄素囊肿大小变化。④盆腔B超。⑤胸部X线检查，必要时脑部CT检查。

第58章 妊娠滋养细胞肿瘤

1146 何谓妊娠滋养细胞肿瘤？

国际妇产科联盟（FIGO）妇科肿瘤委员会2000年建议妊娠滋养细胞疾病（GTN）的临床分类可以不以组织学为依据，将侵蚀性葡萄胎和绒癌合称为妊娠滋养细胞肿瘤，并进一步根据病变再分为两类。若病变局限于子宫，称为无转移性滋养细胞肿瘤，若病变出现在子宫以外，称为转移性滋养细胞肿瘤。

1147 葡萄胎后妊娠滋养细胞肿瘤的诊断标准是什么？

2004年FIGO颁布了葡萄胎后GTN的诊断标准，凡符合下列标准中的任何一项且排除妊娠可能，即可诊断为滋养细胞肿瘤：①葡萄胎排空后每周测定1次，连续4次测定血清HCG呈平台（±10%），并持续3周或更长时间，即1d、7d、14d、21d；②葡萄胎排空后HCG测定3次升高（>10%），且至少维持2周或更长时间，即1d、7d、14d；③葡萄胎排空后血清HCG水平持续异常达6个月或更长；④组织学诊断。

1148 非葡萄胎后妊娠滋养细胞肿瘤的诊断标准是什么？

北京协和医院提出了非葡萄胎后妊娠滋养细胞肿瘤的诊断标准，主要为：①足月产、流产和异位妊娠后4周以上，血β-HCG水平持续在高水平，或一度下降后又上升，以排除妊娠物残留或再次妊娠；②组织学诊断。

1149 侵蚀性葡萄胎病理特点有哪些？

葡萄胎组织侵犯肌层甚至穿透浆膜层或其他组织，剖面见肌层内含有大小不等葡萄胎组织。镜下见绒毛结构及滋养细胞增生和分化不良。

1150 绒毛膜癌病理特点有哪些？

增生的滋养细胞大片的侵犯子宫肌层及血管，并常伴有远处转移。肿瘤常位于肌层内，也可凸向宫腔或穿破浆膜，无固定形态，与周围组织分界清，质软而脆，海绵样，暗红色，伴出血坏死。镜下特点为滋养细胞不形成绒毛或水泡状结构，成片高度增生，排列紊乱，广泛侵入子宫肌层并破坏血管。肿瘤中不含间质和自身血管，瘤细胞靠侵蚀母体血管获取营养物质。

1151 侵蚀性葡萄胎有哪些临床表现？

（1）原发灶的表现　多发生在葡萄胎排空后6个月内。

① 阴道流血为侵蚀性葡萄胎（恶葡）的最常见症状，清宫后持续流血或月经恢复正常数月后又反复流血。

② 妇科检查子宫复旧延迟，一般排空后4～6月子宫恢复正常大小，若肿瘤已穿破子宫，则表现为腹痛、内出血症状。

③ 腹痛、内出血症状。

④ 黄素囊肿可持续存在，如扭转可导致腹痛。

（2）转移灶的表现　主要视转移部位而定。

① 转移最常见部位是肺、阴道、宫旁。

② 若临床咯血或痰中带血要警惕肺转移，以摄胸部X线片为可靠，典型X线显示肺野外带单个或多个半透明小圆形阴影为特点。

③ 转移阴道壁可见紫色结节，破溃大出血。

④ 脑转移典型病例出现颅内高压症状及占位症状，一旦发生，死亡率高。

1152 如何诊断侵蚀性葡萄胎?

① 病史及临床表现:葡萄胎排空后半年内出现典型的原发灶表现及转移灶症状。

② HCG连续测定:排空12周以上或子宫切除术后8周以上,β-HCG持续高水平,或HCG一度正常又迅速升高。临床除外葡萄胎残留或再次妊娠。

③ B超检查:宫壁显示局灶性或弥漫性强光点或光团与暗区相间的蜂窝样病灶。

④ 组织学诊断:切片中见到绒毛结构或绒毛蜕变痕迹。

1153 妊娠滋养细胞肿瘤解剖学分期是什么?

妊娠滋养细胞肿瘤解剖学分期见表22。

表22　妊娠滋养细胞肿瘤解剖学分期(FIGO,2000年)

Ⅰ期	病变局限于子宫
Ⅱ期	病变扩散,仍局限于生殖器官(附件、阴道、阔韧带)
Ⅲ期	病变转移至肺,有或无生殖系统病变
Ⅳ期	所有其他系统转移

1154 妊娠滋养细胞肿瘤改良FIGO预后评分系统是什么?

改良FIGO预后评分系统见表23。

表23　改良FIGO预后评分系统(FIGO,2000年)

评分	1	2	3	4
年龄/岁	<40	$\geqslant40$	—	—
前次妊娠	葡萄胎	流产	足月产	—
距前次妊娠时间/月	<4	$4\sim7$	$7\sim13$	$\geqslant13$
治疗前血HCG/(mU/mL)	$<10^3$	$10^3\sim10^4$	$10^4\sim10^5$	$\geqslant10^5$
最大肿瘤大小(包括子宫)	—	$3\sim5$	$\geqslant5$	—

续表

评分	1	2	3	4
转移部位	肺	脾脏、肾脏	肠道	肝、脑
转移灶数目	1	1～4	5～8	＞8
先前失败化疗	—	—	单药	两种或两种以上联合化疗

注：总分≤6分者为低危，总分＞7分者为高危。

1155 妊娠滋养细胞肿瘤治疗原则是什么？

以化疗为主，结合手术、放疗等其他治疗。目前国内外大多数学者认为，GTN的处理应在处理前评估的基础上，根据现有分期分类系统，实施分层或个体化治疗。

1156 对妊娠滋养细胞肿瘤患者怎样进行随访？

随访时间：第1次在出院后3个月，然后每6个月1次至3年，之后每年1次至5年，以后可每2年1次。随访内容同葡萄胎，随访期间应严格避孕，一般于化疗停止≥12个月才可以妊娠。由于50%的GTN在3个月内复发、85%在18个月内复发，平均复发时间为6个月，因此目前国外对滋养细胞肿瘤患者初次治疗后的随访相对简洁，建议HCG测定连续3周HCG正常后，可改为每月1次，对Ⅰ～Ⅲ期患者，随访至12个月，对Ⅳ期患者，随访至24个月。

第59章 功能失调性子宫出血

1157 功能失调性子宫出血的定义是什么？

功能失调性子宫出血（功血）是由于生殖内分泌轴功能紊乱

造成的异常子宫出血。

1158 功能失调性子宫出血如何分类？

分为无排卵型功血和有排卵型功血两大类。

1159 无排卵型功血的特点是什么？

青春期及绝经过渡期常见。因下丘脑-垂体-卵巢轴发育不完善或卵巢功能下降导致无周期性排卵，临床表现为出血失去规律性（周期性），间隔时长时短，出血量不能预计，一般出血时间长，不易自止。出血频繁或出血多者可引起严重贫血甚至休克。

1160 有排卵型功血的特点是什么？

有周期性排卵，因此临床上仍有可辨认的月经周期。有排卵型功血常表现如下。

（1）月经过多　指月经周期规则、经期正常，但经量＞80mL。常因子宫内膜纤溶酶活性过高或前列腺素等血管舒缩因子分泌失调所致。

（2）月经间期出血　①黄体功能异常：分黄体萎缩不全及黄体功能不全两类。黄体功能异常者常合并不孕或者流产。②围排卵期出血：原因不明，可能与排卵前后激素水平波动有关。出血期≤7d，出血停止数天后又出血，量少，多数持续1～3d，时有时无。

1161 黄体功能异常引起的排卵型功血的特点是什么？

黄体功能异常：分黄体萎缩不全及黄体功能不全两类，前者由于黄体萎缩过程延长引起子宫内膜不规则脱落，临床表现为经期延长，常在点滴出血后才有正式月经来潮，以后又常淋漓数日；后者因黄体期黄体酮分泌不足，黄体期缩短，临床表现为周期缩短，经量可稍增多。

1162 诊断功血时询问病史的注意事项有哪些?

病史包括患者的年龄、月经史、婚育史、避孕措施、是否存在引起月经失调的内分泌疾病或凝血功能障碍性疾病病史,以及近期有无服用干扰排卵的药物或抗凝血药物等,还应包括已进行过的检查和治疗情况。仔细询问患者的月经情况,了解出血类型是鉴别功血与其他异常子宫出血的最主要依据。

1163 诊断功血时体格检查的内容有哪些?

检查有无贫血、甲状腺功能减退、甲状腺功能亢进、多囊卵巢综合征及出血性疾病的阳性体征。妇科检查应排除阴道、宫颈及宫体病变;注意出血来自宫颈柱状上皮异位局部还是来自宫颈管内。

1164 诊断功血时需做哪些辅助检查?

辅助检查的目的是鉴别诊断和确定病情严重程度及是否有合并症。辅助检查主要包括:①全血细胞计数:确定有无贫血及血小板减少。②凝血功能检查:凝血酶原时间、活化部分凝血活酶时间、血小板计数、出凝血时间等,排除凝血功能障碍性疾病。③尿妊娠试验或血人绒毛膜促性腺激素 β 亚单位(β-HCG)检测:除外妊娠。④盆腔超声检查:了解子宫内膜厚度及回声,以明确有无宫腔占位性病变及其他生殖道器质性病变等。⑤基础体温(BBT)测定:不仅有助于判断有无排卵,还可提示黄体功能不全(体温升高天数≤10d)、黄体萎缩不全(高相期体温下降缓慢伴经前期出血)。当 BBT 呈双相,月经间期出现不规则出血时,可鉴别出血是发生在卵泡期、排卵期或黄体期。⑥激素水平测定:适时测定黄体酮水平可确定有无排卵及黄体功能,测定甲状腺素水平可迅速排除甲状腺功能异常,测定催乳素及其他内分泌激素水平以利于鉴别诊断。⑦诊断性刮宫或宫腔镜下刮宫:当异常子宫出血病程超过半年,或超声检查发现子宫内膜厚度>

12mm，或患者年龄＞40岁时，首次就诊可考虑采用诊断性刮宫或宫腔镜下刮宫，以了解子宫内膜情况。

1165 功能失调性子宫出血的诊断步骤有哪些？

① 确定异常子宫出血的模式：月经周期、经期、经量都异常为不规则出血。月经间期出血是指两次正常月经之间有点滴出血，可分为卵泡期出血、围排卵期出血和黄体期出血。

② 除外器质性疾病：这是诊断功血的关键。功血应该与所有引起异常子宫出血的器质性疾病，包括生殖道、非生殖道、全身性疾病以及医源性出血相鉴别。少数情况下功血也可与无症状的子宫肌瘤并存。

③ 鉴别有无排卵及无排卵的病因：有排卵型功血与无排卵型功血的病理、生理变化及处理原则都有很大的不同。根据BBT、出血前 5 ~ 9d 的黄体酮水平或适时取子宫内膜进行病理检查即可鉴别。

1166 功能失调性子宫出血的处理原则是什么？

青春期及生育年龄无排卵功血以止血、调整周期及促排卵为主；绝经过渡期功血以止血、调整周期、减少经量、防止子宫内膜病变为治疗原则。

1167 无排卵性功血患者如何止血治疗？

（1）止血 无排卵型功血的治疗首选性激素。

① 孕激素：孕激素治疗也称"子宫内膜脱落法"或"药物刮宫"，停药后短期内即有撤退性出血，适用于血红蛋白＞80g/L、生命体征稳定的患者。具体用法如下：a.黄体酮20 ~ 40mg，肌内注射，每日1次，共3 ~ 5d。b.地屈孕酮（其他名称为达芙通）10mg，口服，每日2次，共10d。c.微粒化黄体酮胶囊（其他名称为琪宁）200 ~ 300mg，口服，每日1次，共10d。d.醋酸甲羟孕酮（MPA）6 ~ 10mg，口服，每日1次，共10d。

② 雌激素：雌激素治疗也称"子宫内膜修复法"，适用于出血时间长、量多致血红蛋白＜80g/L的青春期患者。具体用法如下：a.苯甲酸雌二醇，初始剂量3～4mg/d，分2～3次肌内注射，若出血明显减少，则维持；若出血量未见减少，则加量，也可从6～8mg/d开始，每日最大量一般不超过12mg。出血停止3d后开始减量，通常以每3d递减1/3量为宜。b.结合雌激素：25mg，静脉注射，可4～6h重复1次，一般用药2～3次；次日应给予结合雌激素（其他名称为倍美力）3.75～7.5mg/d，口服，并按每3d递减1/3量为宜。也可在24～48h内开始用口服避孕药。c.结合雌激素：每次1.25mg或戊酸雌二醇（其他名称为补佳乐）每次2mg，口服，每4～6h1次，血止3d后按每3d递减1/3量为宜。各种雌激素治疗过程中，当血红蛋白增加至90g/L以上后，均必须加用孕激素治疗，以达到撤退性出血的目的。

③ 复方短效口服避孕药：适用于长期而严重的无排卵出血。目前使用的是第3代短效口服避孕药，如去氧孕烯、炔雌醇（其他名称为妈富隆）、孕二烯酮-炔雌醇（其他名称为敏定偶）或复方醋酸环丙孕酮（其他名称为达英-35），用法为每次1～2片，每8为12h1次，血止3d后逐渐减量至每天1片，维持至第21天本周期结束。

④ 高效合成孕激素：高效合成孕激素可使子宫内膜萎缩。从而达到内膜萎缩和止血目的，此法不适用于青春期患者。炔诺酮（其他名称为妇康片，0.625mg/片）治疗出血量较多的功血时，首剂量为5mg，每8h1次，血止2～3d后，每3d递减1/3量，直至维持量为每天2.5～5.0mg；持续用至血止后21d停药，停药后3～7d发生撤退性出血。也可用左炔诺孕酮1.5～2.25mg/d，血止后按同样原则减量。

（2）刮宫术 刮宫可迅速止血，并具有诊断价值，可了解子宫内膜病理变化，除外恶性病变。对于绝经过渡期及病程长的育龄期妇女应首先考虑使用刮宫术，对未婚、无性生活史者，除非要除外内膜病变，不轻易选择刮宫术，仅适用于大量出血且药物治疗无效需立即止血，或需要行子宫内膜组织病理学检查者。对于B超检查提示宫腔内异常者可在宫腔镜下刮宫，以提高诊断的准确率。

（3）辅助治疗　一般止血药包括氨甲环酸（其他名称为妥塞敏）每次1g，每天2～3次，或酚磺乙胺（其他名称为止血敏）、维生素K等。①丙酸睾酮：具有对抗雌激素的作用，可减少盆腔充血和增加子宫张力，减少子宫出血，并有协助止血作用。②矫正凝血功能：出血严重时可补充凝血因子，如纤维蛋白原、血小板、新鲜冻干血浆或新鲜血。③矫正贫血：对中、重度贫血患者在上述治疗的同时，可给予铁剂和叶酸治疗，必要时输血。④抗感染治疗：对出血时间长、贫血严重、抵抗力差或有合并感染临床征象者，应及时应用抗生素。

1168 无排卵性功血患者如何调节月经周期？

达到止血目的后，因病因并未去除，停药后多数患者可复发，需采取措施控制周期，防止功血再次发生。

① 孕激素：可于撤退性出血第15天起，使用地屈孕酮10～20mg/d，共10d，或微粒化黄体酮胶囊200～300mg/d，共10d，或MPA 4～12mg/d，分2～3次口服，共10～14d。酌情应用3～6个周期。

② 口服避孕药：口服避孕药可很好地控制周期，尤其适用于有避孕需求的患者。一般在止血用药撤退性出血后，周期性使用口服避孕药3个周期，病情反复者可酌情延长至6个周期。应用口服避孕药的潜在风险应予注意，有血栓性疾病、心脑血管疾病高危因素及40岁以上吸烟的女性不宜应用。

③ 雌、孕激素序贯疗法：如孕激素治疗后不出现撤退性出血，考虑是否内源性雌激素水平不足，可用雌、孕激素序贯疗法。绝经过渡期患者伴有绝经症状且单纯孕激素定期撤退不能缓解者，按《绝经过渡期和绝经后激素治疗临床应用指南修订草案

（2006版）》处理。

④ 左炔诺孕酮宫内缓释系统：可有效治疗功血，原理为在宫腔内局部释放左炔诺孕酮，抑制子宫内膜生长。

1169 无排卵性功血患者何时手术治疗，常用的手术治疗方案有哪些？

对于药物治疗效果不佳或不宜用药、无生育要求的患者，尤其是不易随访的年龄较大者及内膜病理为癌前病变或癌变者，应考虑手术治疗。

① 子宫内膜去除术：适用于激素等药物治疗无效或复发者，尤其适用于无生育要求的有排卵型月经过多患者，并可同时剔除黏膜下子宫肌瘤。

② 子宫全切除术。

1170 有排卵型功血月经过多时如何治疗？

（1）药物治疗 ①止血药：氨甲环酸口服每次1g，每天2～3次，可减少经量54%；经量<200mL者，应用后92%的患者经量<80mL，无栓塞性疾病增加的报道。不良反应为轻度恶心、头晕、头痛等。也可应用酚碘乙胺、维生素K等。②宫腔放置左炔诺孕酮宫内缓释系统：放置后，该系统可在宫腔内释放左炔诺孕酮20μg/d，有效期一般为5年。使用该系统过程中，经量可明显减少，20%～30%的使用者可出现闭经，但使用的最初6个月可能发生突破性出血。左炔诺孕酮宫内缓释系统副作用少。③高效合成孕激素：使用高效合成孕激素可使子宫内膜萎缩。

（2）手术治疗 子宫内膜去除术、子宫全切除术或子宫动脉栓塞术。

1171 有排卵型功血月经间期出血时如何治疗？

① 围排卵期出血：止血等对症治疗。

② 经前期出血：出血前补充孕激素或HCG，卵泡期应用枸

橼酸氯米酚促排卵以改善卵泡发育及黄体功能。

③ 月经期延长：周期第5～7天，给予小剂量雌激素帮助修复子宫内膜，或枸橼酸氯米酚促卵泡正常发育，或在前个周期的黄体期应用孕激素促进子宫膜脱落。

④ 口服避孕药：可适用于上述各种月经间期出血，口服避孕药可很好地控制周期，尤其适用于有避孕需求的患者。一般于月经第1～5天开始，周期性使用口服避孕药3个周期，病情反复者可酌情延长至6个周期。

第60章　高催乳素血症

1172 高催乳素血症的定义是什么？

高催乳素血症（hyperprolactinemia，HPRL）是血中催乳素水平高于正常值的一种临床状态，可由多种疾病或生理状态造成，而不是一种独立的疾病。

1173 人体如何分泌和调节催乳素？

催乳素由垂体前叶的催乳素细胞合成和分泌。其合成与分泌受下丘脑多巴胺能途径的调节，多巴胺作用于催乳素细胞表面的多巴胺D_2受体，抑制催乳素的生成与分泌。任何减少多巴胺对催乳素细胞上多巴胺D_2受体作用的生理性及病理性过程，都会导致血清催乳素水平升高。HPRL时多巴胺受体激动药会逆转这一过程。

1174 催乳素有什么生理功能？

催乳素的生理作用极为广泛复杂。在人类主要是促进乳腺分泌组织的发育和生长，启动和维持泌乳、使乳腺细胞合成蛋白增多。催乳素可影响性腺功能。在男性，催乳素可增强Leydig细胞合成睾酮，在存在睾酮的情况下，催乳素可促进前列腺及精囊生长；但慢性HPRL却可导致性功能低下、精子发生减少，出现阳痿和男性不育。在女性，卵泡发育过程中卵泡液中催乳素水平变化明显；但HPRL不仅对下丘脑促性腺激素释放激素（GnRH）及垂体卵泡雌激素（FSH）、黄体生成素（LH）的脉冲式分泌有抑制作用。而且可直接抑制卵巢合成黄体酮及雌激素，导致卵泡发育及排卵障碍，临床上表现为月经紊乱或闭经。另外，催乳素和自身免疫相关。人类B淋巴细胞、T淋巴细胞、脾细胞和自然杀伤细胞均有催乳素受体，催乳素与受体结合调节细胞功能。催乳素在渗透压调节上也有重要作用。

1175 PRL在生理情况下有哪些变化？

① 昼夜变化：催乳素的分泌有昼夜节律，入睡后逐渐升高，早晨睡醒前可达到24h峰值，醒后迅速下降，上午10点至下午2点降至1天中谷值。

② 年龄和性别的变化：由于母体雌激素的影响，刚出生的婴儿血清催乳素水平高达4.55nmol/L左右，之后逐渐下降，到3个月龄时降至正常水平。催乳素水平在青春期轻度上升至成人水平。成年女性的血催乳素水平始终比同龄男性高。妇女绝经后的18个月内，体内的催乳素水平逐渐下降50%，但接受雌激素补充治疗的妇女下降较缓慢。在HPRL的妇女中，应用雌激素替代治疗不引起催乳素水平的改变。老年男性与年轻人相比，平均血清催乳素水平约下降50%。

③ 月经周期中的变化：催乳素水平随月经周期变化不明显，一些妇女在月经周期的中期催乳素水平升高，而在卵泡期水平降低。排卵期的催乳素轻度升高可能引起某些妇女不孕。

④ 妊娠期的变化：妊娠期间雌激素水平升高刺激垂体催乳素细胞增殖和肥大，导致垂体增大及催乳素分泌增多。在妊娠末期血清催乳素水平可上升10倍，超过9.10 nmol/L。分娩后增大

的垂体恢复正常大小，血清催乳素水平下降。正常生理情况下，催乳素分泌细胞占腺垂体细胞的15%～20%，妊娠末期可增加到70%。

⑤ 产后催乳过程中的变化：若不哺乳，产后4周血清催乳素水平降至正常。哺乳时乳头吸吮可触发垂体催乳素快速释放，产后4～6周内授乳妇女基础血清催乳素水平持续升高。此后4～12周基础催乳素水平逐渐降至正常，随着每次哺乳发生的催乳素升高幅度逐渐减小。产后3～6个月基础和哺乳刺激情况下，催乳素水平的下降主要是由于添加辅食导致的授乳减少。如果坚持严格授乳，基础催乳素水平会持续升高，并有产后闭经。健康的妇女，在非授乳状态下刺激乳房也可以导致催乳素水平上升。

⑥ 应激导致催乳素的变化：应激（如情绪紧张、寒冷、运动等）时垂体释放的应激激素包括：催乳素、促肾上腺皮质激素（ACTH）和生长激素（GH）。应激可以使得催乳素水平升高数倍，通常持续时间不到1h。

1176 HPRL的原因有哪些?

HPRL原因可归纳为生理性、药理性、病理性和特发性4类。

1177 HPRL的生理性原因有哪些?

很多生理因素会影响血清催乳素水平，血清催乳素水平在不同的生理时期有所改变，甚至是每天每小时都会有所变化。许多日常活动，如体力运动、精神创伤、低血糖、夜间、睡眠、进食、应激刺激、性交以及各种生理现象，如卵泡晚期和黄体期、妊娠、哺乳、产褥期、乳头受到刺激、新生儿期等，均可导致催乳素水平暂时性升高，但升高幅度不会太大，持续时间不会太长，也不会引起有关病理症状。

1178 HPRL的药物性原因有哪些?

许多药物可引起HPRL，这些药物大多数是由于拮抗下丘脑催乳素释放抑制因子（PIF，多巴胺是典型的内源性PIF）或增强兴奋催乳素释放因子（PRF）而引起的，少数药物可能对催乳素细胞也有直接影响。常见的可能引起催乳素水平升高的药物包括：多巴胺耗竭药如甲基多巴、利血平；多巴胺转化抑制药如阿片肽、吗啡、可卡因等麻醉药；多巴胺重吸收阻断药如诺米芬辛；二苯氮类衍生物如苯妥英、地西绊等；组胺和组胺H_1、H_2受体拮抗药如5-羟色胺、苯丙胺类、致幻剂、西咪替丁等；单胺氧化酶抑制药如苯乙肼等；血管紧张素转换酶抑制剂如依那普利等。激素类药物如雌激素、口服避孕药、抗雄激素类药物、促甲状腺激素释放激素等；中成药（尤其是具有安神、止惊作用的中成药）如六味地黄丸、安宫牛黄丸等；其他如异烟肼、达那唑等。药物引起的HPRL者多数血清催乳素水平 < 4.55nmol/L，但也有报道长期服用一些药物使血清催乳素水平高达22.75 nmol/L，进而引起大量泌乳、闭经。

1179 HPRL的病理性原因有哪些？

常见的导致HPRL的病理原因有：①下丘脑PIF不足或下达至垂体的通路受阻，常见于下丘脑或垂体柄病变，如颅底脑膜炎、结核、梅毒、放线菌病、颅咽管瘤、类肉瘤样病、神经胶质细胞瘤、空泡蝶鞍综合征、外伤、手术、动-静脉畸形、帕金森病、精神创伤等。②原发性和（或）继发性甲状腺功能减退，如假性甲状旁腺功能减退、桥本甲状腺炎。③自主性高功能的催乳素分泌细胞单克隆株，见于垂体催乳素腺瘤、GH腺瘤、ACTH腺瘤等以及异位催乳素分泌（如未分化支气管肺癌、肾上腺样瘤、胚胎癌，子宫内膜异位症等）。④传入神经刺激增强可加强PRF作用，见于各类胸壁炎症性疾病如乳头炎、皲裂、胸壁外伤、带状疱疹、结核、创伤性及肿瘤性疾病等。⑤慢性肾功能衰竭时，催乳素在肾脏降解异常；或肝硬化，肝性脑病时，假神经递质形成，拮抗PIF作用。⑥妇产科手术：如人工流产、引产、死胎、子宫切除术、输卵管结扎术、卵巢切除术等。

1180 HPRL 的特发性原因有哪些？

HPRL 患者与妊娠、服药、垂体肿瘤或其他器质性病变无关，多因患者的下丘脑-垂体功能紊乱，从而导致催乳素分泌增加。其中大多数催乳素轻度升高，长期观察可恢复正常。临床上当无病因可循时，可诊断为特发性 HPRL。但对部分伴月经紊乱而催乳素高于 4.55 nmol/L 者，需警惕潜隐性垂体微腺瘤的可能，应密切随访。血清催乳素水平明显升高而无症状的特发性 HPRL 患者中，部分患者可能是巨分子催乳素血症，这种巨分子催乳素有免疫活性而无生物活性。

1181 高催乳素血症的临床症状有哪些？

①月经改变和不孕不育：HPRL 可引起女性月经失调和生殖功能障碍。当催乳素轻度升高时（< 4.55 ～ 6.83 nmol/L）可因引起黄体功能不足发生反复自然流产；而随着血清催乳素水平的进一步升高，可出现排卵障碍，临床表现为功能失调性子宫出血、月经稀发或闭经及不孕症。②溢乳：HPRL 时在非妊娠期及非哺乳期出现溢乳的患者为 27.9%，同时出现闭经及溢乳者占 75.4%。这些患者血清催乳素水平一般都显著升高。③其他：HPRL 时通常伴有体重增加。长期 HPRL 可因雌激素水平过低导致进行性的骨痛、骨密度减低、骨质疏松。少数患者可出现多毛、脂溢及痤疮，这些患者可能伴有多囊卵巢综合征等其他异常。

1182 垂体腺瘤的压迫症状有哪些？

催乳素腺瘤是病理性 HPRL。肿瘤占位的临床表现包括头痛、视力下降、视野缺损和其他脑神经压迫症状、癫痫发作、脑脊液鼻漏等。15% ～ 20% 患者存在垂体腺瘤内自发出血，少数患者发生急性垂体卒中，表现为突发剧烈头痛、呕吐、视力下降、动眼神经麻痹等神经系统症状，甚至蛛网膜下腔出血、昏迷等危象。

1183 高催乳素血症的影像学检查有哪些？

鞍区病变的影像学检查主要为CT和MRI。MRI检查软组织分辨率高，可以多方位成像，在垂体微小肿瘤的检出、鞍区病变的定性及定位诊断等各个方面都明显优于CT，并且无放射线损伤，可以多次重复进行，是鞍区病变首选的影像学检查方式。MRI检查常规应包括薄层、小扫描野（FOV）的矢状位和冠状位 T_1WI 序列，且需至少1个平面的 T_2WI（矢状位或冠状位）。尽管有些病变MRI平扫即可提出较确定的诊断，仍建议同时行鞍区增强MRI检查，病变检出率更高，必要时还应行鞍区动态增强的MRI检查。

1184 高催乳素血症的内分泌检查有哪些？

内分泌检查包括妊娠试验、垂体及其靶腺功能、肾功能和肝功能等，根据病史选择进行。

1185 HPRL的治疗目标是什么？

HPRL的治疗目标是控制HPRL、恢复女性正常月经和排卵功能、减少乳汁分泌及改善其他症状（如头痛和视功能障碍等）。

1186 如何制定HPRL的治疗方案？

在确定HPRL后，首先要决定是否需要治疗。垂体催乳素大腺瘤及伴有闭经、泌乳、不孕不育、头痛、骨质疏松等表现的微腺瘤都需要治疗；仅有血催乳素水平增高而无以上表现，可随诊观察。其次是决定治疗方案，选择哪种治疗方法。垂体催乳素腺瘤不论是微腺瘤还是大腺瘤，都可以首选多巴胺激动药治疗；由于微创技术的发展，手术治疗垂体催乳素腺瘤，尤其是垂体催乳素微腺瘤的疗效已经明显提高，对于某些患者也可以作为首选治疗方案。对于药物疗效欠佳、不能耐受药物不良反应及拒绝接受药物治疗的患者应当选择手术治疗。

在治疗方法的选择方面，医生应该根据患者自身情况，如年龄、生育状况和要求，在充分告知患者各种治疗方法的优势和不足的情况下，充分尊重患者的意见，帮助患者作出适当的选择。

1187 HPRL的应用多巴胺受体激动药治疗指征及常用药物是什么？

多巴胺受体激动药治疗适用于有月经紊乱、不孕不育、泌乳、骨质疏松以及头痛、视交叉或其他脑神经压迫症状的所有HPRL患者，包括垂体催乳素腺瘤。常用的药物有溴隐亭、卡麦角林和喹高利特。

1188 如何应用溴隐亭治疗HPRL及注意事项是什么？

溴隐亭是第一个在临床应用的多巴胺激动药。为了减少药物不良反应，溴隐亭治疗从小剂量开始渐次增加，即从睡前1.25mg开始，递增到需要的治疗剂量。如果反应不大，可在几天内增加到治疗量。常用剂量为每天2.5～10.0mg，分2～3次服用，大多数病例每天5.0～7.5mg已显效。剂量的调整依据是血催乳素水平。达到疗效并维持一段时间后可分次减量到维持量，通常每天1.25～2.50mg。溴隐亭治疗可以使70%～90%的患者获得较好疗效，表现为血催乳素降至正常、泌乳消失或减少、垂体腺瘤缩小、恢复规则月经和生育。应该注意的是溴隐亭只是使垂体催乳素腺瘤可逆性缩小、抑制肿瘤细胞生长，长期治疗后肿瘤出现纤维化。但停止治疗后垂体催乳素腺瘤会恢复生长，导致HPRL再现，因此需要长期治疗。只有少数患者在长期治疗后达到临床治愈。

溴隐亭的不良反应主要是恶心、呕吐、头晕、头痛、便秘，多数病例短期内消失。由小剂量起始逐渐加量的给药方法可减少不良反应，如在增加剂量时出现明显不耐受现象，可减少递增剂量。大剂量药物治疗时可能发生雷诺现象和心律失常。该药最严重的不良反应是初剂量时少数患者发生直立性低血压，个别患者可出现意识丧失，故开始治疗时剂量一定要小，服药时不要做那些可使血压下降的活动，如突然起立、热水淋浴或泡澡。溴隐亭治疗期间不要同时使用致血催乳素升高的药物。长期服用高于30mg/d剂量时，个别患者可能发生腹膜后纤维化。约10%的患者对溴隐亭不敏感、疗效不满意，或有严重头痛、头晕、胃肠反应、便秘等持久不消失、不能耐受治疗剂量的溴隐亭，可更换其他药物或手术治疗。

1189 药物治疗后怎样随诊？

应用多巴胺激动药治疗HPRL、垂体催乳素腺瘤时，不论从降低血催乳素水平还是肿瘤体积缩小方面的作用都是可逆性的，因此需要长期服药维持治疗。在逐渐增加药量使血催乳素水平降至正常、月经恢复后，应按此剂量继续治疗3～6个月。此后，微腺瘤患者可以开始减量；而大腺瘤患者需根据MRI复查结果，确认催乳素肿瘤已明显缩小（通常肿瘤越大，缩小越明显）后，也可开始减量。减量应缓慢分次（每2个月左右1次）进行，通常每次1.25mg。最好用能够保持血催乳素水平正常的最小剂量为维持量。每年随诊至少查2次血催乳素值以保证血催乳素水平正常。在维持治疗期间，一旦再次出现月经紊乱或催乳素升高，应查找原因，如药物的影响、妊娠等，必要时复查MRI，根据其结果决定是否需要调整用药剂量。对于那些应用小剂量溴隐亭即能维持催乳素水平保持正常，而且MRI检查肿瘤基本消失的病例，药物治疗5年后可试行停药。若停药后血催乳素水平再次升高者，仍需长期服用药物治疗。

对于催乳素大腺瘤患者，在多巴胺受体激动药治疗后血催乳素水平虽然正常，但肿瘤体积未缩小，应重新审视诊断为催乳素腺瘤是否正确，是否为非催乳素腺瘤或混合性垂体腺瘤，是否需要手术治疗。

治疗前已经有视野缺损的患者，治疗初期即应复查视野。视野缺损严重者每周查2次视野以观察视野改善状况（已有视神经萎缩的相应区域的视野会永久性缺损）。药物治疗满意时，通常在2周内可以观察到视力视野改善。对于药物治疗后视野缺损无改善或只有部分改善的患者，应在溴隐亭治疗后1～3周内复查MRI观察肿瘤变化以决定是否需要手术治疗，解除肿瘤对视神经视交叉的压迫。

1190 HPRL的手术适应证是什么？

① 药物治疗无效或效果欠佳者。

② 药物治疗反应较大不能耐受者。

③ 巨大垂体腺瘤伴有明显视力视野障碍，药物治疗一段时间后无明显改善者。

④ 侵袭性垂体腺瘤伴有脑脊液鼻漏者。

⑤ 拒绝长期服用药物治疗者。手术也可以治疗复发的垂体腺瘤。在药物治疗之前或之后也可以采用手术治疗。

1191 HPRL的手术禁忌证是什么？

手术几乎没有绝对禁忌证，相对禁忌证绝大多数与全身状态差及脏器功能障碍相关。对于这些患者，应在手术治疗之前进行治疗，改善全身一般情况。另外有观点认为由于多巴胺激动药能使肿瘤纤维化，可能增加手术的困难和风险。手术成功的关键取决于手术者的经验和肿瘤的大小。微腺瘤的手术效果较大腺瘤好。

1192 HPRL的手术并发症是什么？

并发症主要包括3个方面：内分泌功能、局部解剖和医源性。内分泌方面并发症包括新出现的垂体前叶功能低下和暂时性或持续性尿崩症以及抗利尿激素（ADH）分泌紊乱的症状，术后持续性垂体前叶功能减退症与原发肿瘤体积相关。解剖学并发症包括视神经的损伤、周围神经血管的损伤、脑脊液鼻漏、鼻中隔穿孔、鼻窦炎、颅底骨折等，其中颈动脉海绵窦段的损伤是最严重的并发症，常常危及生命。其他与手术相关的并发症包括深静脉血栓和肺炎等，发生率均很低。但是也有内分泌专家认为术后垂体功能低下的发生率应高于上述水平。

1193 HPRL手术治疗后如何进行随访和处理？

手术后均需要进行全面的垂体功能评估。存在垂体功能低下的患者需要给予相应的内分泌激素替代治疗。手术后3个月应行影像学检查，结合内分泌学变化，了解肿瘤切除程度。看情况每半年或1年再复查1次。手术后仍有肿瘤残余的患者，需要进一步采用药物或放射治疗。

第61章　闭经

1194 何谓原发性闭经？

原发性闭经：年龄＞14岁，第二性征未发育；或者年龄＞16岁，第二性征已发育，月经还未来潮。

1195 何谓继发性闭经？

继发性闭经指正常月经周期建立后，月经停止6个月以上，或按自身原有月经周期停止3个周期以上。

1196 闭经的分类有哪些？

按生殖轴病变和功能失调的部位分为下丘脑性闭经、垂体性闭经、卵巢性闭经、子宫性闭经以及下生殖道发育异常性闭经。WHO将闭经归纳为3种类型。Ⅰ型：无内源性雌激素产生，卵泡刺激素（FSH）水平正常或低下，催乳素（PRL）水平正常，无下丘脑、垂体器质性病变的证据。Ⅱ型：有内源性雌激素产生，FSH及PRL水平正常。Ⅲ型：FSH水平升高，提示卵巢功能衰竭。

1197 下丘脑功能性闭经的原因有哪些？

此类闭经是因各种应激因素抑制下丘脑GnRH分泌引起的闭经，治疗及时可逆转。

① 应激性闭经：精神打击、环境改变等可引起内源性阿片类物质、多巴胺和促肾上腺皮质激素（ACTH）释放激素水平应激性升高，从而抑制下丘脑GnRH的分泌。

② 运动性闭经：运动员在持续剧烈运动后可出现闭经。与患者的心理、应激反应程度及体脂下降有关。若体重减轻10% ～ 15%，或体脂丢失30%时将出现闭经。

③ 神经性厌食所致闭经：因过度节食，导致体重急剧下降，最终导致下丘脑多种神经内分泌激素分泌水平的降低，引起垂体前叶多种促激素包括LH、FSH、ACTH等分泌水平下降。临床表现为厌食、极度消瘦、低Gn性闭经、皮肤干燥。低体温、低血压、各种血细胞计数及血浆蛋白水平低下，重症可危及生命。

④ 营养相关性闭经：慢性消耗性疾病、肠道疾病、营养不良等导致体重过度降低及消瘦，均可引起闭经。

1198 基因缺陷性闭经的常见原因有哪些？

因基因缺陷引起的先天性GnRH分泌缺陷。主要存在伴有嗅觉障碍的Kallmann综合征与不伴有嗅觉障碍的特发性低Gn性闭经。Kallmann综合征是由于染色体Xp22.3的KAL.1基因缺陷所致，特发性低Gn性闭经是由于GnRH受体1基因突变所致。

1199 器质性闭经的常见原因有哪些？

器质性闭经：包括下丘脑肿瘤，最常见的为颅咽管瘤；尚有炎症、创伤、化疗等原因。

1200 药物性闭经的常见原因有哪些？

长期使用抑制中枢或下丘脑的药物，如抗精神病药物、抗抑郁药物、避孕药、甲氧氯普胺（其他名称为灭吐灵）、阿片等可抑制 GnRH 的分泌而致闭经；但一般停药后均可恢复月经。

1201 垂体性闭经常见原因有哪些？

垂体性闭经是由于垂体病变致使 Gn 分泌降低而引起的闭经。

① 垂体肿瘤：位于蝶鞍内的腺垂体中各种腺细胞均可发生肿瘤，最常见的是分泌 PRL 的腺瘤，闭经程度与 PRL 对下丘脑 GnRH 分泌的抑制程度有关。

② 空蝶鞍综合征：由于蝶鞍隔先天性发育不全，或肿瘤及手术破坏蝶鞍隔，使充满脑脊液的蛛网膜下腔向垂体窝（蝶鞍）延伸，压迫腺垂体，使下丘脑分泌的 GnRH 和多巴胺经垂体门脉循环向垂体的转运受阻，从而导致闭经，可伴 PRL 水平升高和溢乳。

③ 先天性垂体病变：先天性垂体病变包括单一 Gn 分泌功能低下的疾病和垂体生长激素缺乏症；前者可能是 LH 或 FSH α、β亚单位或其受体异常所致，后者则是由于脑垂体前叶生长激素分泌不足所致。

④ 席汉综合征：席汉（Sheehan）综合征是由于产后出血和休克导致的腺垂体急性梗死和坏死，可引起腺垂体功能低下。从而出现低血压、畏寒、嗜睡、食欲减退、贫血、消瘦、产后无泌乳、脱发及低 Gn 性闭经。

1202 卵巢性闭经的常见原因是什么？

卵巢性闭经是由于卵巢本身原因引起的闭经。卵巢性闭经时Gn 水平升高，分为先天性性腺发育不全、酶缺陷、卵巢抵抗综合征及后天各种原因引起的卵巢功能减退。

1203 先天性性腺发育不全所致卵巢性闭经是如何分类的?

患者性腺呈条索状,分为染色体异常和染色体正常两种类型。

① 染色体异常型:包括染色体核型为45,X0及其嵌合体,如45,X0/46,XX或45,X0/47,XXX,也有45,X0/46,XY的嵌合型。45,X0女性除性征幼稚外,常伴面部多痣、身材矮小、蹼颈、盾胸、后发际低、腭高耳低、肘外翻等临床特征,称为特纳(Turner)综合征。

② 染色体正常型:染色体核型为46,XX或46,XY,称46,XX或46,XY单纯性腺发育不全,可能与基因缺陷有关,患者为女性表型,性征幼稚。

1204 何谓酶缺陷导致的卵巢性闭经?

包括17α-羟化酶或芳香酶缺乏。患者卵巢内有许多始基卵泡及窦前卵泡和极少数小窦腔卵泡,但由于上述酶缺陷,雌激素合成障碍,导致低雌激素血症及FSH反馈性升高;临床多表现为原发性闭经、性征幼稚。

1205 何谓卵巢抵抗综合征?

即患者卵巢对Gn不敏感,又称卵巢不敏感综合征。Gn受体突变可能是发病原因之一。卵巢内多数为始基卵泡及初级卵泡,无卵泡发育和排卵;内源性Gn特别是FSH水平升高;可有女性第二性征发育。

1206 何谓卵巢早衰?

卵巢早衰(POF)指女性40岁前由于卵巢功能减退引发的闭经,伴有雌激素缺乏症状;激素特征为高Gn水平。特别是FSH水平升高,FSH > 40 U/L。伴雌激素水平下降;与遗传因素、病毒感染、自身免疫性疾病、医源性损伤或特发性原因有关。

1207 子宫性闭经是如何分类的？

子宫性闭经分为先天性和获得性两种。先天性子宫性闭经的病因包括苗勒管发育异常的Mayer-Rokitansky-Kuster-Hauser（MRKH）综合征和雄激素不敏感综合征；获得性子宫性闭经的病因包括感染、创伤导致宫腔粘连引起的闭经。

1208 何谓MRKH综合征？

该类患者卵巢发育、女性生殖激素水平及第二性征完全正常；但由于胎儿期双侧副中肾管形成的子宫段未融合而导致先天性无子宫。或双侧副中肾管融合后不久即停止发育，子宫极小，无子宫内膜，并常伴有泌尿道畸形。

1209 何谓雄激素不敏感综合征？

患者染色体核型为46，XY，性腺是睾丸，血中睾酮为正常男性水平。但由于雄激素受体缺陷使男性内外生殖器分化异常。雄激素不敏感综合征分为完全性和不完全性两种。完全性雄激素不敏感综合征临床表现为外生殖器女性型且发育幼稚、无阴毛；不完全性雄激素不敏感综合征可存在腋毛、阴毛，但外生殖器性别不清。

1210 宫腔粘连引起闭经的常见原因有哪些？

一般发生在反复人工流产术后或刮宫、宫腔感染或放疗后；子宫内膜结核时也可使宫腔粘连变形、缩小，最后形成瘢痕组织而引起闭经；宫腔粘连时可因子宫内膜无反应及子宫内膜破坏双重原因引起闭经。

1211 下生殖道发育异常性闭经常见原因是什么？

下生殖道发育异常性闭经包括宫颈闭锁、阴道横隔、阴道闭锁及处女膜闭锁等。①宫颈闭锁可因先天性发育异常和后天宫颈损伤后粘连所致，常引起宫腔和输卵管积血。②阴道横隔是由于两侧副中肾管融合后其尾端与泌尿生殖窦相接处未贯通或部分贯通所致，可分为完全性阴道横隔及不全性阴道横隔。③阴道闭锁常位于阴道下段，其上2/3段为正常阴道，由于泌尿生殖窦未形成阴道下段所致，经血积聚在阴道上段。④处女膜闭锁系泌尿生殖窦上皮未能贯穿前庭部所致，由于处女膜闭锁而致经血无法排出。

1212 雄激素水平升高引发闭经常见疾病有哪些？

雄激素水平升高的疾病包括多囊卵巢综合征（PCOS）、先天性肾上腺皮质增生症（CAH）、分泌雄激素的肿瘤及卵泡膜细胞增殖症等。

1213 何谓PCOS？

PCOS的基本特征是排卵障碍及高雄激素血症；常伴有卵巢多囊样改变和胰岛素抵抗，PCOS病因尚未完全明确。目前认为，是一种遗传与环境因素相互作用的疾病。临床常表现为月经稀发、闭经及雄激素过多等症状，育龄期妇女常伴不孕。

1214 分泌雄激素的卵巢肿瘤有哪些？

主要有卵巢性索间质肿瘤，包括卵巢支持-间质细胞瘤、卵巢卵泡膜细胞瘤等；临床表现为明显的高雄激素血症体征.并呈进行性加重。

1215 何谓卵泡膜细胞增殖症？

卵泡膜细胞增殖症是卵巢间质细胞-卵泡膜细胞增殖产生雄激素，可出现男性化体征。

1216 何谓先天性肾上腺皮质增生症（CAH）？

CAH属常染色体隐性遗传病，常见的有21-羟化酶和11β-羟化酶缺陷。由于上述酶缺乏，皮质醇的合成减少使ACTH反应性增加，刺激肾上腺皮质增生和肾上腺合成雄激素增加；故严重的先天性CAH患者可导致女性出生时外生殖器男性化畸形。轻者青春期发病，可表现为与PCOS患者相似的高雄激素血症体征及闭经。

1217 引起闭经的甲状腺疾病有哪些？

常见的甲状腺疾病为桥本病及毒性弥漫性甲状腺肿（Graves病）。常因自身免疫抗体引起甲状腺功能减退或亢进，并抑制GnRH的分泌，从而引起闭经；也可因抗体的交叉免疫破坏卵巢组织而引起闭经。

1218 如何诊断闭经？

（1）病史 包括月经史、婚育史、服药史、子宫手术史、家族史以及发病的可能起因和伴随症状，如环境变化、精神心理创伤、情感应激、运动性职业或过强运动、营养状况及有无头痛、溢乳等；对原发性闭经者应了解青春期生长和发育进程。

（2）体格检查 包括智力、身高、体重、第二性征发育情况、有无发育畸形，有无甲状腺肿大，有无乳房溢乳，皮肤色泽及毛发分布。对原发性闭经、性征幼稚者还应检查嗅觉有无缺失。

（3）妇科检查 内、外生殖器发育情况及有无畸形；已婚妇女可通过检查阴道及宫颈黏液了解体内雌激素的水平。

（4）实验室辅助性检查 有性生活史的妇女出现闭经，必须首先排除妊娠。孕激素试验、雌孕激素试验、激素水平测定、染色体检查等。

（5）其他辅助检查

① 超声检查：盆腔内有无占位性病变、子宫大小、子宫内膜厚度、卵巢大小、卵泡数目及有无卵巢肿瘤。

② 基础体温测定：了解卵巢排卵功能。

③ 宫腔镜检查：排除宫腔粘连等。

④ 影像学检查：头痛、溢乳或高 PRL 血症患者应进行头颅和（或）蝶鞍的 MRI 或 CT 检查，以确定是否存在颅内肿瘤及空蝶鞍综合征等；有明显男性化体征者，还应进行卵巢和肾上腺超声或 MRI 检查以排除肿瘤。

1219 什么是孕激素试验？

孕激素撤退后有出血者，说明体内有一定水平的内源性雌激素影响；停药后无撤退性出血者，则可能存在两种情况：①内源性雌激素水平低下；②子宫病变所致闭经。

1220 孕激素试验方法有哪些？

孕激素试验方法见表24。

表24　孕激素试验方法

药物	剂量及用法	用药时间 /d
黄体酮	20mg/d，肌内注射	3 ～ 5
醋酸甲羟孕酮	10mg/d，口服	8 ～ 10
地屈孕酮	10 ～ 20mg/d，口服	10
微粒化黄体酮	100mg/次，每天2次，口服	10

1221 什么是雌、孕激素序贯试验？

服用雌激素如戊酸雌二醇或17β-雌二醇 2 ～ 4mg/d 或结合雌激素 0.625 ～ 1.25mg/d，21d，服药第12天始加用孕激素，加用方法见表24；停药后如有撤退性出血者可排除子宫性闭经；停药后无撤退性出血者可确定子宫性闭经。

1222 什么是垂体兴奋试验（又称 GnRH 刺激试验）？

垂体兴奋试验（又称 GnRH 刺激试验），了解垂体对 GnRH 的反应性。典型方法：将 LHRH 100μg 溶于 0.9% 氯化钠注射液

5mL 中，30s 内静脉注射。于注射前及注射后 15min、30min、60min、120min 分别采血测定 LH 含量。注射后 15 ～ 60min LH 高峰值较注射前升高 2 ～ 4 倍，说明垂体功能正常，病变在下丘脑；经多次重复试验 LH 值无升高或升高不明显，说明垂体功能减退。

1223 各种激素参考值及临床意义是什么？

建议停用雌、孕激素类药物至少 2 周后行 FSH、LH、PRL、促甲状腺激素（TSH）等激素水平测定，以协助诊断。①PRL 及 TSH 的测定：血 PRL > 1.1nmol/L（25mg/L）诊断为高 PRL 血症；PRL、TSH 水平同时升高提示甲状腺功能减退引起的闭经。②FSH、LH 的测定：FSH > 40U/L（相隔 1 个月，两次以上测定），提示卵巢功能衰竭；FSH > 20U/L，提示卵巢功能减退；LH < 5U/L 或者正常范围提示病变环节在下丘脑或者垂体。③其他激素的测定：肥胖或临床上存在多毛、痤疮等高雄激素血症体征时尚需测定胰岛素、雄激素（睾酮、硫酸脱氢表雄酮）、黄体酮和 17-羟孕酮，以确定是否存在胰岛素抵抗、高雄激素血症或先天性 21-羟化酶缺陷等疾病。

1224 闭经的治疗措施是什么？

病因治疗、雌激素和（或）孕激素治疗、针对疾病病理、生理紊乱的内分泌治疗、诱发排卵及辅助生育治疗。

1225 闭经的病因治疗措施有哪些？

部分患者去除病因后可恢复月经。如神经、精神应激起因的患者应进行有效的心理疏导；低体重或因过度节食、消瘦所致闭经者应调整饮食、加强营养；运动性闭经者应适当减少运动量及训练强度；对于下丘脑（颅咽管肿瘤）、垂体肿瘤（不包括分泌 PRL 的肿瘤）及卵巢肿瘤引起的闭经，应手术去除肿瘤；含 Y 染色体的高 Gn 性闭经，其性腺具恶性潜能，应尽快行性腺切除术；因生殖道畸形经血引流障碍而引起的闭经，应手术矫正使经血流出畅通。

1226 何时应用雌激素和（或）孕激素治疗闭经？治疗方案如何？

对青春期性幼稚及成人低雌激素血症所致的闭经，应采用雌激素治疗。

1227 青春期性幼稚患者闭经的治疗方案如何？

对青春期性幼稚患者。在身高尚未达到预期高度时，治疗起始应从小剂量开始，如17β-雌二醇或戊酸雌二醇0.5mg/d或结合雌激素0.3mg/d；在身高达到预期高度后，可增加剂量，如17β-雌二醇或戊酸雌二醇1～2mg/d或结合雌激素0.625～1.25mg/d。促进性征进一步发育，待子宫发育后，可根据子宫内膜增殖程度定期加用孕激素或采用雌、孕激素序贯周期疗法。

1228 成人低雌激素血症所致的闭经的治疗方案是怎样的？

成人低雌激素血症闭经者则先采用17β-雌二醇或戊酸雌二醇1～2mg/d或结合雌激素0.625mg/d，以促进和维持全身健康和性征发育，待子宫发育后，同样需根据子宫内膜增殖程度定期加用孕激素或采用雌、孕激素序贯周期疗法。

1229 激素治疗的注意事项是什么？

青春期女性的周期疗法建议选用天然或接近天然的孕激素，如地屈孕酮和微粒化黄体酮。有利于生殖轴功能的恢复；有雄激素过多体征的患者，可采用含抗雄激素作用的孕激素配方药；对有一定水平的内源性雌激素的闭经患者，则应定期采用孕激素治疗，使子宫内膜定期脱落。

1230 针对疾病病理、生理紊乱所致闭经的内分泌治疗方法有哪些？

根据闭经的病因及其病理、生理机制。采用有针对性的内分泌药物治疗以纠正体内紊乱的激素水平，从而达到治疗目的。如对CAH患者应采用糖皮质激素长期治疗；对有明显高雄激素血症体征的PCOS患者，可采用雌、孕激素联合的口服避孕药治疗；对合并胰岛素抵抗的PCOS患者，可选用胰岛素增敏药治疗；上述治疗可使患者恢复月经，部分患者可恢复排卵。

1231 闭经患者何时诱发排卵治疗，方案怎样？

对于低Gn性闭经者，在采用雌激素治疗促进生殖器官发育，子宫内膜已获得对雌、孕激素的反应后，可采用尿促性素（HMG）联合HCG治疗，促进卵泡发育及诱发排卵，由于可能导致卵巢过度刺激综合征（OHSS），故使用Gn诱发排卵时必须由有经验的医师在有B超和激素水平监测的条件下用药；对于FSH和PRL水平正常的闭经患者，由于患者体内有一定水平的内源性雌激素，可首选枸橼酸氯米芬作为促排卵药物；对于FSH水平升高的闭经患者，由于其卵巢功能衰竭，不建议采用促排卵药物治疗。

第62章　多囊卵巢综合征

1232 何谓多囊卵巢综合征？

多囊卵巢综合征（PCOS）是一种生殖功能障碍与糖代谢异常并存的内分泌紊乱综合征。

1233 PCOS的病因是什么？

PCOS的确切病因尚不清楚，有研究认为，其可能是由于某些遗传基因与环境因素相互作用引起的。

① 遗传因素：PCOS有家族聚集现象，被推测为一种多基因病，目前的候选基因研究涉及胰岛素作用相关基因、高雄激素相关基因和慢性炎症因子等。

② 环境因素：宫内高雄激素环境、抗癫痫药物、地域、营养和生活方式等，可能是PCOS发病的危险因素或易患因素，尚需进行流行病学调查后，完善环境与PCOS关系的认识。

1234 多囊卵巢综合征的临床症状有哪些？

月经稀发或闭经；不孕；多毛、痤疮；肥胖；黑棘皮征。

1235 多囊卵巢综合征的重要辅助检查有哪些？

① 基础体温为单向型。

② B超：卵巢增大，单侧或双侧卵巢各有10个以上直径<10mm无回声，沿周边排列，"项链征"。无优势卵泡发育及排卵。

③ 血清LH/FSH≥2～3；睾酮不超过正常范围上限2倍；雌酮（E1）升高，E1/E2>1；胰岛素、血糖可以升高。

④ 诊刮：在月经来潮前数日或月经来潮6h内进行，内膜呈不同程度增殖期改变，无分泌期改变。

⑤ 腹腔镜检查：卵巢增大，包膜增厚，多个卵泡，无排卵征象，无排卵孔、无血体、无黄体。

1236 多囊卵巢综合征的诊断标准有哪些？

① 稀发排卵或无排卵。

② 雄激素水平升高的临床表现和（或）高雄激素血症。

③ 卵巢多囊性改变。

④ 上述3条中符合2条，并排除其他致雄激素水平升高的病因，包括先天性肾上腺皮质增生、库欣综合征、分泌雄激素的肿瘤等，以及其他引起排卵障碍的疾病，如高催乳素血症、卵巢早

衰和垂体或下丘脑性闭经以及甲状腺功能异常。

1237 多囊卵巢综合征的诊断标准中如何判断稀发排卵或无排卵？

稀发排卵或无排卵：①初潮2～3年不能建立规律月经；闭经（停经时间超过3个以往月经周期或≥6个月）；月经稀发，即周期≥35d及每年≥3个月不排卵者（WHO Ⅱ类无排卵）；②月经规律并不能作为判断有排卵的证据；③基础体温（BBT）、B超监测排卵、月经后半期黄体酮测定等方法有助于判断是否有排卵。

1238 雄激素水平升高的表现是什么？

① 雄激素水平升高的临床表现：痤疮（复发性痤疮，常位于额、双颊、鼻及下颌等部位）、多毛（上唇、下颌、乳晕周围、下腹正中线等部位出现粗硬毛发）。

② 雄激素水平升高的生化指标：总睾酮、游离睾酮指数或游离睾酮水平高于实验室参考正常值。

1239 彩超检查多囊卵巢（PCOS）诊断标准是什么？

一侧或双侧卵巢中直径2～9mm的卵泡≥12个，和（或）卵巢体积≥10mL。

1240 多囊卵巢综合征诊断的排除标准有哪些？

排除标准是诊断PCOS的必需条件，如催乳素水平明显升高，应排除垂体瘤，20%～35%的PCOS患者可伴有催乳素水平轻度升高；如存在稀发排卵或无排卵，应测定卵泡刺激素（FSH）和雌二醇水平，排除卵巢早衰和中枢性闭经等；测定甲状腺功能，以排除由于甲状腺功能低下所致的月经稀发；如出现高雄激素血症或明显的雄激素水平升高的临床表现，应排除非典型性肾上腺皮质增生（NCAH）、库欣综合征、分泌雄激素的卵巢肿瘤等。

1241 青春期PCOS的诊断标准是什么？

由于难以鉴别生理状态与PCOS状态，且尚缺乏循证医学的证据，目前尚没有对青春期PCOS统一的诊断标准。

1242 PCOS的合并症包括什么？

PCOS常伴有肥胖、代谢综合征和胰岛素抵抗。

1243 多囊卵巢综合征的一般治疗措施是什么？

PCOS患者无论是否有生育要求，首先均应进行生活方式调整，戒烟、戒酒。肥胖患者通过低热量饮食和耗能锻炼，降低全部体重的5%或更多，就能改变或减轻月经紊乱、多毛、痤疮等症状并有利于不孕的治疗。减轻体重至正常范围，可以改善胰岛素抵抗，阻止PCOS长期发展的不良后果，如糖尿病、高血压、高血脂和心血管疾病等代谢综合征。

1244 多囊卵巢综合征患者如何进行药物治疗？

① 调节月经周期：短效避孕药，周期性服用，连用3～6个月。如达英-35每日1片，每月21片，用于PCOS不需生育者，对多毛效果好；妈富隆，每月21片，应用于无排卵病人，可作为无排卵PCOS长期服用。

② 高雄激素治疗：各种短效口服避孕药均可用于高雄激素血症的治疗，以复方醋酸环丙孕酮（其他名称为达英-35）为首选；其可通过抑制下丘脑、垂体LH分泌，而抑制卵泡膜细胞高水平雄激素的生成。通常，痤疮需治疗3个月，多毛需治疗6个月，但停药后雄激素水平升高的症状将会恢复。

③ 改善胰岛素抵抗：二甲双胍500mg，bid。

④ 促排卵：一线药物为氯米芬，氯米芬抵抗患者给予二线药物，HMG或者GnRHa+HMG方案；腹腔镜下卵巢打孔术。药

物诱发排卵时易发生卵巢过度刺激综合征，注意监测与防范。

1245 多囊卵巢综合征患者应用二线促排卵药物的适应证是什么？

适用于耐枸橼酸氯米芬的无排卵的不孕患者（已除外其他不孕原因）；具备盆腔超声及雌激素监测的技术条件，并具有治疗卵巢过度刺激综合征（OHSS）和减胎技术的医院。

1246 多囊卵巢综合征患者应用二线促排卵药物的禁忌证是什么？

禁忌证包括：血FSH水平升高的卵巢性无排卵患者；无监测卵泡发育和排卵技术条件的医院。

1247 多囊卵巢综合征患者口服避孕药的益处有哪些？

口服避孕药可纠正高雄激素血症，改善雄激素水平升高的临床表现；同时可有效避孕，周期性撤退性出血还可改善子宫内膜状态，预防子宫内膜癌的发生。

1248 多囊卵巢综合征患者口服避孕药的注意事项有哪些？

PCOS患者是特殊人群，常常存在糖、脂代谢紊乱，用药期间应监测血糖、血脂变化；对于青春期女性应用口服避孕药前应进行充分的知情同意；服药前需排除口服避孕药的禁忌证。

1249 腹腔镜下卵巢打孔术（LOPD）促使排卵的适应证是什么？

LOPD主要用于枸橼酸氯米芬抵抗、因其他疾病需腹腔镜检查盆腔、随诊条件差、不能进行促性腺激素治疗监测者，建议选择体重指数（BMI）≤34kg/m^2，LH＞10U/L，游离睾酮水平高的患者。

1250 LOPD 的促排卵机制是什么?

破坏产生雄激素的卵巢间质,间接调节垂体-卵巢轴,使血清LH及睾酮水平下降,增加妊娠机会,并可能降低流产的危险。

1251 LOPD 可能出现的问题有哪些?

治疗无效、盆腔粘连、卵巢功能低下。

1252 PCOS患者进行体外受精-胚胎移植的适应证是什么?

药物和手术促排卵治疗失败的患者。

1253 PCOS患者进行体外受精-胚胎移植的机制是什么?

通过促性腺激素释放激素降调节垂体,抑制内源性FSH和LH分泌,降低高水平LH的不良作用,改善卵巢对HMG或FSH的反应。

1254 PCOS患者进行体外受精-胚胎移植可能出现的问题及解决方法?

获得的卵子数多、质量不佳、成功率低、OHSS发生率高,解决方法是取卵受精后可不在本周期雌激素水平高时移植胚胎,冷冻保存后在下个自然周期移植,或行未成熟卵母细胞的体外成熟。

第63章　围绝经期综合征

1255 何谓围绝经期?

指围绕绝经的一段时期,包括从出现与绝经有关的内分泌、生物学和临床特征起至最后一次月经后一年的一段时间。

1256 围绝经期综合征典型临床表现有哪些?

(1)月经紊乱　绝经过渡期月经多不规则。

(2)低雌激素症状

① 血管舒缩症状:潮热。自然绝经发生率50%,持续1～2年或更长,手术绝经发生率更高,发生于术后1周内。

② 精神神经症状:烦躁、焦虑、抑郁、记忆力减退及注意力不集中。

③ 泌尿生殖道萎缩症状:阴道干燥、缩小狭窄、性生活困难、反复阴道感染;尿道及膀胱黏膜变薄,抵抗力下降,出现尿路感染症状;尿道缩短伴黏膜萎缩性改变,尿失禁。

④ 心血管疾病:绝经后由于雌激素水平下降,妇女冠心病发病率及并发心肌梗死的死亡率随年龄增加。

⑤ 骨质疏松症:绝经后骨矿含量每年丢失3%～5%,绝经20年小梁骨含量下降50%,皮质骨含量30%,易发生骨折。

1257 性激素替代治疗适应证有哪些?

① 绝经相关症状(A级推荐):潮热、盗汗、睡眠障碍、疲倦、情绪不振、易激动、烦躁和轻度抑郁。

② 泌尿生殖道萎缩相关的问题(A级推荐):阴道干涩及疼痛、排尿困难、反复性阴道炎、性交后膀胱炎、夜尿多、尿频和尿急。

③ 有骨质疏松症的危险因素(低骨量)及绝经后骨质疏松症(A级推荐):绝经后妇女患骨质疏松性骨折的危险因素包括:年龄大、低体重、雌激素缺乏(45岁以前绝经或切除双侧卵巢,绝经前闭经1年以上;正在接受激素治疗的妇女不在此范围内)、骨密度低、长期低钙摄入、骨折史、骨质疏松症家族史、营养不良、体育运动不足、矫正后仍存在视力缺陷、摔倒史、吸烟、酗酒、痴呆等。

1258 性激素替代治疗禁忌证有哪些?

已知或可疑妊娠、原因不明的阴道出血、已知或可疑患有乳腺癌、已知或可疑患有与性激素相关的恶性肿瘤、最近6个月内患有活动性静脉或动脉血栓栓塞性疾病、严重肝肾功能障碍、血卟啉症、耳硬化症、系统性红斑狼疮、脑膜瘤(禁用孕激素)等。

1259 围绝经期何时开始激素治疗?

在卵巢功能开始减退并出现相关症状后即可应用。

1260 围绝经期激素治疗的慎用情况有哪些?

子宫肌瘤、子宫内膜异位症、子宫内膜增生史、尚未控制的糖尿病及严重的高血压、有血栓形成倾向、胆囊疾病、癫痫、偏头痛、哮喘、高催乳素血症、乳腺良性疾病、乳腺癌家族史。

1261 围绝经期激素治疗做哪些准备?

① 治疗前的评估:根据病史、常规妇科检查及其他相关检查项目(根据需要选择,特别应注意对乳腺和子宫内膜的评估),评估是否有应用激素治疗的适应证;是否有应用激素治疗的禁忌证;是否存在慎用情况。

② 权衡利弊:根据年龄、卵巢功能衰退情况(绝经过渡期、绝经早期或绝经晚期)和激素治疗前的评估结果进行综合评价,以确定应用激素治疗的必要性。对存在适应证、无禁忌证者建议应用激素治疗;对无适应证或存在禁忌证者不进行激素治疗;对存在适应证同时合并其他疾病者,在排除禁忌证后,可于控制其他疾病的同时,应用激素治疗;有些临床症状的发生可能与绝经有关,也可能与绝经无关,对难以辨明临床症状与绝经关系且无禁忌证者,可行短期的试验性激素治疗。应告知患者激素治疗的利弊,使其知情后做出选择。

1262 围绝经期激素治疗的注意事项有哪些？

① 个体化激素治疗方案：应根据患者是否有子宫、年龄、卵巢功能衰退情况（绝经过渡期、绝经早期或绝经晚期）、其他危险因素等不同情况，制定个体化的激素治疗方案。在序贯治疗方案中，根据孕激素的种类，应用时间应达到 10 ~ 14d。

② 应用激素治疗过程中的监测：判断激素治疗目的是否达到、有无不良反应、个体危险与受益比是否发生改变、评价是否需要继续应用激素治疗或调整方案。监测的指标和频度应根据患者的具体情况确定。为预防血栓形成，因疾病或手术需要长期卧床者酌情停用。

1263 激素治疗的方案有哪些？

① 单纯雌激素：适用于已切除子宫、不需要保护子宫内膜的妇女。

② 单纯孕激素：周期使用，用于绝经过渡期，调整卵巢功能衰退过程中出现的月经问题。

③ 雌、孕激素联合应用：适用于有完整子宫的妇女。联合应用孕激素的目的在于对抗雌激素所致的子宫内膜过度生长，此外，对增进骨健康可能有协同作用。雌、孕激素联合应用又分序贯和连续用药两种。序贯用药是模拟生理周期，在使用雌激素的基础上，每月加用孕激素 10 ~ 14d（周期性，每周期停药2 ~ 7d）；连续用药是每日雌、孕激素均用（连续性）不停顿。在序贯用药方案中，有周期性出血，也称为预期计划性出血，该方案适用于年龄较轻、绝经早期或愿意有月经样定期出血的妇女；连续用药方案可避免周期性出血，适用于年龄较长或不愿意有月经样出血的绝经后妇女，但是在实施早期，可能有难以预料的非计划性出血，通常发生在用药的 6 个月以内。

1264 雌激素用药剂量如何？

① 单纯雌激素治疗：结合雌激素（其他名称为倍美力）

0.3～0.625mg/d或戊酸雌二醇（其他名称为补佳乐）0.5～2.0mg/d，连续应用。②序贯用药：结合雌激素0.3～0.625mg/d或戊酸雌二醇1～2mg/d，连用21～28d，用药周期第10～14天加用醋酸甲羟孕酮（其他名称为安宫黄体酮）4～6mg/d，停药2～7d后再开始新一周期。③连续用药：结合雌激素0.3～0.625mg/d或戊酸雌二醇1.0～1.5mg/d，连续服用，间隔2周加服醋酸甲羟孕酮2周，4～6mg/d。④连续联合用药：结合雌激素0.3～0.625mg/d或戊酸雌二醇0.5～1.5mg/d，加用醋酸甲羟孕酮1～3mg/d。⑤替勃龙（其他名称为利维爱、紫竹爱维）：1.25mg/d，连续应用。

1265 雌激素用药途径有哪些？

① 口服途径：天然雌激素，包括结合雌激素、戊酸雌二醇片；合成雌激素，包括尼尔雌醇（其他名称为维尼安）、己烯雌酚（其他名称为乙蔗酚）。临床推荐应用天然雌激素。②非肠道途径：经皮，雌二醇［其他名称为松奇（贴）］。经阴道：结合雌激素［其他名称为倍美力（霜）］；结合雌激素［其他名称为葆丽（软膏）］；雌三醇［其他名称为欧维婷（霜）］；普罗雌烯［其他名称为更宝芬（胶囊）］。对慎用情况中尚未控制的糖尿病及严重的高血压、有血栓形成倾向、胆囊疾病、癫痫、偏头痛、哮喘、高催乳素血症者，需用激素治疗时，推荐应用经皮途径。对以泌尿生殖系统症状为主诉者，推荐应用经阴道途径。

1266 孕激素用药剂量及用药途径是什么？

① 天然孕激素：注射用黄体酮和口服及阴道用微粉化黄体酮（其他名称为琪宁）。

② 合成孕激素：根据结构不同分为两类。第一类是衍生于黄体酮与17α-羟孕酮的合成孕激素，具有较强的抗雌激素作用，如甲地孕酮（其他名称为妇宁）、醋酸甲羟孕酮、地屈孕酮（其他名称为达芙通）。第二类是衍生于19-去甲基睾酮的合成孕激素，如炔诺酮（其他名称为妇康），该药具有轻度雄激素活性。

第64章 子宫内膜异位症

1267 子宫内膜异位症定义是什么？

子宫内膜异位症（内异症）是指子宫内膜组织（腺体和间质）在子宫内膜以外的部位出现、生长、浸润、反复出血，可形成结节及包块，引起疼痛和不育等。

1268 子宫内膜异位症的主要特点有哪些？

内异症是生育年龄妇女的多发病，发病率有明显上升趋势；其特点表现为：①症状与体征及疾病的严重性不成比例；②病变广泛、形态多样；③极具浸润性，可形成广泛而严重的粘连；④具有激素依赖性，易于复发。

1269 子宫内膜异位症的临床表现是什么？

（1）疼痛：70%～80%的内异症患者均有不同程度的盆腔疼痛，与病变程度不完全平行，包括痛经（典型者为继发性痛经，并渐进性加重）、非经期腹痛 [慢性盆腔痛（chronic pelvic pain，CPP）]、性交痛以及排便痛等；卵巢内异症囊肿破裂可引起急性腹痛。

（2）不孕：约50%的内异症患者合并不孕。

（3）月经异常。

（4）盆腔包块：特殊部位的内异症则表现为各种症状并常伴有周期性变化，也可合并盆腔内异症的临床表现。例如，①消化道内异症：大便次数增多或便秘、便血、排便痛等。②泌尿道内异症：尿频、尿痛、血尿及腰痛甚至造成泌尿系统梗阻及肾功能障碍。③呼吸道内异症：经期咯血及气胸。④瘢痕内异症：剖宫产等手术后腹壁切口瘢痕处结节，经期增大，疼痛加重；会阴切口或切口瘢痕结节，经期增大，疼痛加重。

1270 子宫内膜异位症的体征有哪些?

典型病例子宫常为后位、活动度差；宫骶韧带、子宫直肠陷凹或后穹隆触痛结节；可同时存在附件囊性、不活动包块。

1271 诊断子宫内膜异位症常用哪些辅助检查?

① CA_{125}：血清CA_{125}水平多表现为轻、中度升高。

② 影像学检查：B超检查主要对卵巢内异症囊肿诊断有意义，典型的卵巢内异症囊肿B超影像为附件区无回声包块，内有强光点。MRI对卵巢内异症囊肿、盆腔外内异症以及深部浸润病灶的诊断和评估有意义。

③ 其他：如静脉肾盂造影、膀胱镜、结肠镜等。

1272 子宫内膜异位症的临床病理类型有哪些?

腹膜型内异症、卵巢型内异症、深部浸润型内异症、其他部位的内异症。

1273 何谓腹膜型内异症?

腹膜型内异症（peritonealendometriosis，PEM）是指发生在盆腹腔腹膜的各种内异症病灶，主要包括红色病变（早期病变）、蓝色病变（典型病变）及白色病变（陈旧病变）。

1274 何谓卵巢型内异症?

卵巢型内异症（ovarian endometriosis，OEM）可形成囊肿，称为子宫内膜异位囊肿（内异症囊肿）。根据囊肿大小和异位病灶浸润程度分为以下几型。Ⅰ型，囊肿直径<2cm，囊壁有粘连、解剖层次不清，手术不易剥离。Ⅱ型，又分为3个亚型。ⅡA，内膜种植灶表浅，累及卵巢皮质，未达卵巢内异症囊肿壁，常合并功能性囊肿，手术易剥离。ⅡB，内膜种植灶已累及

卵巢内异症囊肿壁，但与卵巢皮质的界限清楚，手术较易剥离。ⅡC，内膜种植灶穿透卵巢内异症囊肿壁并向周围扩展，囊肿壁与卵巢皮质粘连紧密，并伴有纤维化或多房腔。囊肿与盆侧壁粘连，体积较大，手术不易剥离。

1275 何谓深部浸润型内异症？

深部浸润型内异症（deep infiltrating endometriosis，DIE）是指病灶浸润深度≥5mm，常见于宫骶韧带、子宫直肠陷凹、阴道穹隆、直肠阴道隔等。其中直肠阴道隔包括两种情况，一种为假性阴道直肠隔内异症，即子宫直肠陷凹的粘连封闭，病灶位于粘连下方；另一种为真性直肠阴道隔内异症，即病灶位于腹膜外，在直肠阴道隔内，子宫直肠陷凹无明显解剖异常。

1276 子宫内膜异位症如何诊断？

① 症状：疼痛（痛经、非经期腹痛［慢性盆腔痛（chronic pelvic pain，CPP）］、性交痛及排便痛等）、不孕。

② 妇科及辅助检查：盆腔检查发现内异症病灶，影像学检查发现内异症病灶，血清CA_{125}水平轻中度升高。

③ 腹腔镜检查：腹腔镜检查是目前诊断内异症的通用方法。诊断的依据主要基于腹腔镜下病灶的形态，但难以全部经病理学检查证实。

1277 子宫内膜异位症治疗的目的是什么？

治疗的目的是缩减和去除病灶、减轻和控制疼痛、改善和促进生育、预防和减少复发。

1278 为子宫内膜异位症患者制定治疗方案时主要考虑哪些因素？

治疗时，主要应考虑的因素为年龄、生育要求、症状的严重性、病变范围、既往治疗史以及患者的意愿。治疗措施要规范化与个体化。对盆腔疼痛、不孕以及盆腔包块的治疗要分别对待。

1279 子宫内膜异位症药物治疗方法有哪些？

治疗的方法可分为期待治疗、药物治疗、手术治疗、介入治疗以及辅助生育治疗等。

1280 子宫内膜异位症手术治疗方式有哪些？

内异症的手术根据术式不同分为以下几种。①保守性手术：保留患者的生育功能，尽量去除肉眼可见的病灶及卵巢内异症囊肿，同时分离盆腔粘连。适用于药物治疗无效、年轻和要求保留生育功能者。②半根治性手术：切除子宫和病灶，但保留至少一侧或部分卵巢，主要适用于症状明显、无生育要求但希望保留卵巢内分泌功能的45岁以下患者。③根治性手术：切除全子宫+双附件以及所有肉眼可见的病灶。适用于年龄较大、无生育要求、症状重或者多种治疗无效者。④辅助性手术：如子宫神经去除术以及骶前神经切除术，适用于中线部位的疼痛者。

1281 子宫内膜异位症药物治疗目的是什么？

药物治疗目的是抑制卵巢功能，阻止内异症进展，减少内异症病灶的活性以及减少粘连的形成。

1282 子宫内膜异位症药物治疗注意事项有哪些？

① 药物治疗宜用于基本确诊的病例，不主张长期"试验性治疗"。
② 药物治疗尚无标准化方案。
③ 各种方案疗效基本相同，但副作用不同。
④ 应考虑患者的意愿以及经济能力。

1283 治疗子宫内膜异位症常用药物有哪些？

治疗内异症可供选择的药物主要有口服避孕药、高效孕激素、孕激素受体水平拮抗药、雄激素衍生物以及促性腺激素释放激素激动药（GnRH-α）。

1284 口服避孕药治疗子宫内膜异位症的治疗方案、作用机制以及不良反应是什么？

口服避孕药：连续或周期用药，共6个月，可抑制排卵；副作用较少，但可有消化道症状或肝功能异常等。

1285 孕激素受体水平拮抗药治疗子宫内膜异位症的治疗方案、作用机制以及不良反应是什么？

米非司酮有较强的抗孕激素作用，每日口服25～100mg，造成闭经使病灶萎缩。不良反应轻，无雌激素样影响，亦无骨质丢失危险，长期疗效有待证实。

1286 高效孕激素治疗子宫内膜异位症的治疗方案、作用机制以及不良反应是什么？

醋酸甲羟孕酮（其他名称为安宫黄体酮）20～30mg/d，分2～3次口服，连用6个月；或甲羟孕酮30mg/d，连用6个月。孕激素可引起内膜组织蜕膜样改变，最终导致内膜萎缩，同时可负反馈抑制下丘脑-垂体-卵巢轴。副作用主要是突破性出血、轻度抑郁、乳房胀痛、体重增加、消化道症状以及肝功能异常等。

1287 雄激素衍生物治疗子宫内膜异位症的治疗方案、作用机制以及不良反应是什么？

用于治疗内异症的雄激素衍生物有两种。①达那唑：600～800mg/d，分2～3次口服，共6个月。达那唑可抑制月经中期黄体生成素（LH）峰，从而抑制排卵；还可抑制参与类固醇合成的多种酶，并增加血液中游离睾酮的水平。副作用主要是男性化表现，如毛发增多、情绪改变、声音变粗；此外，还可能影响脂蛋白代谢、引发肝功能损害以及体重增加等。②孕三烯酮：口服每次2.5mg，2～3次/周，共6个月。孕三烯酮可拮抗孕激素与雌激素，降低性激素结合蛋白水平，以及升高血中游离睾酮水平。副作用主要是抗雌激素及雄激素样作用，基本同达那唑，但较轻微。

1288 促性腺激素释放激素激动药（GnRH-α）治疗子宫内膜异位症的治疗方案、作用机制以及不良反应是什么？

GnRH-α根据不同剂型分为皮下注射和肌内注射，每月1次，共用3～6个月。GnRH-α可下调垂体功能，造成药物暂时性去势及体内低雌激素状态。副作用主要是低雌激素血症引起的更年期症状，如潮热、阴道干燥、性欲下降、失眠及抑郁等，长期应用可引起骨质丢失。

1289 何谓GnRH-α+反向添加（Add-back）方案？

GnRH-α+反向添加（Add-back）方案的理论基础是依据"雌激素窗口剂量理论"，不同组织对雌激素的敏感性不同，将体内雌激素水平维持在不刺激异位内膜的生长而又不引起围绝经期症状及骨质丢失的范围（雌二醇水平在110～146pmol/L），既不影响治疗效果又可减轻副作用，以延长治疗时间。Add-back方案包括：①雌孕激素联合方案，即结合雌激素（其他名称为倍美力）0.3～0.625mg/d+醋酸甲羟孕酮2～4mg/d。②替勃龙（其他名称为利维爱）：1.25mg/d。

1290 痛经的治疗原则是什么？

对合并盆腔结节或附件包块者，首选手术治疗；无盆腔结节或附件包块者，首选药物治疗；对药物治疗无效者可考虑手术治疗。

1291 痛经的常用治疗药物方案有哪些?

痛经的常用治疗药物如下。①一线用药:可选用非类固醇类抗炎药或口服避孕药。口服避孕药可周期或连续用药,有效者可继续应用,无效者改用二线用药。②二线用药:可选用孕激素、雄激素衍生物以及GnRH-α,其中以GnRH-α+Add-back方案为首选,可有效控制其长期用药的不良反应。如二线用药无效,应考虑手术治疗。③术前药物:对病变较重,估计手术难以切除彻底或手术有可能损伤重要器官者,术前可短暂用药3个月,以降低手术难度。④术后用药:根据具体情况,如果病变较轻或手术切除较彻底,可暂不用药;如果盆腔病变严重或不能彻底切除病灶,视有无疼痛症状用药3～6个月。

1292 何谓内异症复发?

经手术和规范的药物治疗,病灶缩小或消失以及症状缓解后,再次出现临床症状且恢复至治疗前水平或加重,或再次出现内异症病灶均为内异症的复发。

1293 内异症复发如何治疗?

原则基本遵循初治原则,但应个体化。对卵巢内异症囊肿可进行手术或超声引导下穿刺,术后给予药物治疗。如药物治疗痛经后复发,应手术治疗;术后复发,可先用药物治疗,若仍无效,应考虑手术;如年龄较大、无生育要求且症状重者,可考虑根治性手术。不孕患者如合并卵巢内异症囊肿,可手术治疗或超声引导下穿刺,术后给予GnRH-α3个月,然后进行IVF-ET;未合并卵巢内异症囊肿者,给予GnRH-α3个月后进行IVF-ET。

1294 什么条件下需警惕内异症恶变?

内异症恶变的发生率为1%左右。有以下情况时应警惕恶变：①囊肿直径＞10cm或短期内明显增大；②绝经后复发；③疼痛节律改变，痛经进展或呈持续性；④影像学检查发现，囊肿呈实性或乳头状结构，彩色多普勒超声示病灶血流丰富，阻力指数低；⑤血清CA_{125}水平明显升高（＞200kU/L）。

1295 何谓不典型内异症？

不典型内异症是组织病理学已诊断的异位内膜腺上皮的不典型或核异型性改变，但不突破基底膜；其组织病理学表现为异位内膜腺上皮细胞核深染或淡染、苍白，伴有中重度异型性，核/质比例增大，细胞密集、呈复层或簇状突。不典型内异症视为癌前病变或交界性肿瘤状态。

1296 不典型内异症的诊断标准是什么？

① 癌组织与内异症组织并存于同一病变部位。

② 两者有组织学相关性，类似于子宫内膜间质及腺体，或有陈旧性出血。

③ 排除其他原发肿瘤的存在，或癌组织发生于内异症病灶，而不是从其他部位转移而来。

④ 有内异症病变向恶性病变移行的形态学证据，或良性内异症病变与恶性肿瘤组织相互浸润。

1297 何谓子宫腺肌病？

子宫腺肌病指子宫肌层内存在子宫内膜腺体和间质，在激素的影响下发生出血、肌纤维结缔组织增生，形成弥漫性病变或局限性病变，也可形成子宫腺肌瘤。

1298 子宫腺肌病临床表现有哪些？

① 痛经：半数以上患者有继发性痛经，且渐进性加重。

② 月经异常：可表现为月经过多、经期延长及不规则出血。

③ 不孕。

④ 子宫增大：多为子宫均匀性增大，呈球形，也可为突起不平，质硬。

1299 如何诊断子宫腺肌病？

根据症状、盆腔检查及以下辅助检查可做出初步诊断：①超声扫描显示子宫增大，肌层增厚，后壁更明显，内膜线前移。病变部位为等回声或回声增强，其间可见点状低回声，病灶与周围无明显界限。②MRI示子宫内存在界线不清、信号强度低的病灶，T_2加强影像可有信号强度高的病灶，内膜与肌层结合区变宽，>12mm。③血清CA_{125}水平多数可升高。④病理诊断是子宫腺肌病的金标准。

1300 子宫腺肌病怎样治疗？

① 期待治疗：对无症状、无生育要求者可定期观察。②手术治疗：是主要的治疗方法，其中子宫切除是根治性手术。对年轻需要保留生育功能者，可以进行病灶切除或者子宫楔形切除，也可辅助行子宫神经去除术、骶前神经切除术或者子宫动脉阻断术。无生育要求伴月经量增多者，可进行子宫内膜去除术。③药物治疗：同内异症。④介入治疗。⑤辅助生育治疗：对不孕患者可先用GnRH-α治疗3～6个月，再行助孕治疗，对病变局限或子宫腺肌病者，可先行手术+GnRH-α治疗，再行助孕治疗。

第65章 女性生殖器官发育异常

1301 女性生殖器官发育异常有何表现？

① 正常管道形成受阻所致的异常：处女膜闭锁、阴道横隔、阴道闭锁、宫颈闭锁等。

② 副中肾管衍化物发育不全所致的异常：无子宫、无阴道、始基子宫、子宫发育不良、单角子宫、输卵管发育异常等。

③ 副中肾管衍化物融合障碍所致的异常：双子宫、双角子宫、鞍状子宫、纵隔子宫等。

1302 何谓处女膜闭锁？

处女膜闭锁又称无孔处女膜，系泌尿生殖窦上皮未能贯穿前庭部所致。

1303 如何诊断处女膜闭锁？

① 病史：青春期仍无月经来潮。

② 症状：幼女及月经来潮前无症状；青春期后出现进行性加重的周期性下腹痛，但无月经来潮。严重者伴有便秘、肛门坠胀、尿频及尿潴留。

③ 体征：处女膜向外膨隆，表面紫蓝色，无阴道开口。肛诊可扪及阴道内囊性包块，长形或球形，积血多时张力大，触痛，可引起宫腔、输卵管积血，甚至盆腹腔积血。

④ 彩超：阴道、子宫、盆腹腔积液。

1304 如何处理处女膜闭锁？

"X"形切开处女膜，充分引流，切除多余处女膜瓣，使切面呈圆形，3-0可吸收线缝合。术后会阴擦洗、抗生素预防感染。

1305 阴道发育异常常见的类型有哪些？

先天性无阴道；阴道闭锁；阴道横隔；阴道纵隔。

1306 何谓先天性无阴道？

先天性无阴道系因双侧副中肾管发育不全，几乎均合并无子宫或仅有始基子宫，极个别患者有发育正常的子宫，卵巢一般正常。

1307 如何诊断先天性无阴道?

青春期后无月经来潮或婚后性交困难；检查无阴道口或仅有一浅凹；彩超无子宫，有子宫者青春期后出现周期性下腹痛。

1308 如何治疗先天性无阴道?

对准备结婚者可行以下治疗。

① 机械扩张法：模具局部加压扩张，由小到大逐渐加深阴道长度，直到满足性生活为止。

② 手术宜在婚前半年左右进行，术式很多，如乙状结肠阴道成形术、腹膜阴道成形术、羊膜成形术、游离皮瓣成形术，以乙状结肠阴道成形术效果好。

③ 子宫发育正常患者，初潮时行阴道成形术，将人工阴道与子宫相接，保留生育功能。无法保留子宫者予以切除。

1309 阴道闭锁是怎样形成的?

阴道闭锁系因泌尿生殖窦未参与形成阴道下段。

1310 如何诊断阴道闭锁?

症状与处女膜闭锁相似；妇科检查闭锁处黏膜色泽正常，不向外膨隆。肛诊凸向直肠的阴道积血包块位置较高；B超提示积血位于阴道中上段。

1311 如何治疗阴道闭锁?

一经诊断尽早手术。在闭锁处中央穿刺抽到积血后，利用穿刺针作引导，切开闭锁段阴道。游离积血下段的阴道黏膜，缝合时将其覆盖创面防止术后阴道挛缩、闭锁。

1312 阴道横隔是怎样形成的?

阴道横隔系因两侧副中肾管会合后的尾端与尿生殖窦相接处

未贯通或部分贯通。完全性横隔少见，症状同阴道闭锁。不全横隔可见小孔，位置高者，一般无症状；位置低者多因性生活不满意就诊。

1313 如何治疗阴道横隔？

（1）完全横隔　发现经血潴留，及时手术。做放射状切开，距膜底0.5cm，减去多余隔膜，3-0可吸收线间断缝合。术后短期放置模型防止粘连、挛缩。

（2）不全横隔

① 非孕期发现：位置高、难以缝合者，暂不予处理；位置低者手术同完全横隔。

② 分娩时发现：位置高或横隔厚者行剖宫产；位置低者，当胎先露部下降至横隔处并将横隔撑得极薄时切开，胎儿娩出后，切除多余隔膜，可吸收线缝合。

1314 阴道纵隔是怎样形成的？

阴道纵隔系因两侧副中肾管会合后，其中隔未消失或未完全消失。①完全纵隔：形成双阴道，常合并双宫颈、双子宫。②不完全纵隔：纵隔偏向一侧形成阴道斜隔，导致该侧阴道完全闭锁。

1315 如何治疗阴道纵隔？

① 无症状者无需处理。

② 妨碍经血排出或性交困难者手术切除纵隔，必要时放置模具；不孕患者可提高受孕机会。

③ 临产后发现纵隔阻碍先露下降者切开纵隔，分娩后切除多余纵隔，可吸收线缝合。

1316 子宫未发育或发育不全包括哪几种情况？

先天性无子宫；始基子宫；子宫发育不良。

1317 先天性无子宫是怎样形成的?

先天性无子宫：系两侧副中肾管中段及尾段未发育，常合并无阴道，输卵管卵巢发育正常。

1318 如何诊断先天性无子宫?

① 症状：表现为原发闭经，若无阴道，表现为婚后性交困难。

② 体征：乳腺及外生殖器发育正常。直肠-腹部诊扪不到子宫，盆腔空虚。无阴道者，找不到阴道口。

③ 辅助检查：B超无子宫回声，双卵巢回声存在；性激素测定，性激素水平正常。

④ 同时行静脉肾盂造影检查有无合并泌尿系统畸形。

1319 如何治疗先天性无子宫?

单纯先天性无子宫患者无需特殊处理。合并无阴道患者，行阴道成形术，解决性交困难。

1320 始基子宫是怎样形成的?

始基子宫又称痕迹子宫，系因两侧副中肾管会合后不久即停止发育，常合并无阴道。子宫极小，仅长1～3cm，无宫腔。

1321 如何诊断始基子宫?

① 症状：同先天性无子宫患者。

② 体征：第二性征发育正常，乳腺及外生殖器发育正常。直肠-腹部诊或妇科检查：子宫极小，为细小条索状物。无阴道者，找不到阴道口。

③ 辅助检查：B超子宫极小，长1～3cm，无内膜，双卵巢回声存在；性激素测定，性激素水平正常。

④ 鉴别诊断：与先天性卵巢发育不全鉴别。

⑤ 防治要点：同时行静脉肾盂造影检查有无合并泌尿系统

畸形。

1322 如何处理始基子宫？

始基子宫本身无特殊处理。合并无阴道患者，行阴道成形术，解决性交困难。

1323 何谓子宫发育不良？

子宫发育不良又称为幼稚子宫，系因两侧副中肾管会合后短时期内即停止发育。子宫较正常小，宫颈呈圆锥形，宫体与宫颈之比为1：1或2：3。

1324 如何诊断子宫发育不良？

① 症状：表现为月经量少，原发不孕。

② 体征：第二性征发育正常，乳腺及外生殖器发育正常。妇科检查子宫小，宫颈与宫体比例失调。因前壁或后壁发育不良，可过度前屈或后屈。

③ 辅助检查：B超子宫小，宫体与宫颈之比为1：1或2：3。子宫内膜可见，双卵巢回声存在；性激素测定：性激素水平正常。

④ 鉴别诊断：与先天性卵巢发育不全鉴别。

1325 如何治疗子宫发育不良？

小剂量雌激素加孕激素序贯治疗，促进子宫发育。

1326 子宫发育异常包括哪几种情况？

双子宫；双角子宫和鞍状子宫；中隔子宫；单角子宫；残角子宫。

1327 何谓双子宫？

双子宫为双侧副中肾管完全未融合，各自发育形成两个宫体和两个宫颈，附有各自的输卵管、卵巢、圆韧带、阔韧带。双子宫常伴有阴道纵隔，亦有双子宫单阴道者，一侧阴道闭锁时常伴有同侧泌尿系统发育异常。毗邻宫颈之间可有交通双子宫，一侧宫颈发育不良、缺如，常有一侧细小通道与对侧阴道相通。

1328 如何诊断双子宫？

① 症状：无自觉症状，通常在人工流产、妇科检查、分娩时偶然发现。早期人工流产时可能误刮未孕侧子宫，以致漏刮胚胎，继续妊娠。妊娠晚期胎位异常率增加，分娩时未孕侧子宫可能阻碍胎先露部下降，子宫收缩乏力较多见，剖宫产率增加。偶见两侧子宫同时妊娠、各有一胎儿者，属双卵受精。

② 体征：妇科检查双宫颈、双宫体。有时会将另一宫体误认为卵巢肿瘤。

③ B超：双宫体、双宫腔。

④ 宫腔镜或腹腔镜：临床上可采用宫腔镜联合腹腔镜，或宫腔镜联合B超检查。

⑤ 双子宫伴阴道斜隔或闭锁时，注意排除泌尿系统畸形，行B超或静脉肾盂造影检查。如一侧宫颈闭锁，导致宫腔积血，纵行切开宫颈，形成宫腔与阴道相通的通道。

1329 如何治疗双子宫？

无特殊处理。

1330 何谓双角子宫和鞍状子宫？

因子宫底部融合不全呈双角者，称为双角子宫；子宫底部稍下陷呈鞍状，称为鞍状子宫。

1331 如何诊断双角子宫和鞍状子宫？

① 症状：不良孕产史，可引起反复流产或早产及胎位异常。

② 体征：子宫底宽，中间有凹陷。

③ B超：双角子宫横切时宫底平面呈羊角形的两个子宫角，各可见宫腔波，在膀胱内产生"V"形压迹。鞍状子宫宫底下陷呈弧形。

④ 宫腔镜及腹腔镜：宫腔镜联合腹腔镜或B超检查确诊。

1332 如何处理双角子宫和鞍状子宫？

① 影响生育：行矫形术。宫腔镜明确诊断标明隔的位置，腹腔镜监护下，从阴道切开前穹隆或后穹隆，翻出宫体，切除宫底凹陷处宫壁，尽可能少切除宫壁，缝合。

② 胎位异常：不宜行外倒转术。

③ 妊娠中晚期及产时双角子宫连接处可发生子宫破裂，加强监护。

1333 何谓中隔子宫？

双侧副中肾管融合不全，在宫腔内形成中隔。从宫底至宫颈内口将宫腔完全隔为两部分为完全中隔，仅部分隔开为部分中隔。

1334 如何诊断中隔子宫？

① 症状：不孕、反复流产或早产，及胎位异常；若胎盘粘连在隔上，可出现胎盘滞留。

② 体征：妇科检查大多不能诊断。完全中隔有时宫颈外口中间可见一隔膜。

③ B超：子宫形状规则，并可见两个宫腔。

④ 宫腔镜：纵隔上宽下窄，边缘钝圆，质地坚韧，表面覆盖的内膜较薄。每侧宫腔可见输卵管开口。

1335 如何处理中隔子宫？

不影响生育者无需处理。影响生育者，在腹腔镜监视下，宫腔镜电切中隔。切至基底部，勿切割过深，伤及宫底。术后放置IUD，防止宫腔粘连。

1336 何谓单角子宫?

仅一侧副中肾管发育而成为单角子宫。另侧副中肾管完全未发育或未形成管道。未发育侧的卵巢、输卵管、肾亦往往同时缺如。

1337 如何诊断单角子宫?

① 症状:不良孕产史,流产、早产、胎位异常发生率高。胎儿易出现宫内生长受限。单角子宫仅一侧圆韧带,妊娠后易发生扭转,引起剧烈腹痛,胎儿缺氧,严重时胎盘早剥,胎死宫内,子宫破裂。

② 妇科检查及 B 超不能诊断。

③ 宫腔镜:宫腔呈不对称的管桶状,上端狭窄,偏于一侧,仅见一个输卵管开口。

④ 腹腔镜:见单角形子宫,一侧输卵管及卵巢。

⑤ 输卵管碘油造影:见单角形宫腔,一侧输卵管显影。

1338 如何处理单角子宫?

① 加强孕期监护,及时发现并发症,及时处理。

② 放宽剖宫产指征。

③ 防治产后出血。

1339 何谓残角子宫?

残角子宫:一侧副中肾管发育正常,另一侧发育不全,可伴有该侧泌尿道发育畸形。单角子宫:65% 合并残角子宫,多数残角子宫与对侧正常宫腔不相通,仅有纤维带相连,偶有两者间有狭窄管道相通者。

1340 如何诊断残角子宫?

① 症状:若残角子宫内膜无功能,一般无症状;若内膜有

功能且与正常宫腔不相通时，往往因宫腔积血而出现痛经，甚至并发子宫内膜异位症。若妊娠发生在残角子宫内，早期人工流产时吸不到绒毛，中期引产失败，至妊娠16～20周时往往破裂出现腹腔内大出血，短期内休克，若不及时手术导致死亡。

② 体征：妇科检查时子宫一侧实质性肿块，易误诊为卵巢肿瘤。

③ 辅助检查：B超正常子宫旁有一小包块，回声与子宫相同。易与浆膜下子宫肌瘤相混淆。

④ 腹腔镜检查：可见一侧发育正常子宫或单角子宫，一侧发育不全残角子宫。

⑤ 磁共振成像：诊断符合率高，但价格昂贵。

⑥ 输卵管碘油造影：仅对宫腔相通者有协助诊断意义。

⑦ 静脉肾盂造影：排除同侧泌尿系发育不全、畸形。

⑧ 宫腔镜检查：宫腔相通者，可见细小通道。

1341 如何处理残角子宫？

① 内膜无功能之残角子宫，不需治疗。

② 内膜有宫内之残角子宫确诊后应切除，应将同侧输卵管一并切除，避免输卵管妊娠发生，圆韧带固定于发育侧子宫同侧宫角部位。

③ 防治产后出血。

1342 输卵管发育异常包括哪几种情况？

① 单侧输卵管缺失。

② 双侧输卵管缺失。

③ 单侧或双侧副输卵管。

④ 输卵管发育不全、闭塞或中段缺失。

临床罕见，均为手术时偶然发现。除输卵管部分节段缺失可整形吻合外，其他均无法手术。希望生育者需借助辅助生育技术。

1343 卵巢发育异常包括哪几种情况？

① 单侧卵巢缺失。

② 双侧卵巢缺失，少见，一般为卵巢发育不全，见于特纳综合征患者。

③ 多余卵巢，罕见，一般远离卵巢部位，可位于腹膜后。

④ 偶尔卵巢可分裂为几个部分。

第66章　女性盆底功能障碍性疾病、损伤性疾病

1344 何谓子宫脱垂？

子宫从正常位置沿阴道下降，宫颈外口达坐骨棘水平以下，甚至子宫全部脱出于阴道口外。子宫脱垂常伴有阴道前壁和后壁脱垂。

1345 子宫脱垂的原因有哪些？

① 分娩损伤和产褥早期体力劳动。

② 长期腹压增加：慢性咳嗽，便秘，超负荷负重。

③ 先天性盆底组织发育不良（处女）或退行性变（老人）。

1346 子宫脱垂临床如何分度？

① Ⅰ度

a.轻：宫颈外口距处女膜缘＜4cm，未达处女膜缘。

b.重：宫颈已达处女膜缘，但未超出该缘。

② Ⅱ度

a.轻：宫颈已脱出阴道口，宫体仍在阴道内。

b.重：宫颈及部分宫体脱出阴道口。

③ Ⅲ度：宫体、宫颈全部脱出阴道口外。

1347 子宫脱垂的临床表现有哪些?

Ⅰ度，多可无症状。Ⅱ～Ⅲ度可有腰骶部酸痛、下坠感；阴道口有肿物脱出，休息时可回缩。重度脱垂可伴膀胱、直肠脱垂，尿潴留，宫颈延长。体征：Ⅱ～Ⅲ度子宫脱垂患者的宫颈及阴道黏膜多明显增厚，宫颈肥大，不少患者宫颈延长。

1348 子宫脱垂的非手术治疗方式有哪些?

因人而异，方案个体化，以安全、简单、有效为原则。

（1）支持疗法　免重体力劳动，治疗慢性咳嗽。

（2）非手术治疗

① 放置子宫托。

② 中医治疗：中药补中益气汤；针灸，常用穴道为维胞、足三里、百会等。

③ 盆底肌肉锻炼。

④ 绝经妇女适当补充雌激素，增加肌肉筋膜组织张力。

1349 子宫脱垂的手术治疗方式有哪些?

① 阴道前后壁修补术：适用于Ⅰ、Ⅱ度阴道前、后壁脱垂患者。

② 阴道前后壁修补、主韧带缩短及宫颈部分切除术：Manchester手术，适用于年龄较轻、宫颈较长、希望保留子宫的Ⅱ、Ⅲ度子宫脱垂伴阴道前壁或后壁脱垂患者。

③ 经阴道子宫全切除及阴道前后壁修补术：适用于Ⅱ、Ⅲ度子宫脱垂伴阴道前壁或后壁脱垂、年龄较大、不需保留子宫的患者。目前观点可保留子宫，用生物网片加强盆底组织支持。

④ 阴道纵隔形成术：Le Fort手术，适用于年老体弱不能耐受较大手术、不需保留性交功能者。

⑤ 阴道、子宫悬吊术：可采用手术缩短圆韧带，或利用生物材料制成各种吊带，达到悬吊子宫和阴道的目的。

1350 阴道前壁脱垂临床如何分度?

阴道前壁脱垂常伴膀胱膨出和尿道膨出。临床分度如下。

Ⅰ度:阴道前壁向下突出,但仍在阴道内,有时伴有膨出的膀胱。

Ⅱ度:部分阴道前壁脱出阴道口外。

Ⅲ度:阴道前壁全部脱出至阴道口外。Ⅲ度膨出均合并膀胱膨出和尿道膨出。

1351 何谓压力性尿失禁?

压力性尿失禁(stress urinary incontinence,SUI)是指喷嚏、咳嗽、大笑或运动等腹压增高时出现不自主的尿液自尿道口漏出。症状表现为喷嚏、咳嗽、运动等腹压增高时不自主漏尿。体征是在增加腹压时,能观察到尿液不自主地从尿道口漏出。尿动力学检查表现为充盈性膀胱测压时,在腹压增高而无逼尿肌收缩的情况下出现不随意漏尿。

1352 压力性尿失禁的病因有哪些?

压力性尿失禁的病因复杂,有多种因素参与,主要包括衰老、多产、产程延长或难产及分娩损伤、子宫切除等。排便困难、肥胖、慢性阻塞性肺气肿等造成腹压增加的因素也可能导致压力性尿失禁。

1353 压力性尿失禁的发病机制是什么?

①膀胱颈及近端尿道下移;②尿道黏膜的封闭功能减退;③尿道固有括约肌功能下降;④支配控尿组织结构的神经系统功能障碍。

1354 压力性尿失禁如何诊断?

①询问病史:了解与压力性尿失禁有关的各种原因,如分娩、外伤、盆腔手术等。了解尿失禁对病人生活的影响。有无咳

嗽、大笑、打喷嚏、搬重物时尿液不随地从尿道口漏出。

② 查体：患者取膀胱截石位，咳嗽或用力屏气时有尿液外溢，检查者用示指、中指分别轻压尿道两侧，再嘱患者咳嗽，若尿道口无尿液溢出，表示有压力性尿失禁。

1355 压力性尿失禁非手术疗法有哪些？

① 盆底肌训练：通过正确的方法收缩肛门括约肌、阴道括约肌以及尿道括约肌，加强盆底肌张力，减少尿道膀胱下移程度。方法：每半小时收缩肛门10～20次，每次持续3s以上。

② 针刺或电刺激治疗：针刺关元、气海、三阴交、足三里等穴位，每次选1～2个穴位，或通过肛门电极、阴道电极电刺激盆底肌肉以达到治疗目的。

③ 药物治疗：抑制逼尿肌收缩的药物托特罗定2mg，2次/天；黄酮哌酯200mg，3次/天；增加尿道阻力的药物麻黄碱（麻黄素）25～50mg，4次/天；普萘洛尔10～20mg，3次/天；雌激素适用于绝经后或雌激素水平低下的病人，己烯雌酚1～2mg，1次/天；尼尔雌醇6mg，1～2次/月。

④ 经尿道黏膜下注射治疗：采用特氟隆（Teflon）膏、胶原、生物胶或自体脂肪组织等注入后尿道或膀胱颈的黏膜下和肌层中，使尿道腔变窄、拉长，而起到关闭尿道内口的作用。该方法适用于由尿道内括约肌功能失调所造成的压力性尿失禁。

1356 压力性尿失禁手术疗法有哪些？

① 阴道前壁修补术：于尿道口下缘1cm起至膀胱颈做一纵向切口。将阴道壁两侧分开，用圆针丝线将膀胱颈及尿道两侧的软组织褥式折叠缝合，以加强膀胱尿道后壁。该术式适用于症状较轻且需同时做阴道前壁膨出修补或子宫切除的病人。

② 耻骨后膀胱颈尿道悬吊术：取下腹部正中切口，充分游离耻骨后膀胱、膀胱颈部及部分尿道。将尿道周围组织与耻骨后筋膜或耻骨上韧带缝合，使膀胱颈部及尿道提起而达到悬吊作

用。近年来，国外多采用腹腔镜技术进行该术式的操作，又称为 Burch 阴道壁悬吊术。

③ 膀胱颈或尿道吊带术：经腹阴道联合切口，将 1 条自体生物筋膜（如腹直肌前腱、阔筋膜等）或人造材料 [如 TVT、普理灵网片（prolene mesh）等] 绕过尿道或膀胱颈，并悬吊固定于下腹壁的肌肉和筋膜上，以压迫尿道和膀胱颈，增强尿道闭合作用。此术式适用于各型压力性尿失禁患者，是目前公认的远期疗效最佳的术式之一。

④ 内腔镜膀胱颈悬吊术（Stamey 术，又称长针膀胱颈悬吊术）：于耻骨联合上缘两横指、中线旁开 3cm 处做一个 1cm 小切口，用特制的长针经此切口穿入，在阴道内示指的引导下，从膀胱颈尿道结合部的阴道壁穿出，由针头小孔引出一根 2 号尼龙线。再用同样方法将长针平行于前述尼龙线穿入，引出尼龙线另一头。对侧同法操作。将两侧尼龙线提起，恢复膀胱尿道后角，于腹直肌鞘外打结。该术式切口浅，创伤小，且安全准确可靠，适合于大多数女性压力性尿失禁患者，尤其适合于肥胖妇女和手术失败者。但远期疗效不太理想。

1357 如何诊断陈旧性会阴Ⅲ度裂伤？

① 病史：有分娩损伤或难产史、或会阴外伤史，排便异常，阴道排气。

② 症状：不能控制排气、排便，大便失禁，肛周皮疹、感染、溃疡。

③ 体征：会阴部消失，阴道和直肠末端相通。一指伸入肛门，嘱患者缩肛，手指不能感到括约肌收缩感。若直肠裂伤，则有红色黏膜外翻。

1358 如何预防陈旧性会阴Ⅲ度裂伤？

了解胎位、估计胎儿大小，正确选择分娩方式；观察产程，防止急产，掌握会阴切开指征，保护会阴；发现Ⅲ度裂伤，及时缝合。

1359 如何治疗陈旧性会阴Ⅲ度裂伤?

行会阴修补术。

① 术前准备:术前积极治疗咳嗽、便秘等腹压增加疾病;手术时间选择月经干净后3～7d;肠道及阴道准备包括术前3d无渣饮食,口服PPA 0.5g, tid, 术前清洁灌肠;1 : 5000高锰酸钾溶液坐浴,每日2次。

② 术中:认清解剖层次,组织对合整齐;勿穿透直肠黏膜;不留死腔,避免血肿;不宜缝合过密,以免影响血运、影响愈合。

③ 术后:给予抗生素预防感染,术后无渣饮食5～7d,留置尿管5d,改饮食后给予缓泻剂,保持大便通畅。

1360 如何诊断子宫穿孔?

(1)病史 有宫腔操作史,如人工流产、钳刮、诊断性刮宫、取放节育器等。

(2)临床表现

① 宫腔内手术操作时患者下腹剧痛、拒按,压痛、反跳痛明显,如有大出血,则移动性浊音阳性,并出现休克症状。

② 术者器械进入宫腔深度明显超过探测深度,出现"无底感";器械夹带出脂肪、大网膜、肠管组织。

③ 妇科检查:宫颈举痛;子宫压痛;子宫一侧触及软而压痛的肿块(阔韧带血肿)。

(3)辅助检查 B超、腹腔镜。

1361 如何预防子宫穿孔?

术前详细了解病史,如剖宫产、子宫肌瘤挖除术史、是否哺乳期;查清子宫大小、位置、倾屈度;疑似子宫内膜癌患者应操作轻柔,刮出组织足够送病理即可停止操作;炎症、绒癌、葡萄胎时应操作轻柔；遵守手术操作规范，切忌粗暴扩张宫颈。

1362 如何治疗子宫穿孔？

（1）保守治疗　穿孔小、无症状、无感染、无腹腔内其他脏器损伤时，可行保守治疗。保守治疗期间严密观察生命体征，监测血红蛋白有无下降，给予抗生素预防感染。

① 宫腔内容物已清除干净，立即给予缩宫素10～20U肌注。

② 宫腔内容物尚未清除干净，若阴道流血不多，立即给予缩宫素10～20U肌注，严密观察，病情稳定，可给予抗生素预防感染，7～10d后再行清宫术。

③ 宫腔内容物尚未清除干净，若阴道流血多，可由有经验医师避开穿孔部位，将宫腔内容物吸刮干净，操作前、后均应给予缩宫素。

（2）手术治疗　穿孔大，伴有内出血、休克、内脏损伤，立即剖腹探查、开腹手术或腹腔镜。

① 宫腔内容物已清除干净，电凝或可吸收线缝合破口。

② 宫腔内容物尚未清除干净，则腹腔直视下经阴道吸刮干净宫腔内容物后行穿孔修补术。

③ 如有腹腔内其他脏器损伤，相应行修补术或部分切除术。

④ 如子宫多处穿孔难以修补，穿孔伴有感染，阔韧带血肿难以止血者，行子宫切除术。

1363 如何诊断宫腔粘连？

（1）病史　有宫腔操作史，如人工流产、钳刮、诊断性刮宫等操作；子宫内膜结核；子宫肌瘤挖出术后。

（2）临床表现

① 完全性粘连出现子宫性闭经，雌、孕激素治疗无撤退性出血，伴周期性腹痛；部分粘连表现为月经过少而周期正常。继发不孕、易流产或早产。

② 妇科检查：宫颈举痛；子宫软，稍大或正常大，压痛。

有经血逆流表现：双附件区增厚、压痛、包块，后穹隆穿刺抽出陈旧性不凝血。

（3）辅助检查

① 探针检查：疏松粘连探针进入宫腔可见暗红色经血流出，严重粘连则探针无法进入宫腔。

② 宫腔镜：可视下观察宫腔粘连部位及程度。

③ 子宫输卵管碘油造影：宫腔不规则充盈缺损，或粘连成盲腔。

1364 如何预防宫腔粘连？

术时选择合适吸管及负压，不可负压过高，进出宫颈时不带负压，减少进出宫腔次数，不过度吸刮宫。

1365 如何治疗宫腔粘连？

粘连分离，术后给予抗生素治疗。

① 探针或宫腔镜直视下分离粘连：探针进入宫腔后左右分离粘连，为避免再次粘连，分离后放置宫内节育器。计划妊娠者，宫内节育器放置2～3个月后取出。

② 粘连分离后：给予人工周期3～6个月治疗，促进内膜生长，防止再次粘连。

1366 外阴血肿的临床表现是什么？

外阴紫红色，肿胀、疼痛，肿块张力大，触痛明显，可伴有排尿困难等。

1367 如何治疗外阴血肿？

血肿范围不大，估计无活动性出血，24h内可冷敷，促进血肿局限，24h后理疗，促进血肿吸收。如血肿范围大、活动性出血，立即行血肿清除术，注意结扎破裂血管。术后抗生素防治感染。

1368 外阴阴道裂伤的临床表现是什么？

外阴红肿、疼痛、尿急、尿频、排尿困难等，可见擦伤或不同程度会阴裂伤，大出血、休克。

1369 如何治疗外阴阴道裂伤？

轻度擦伤、出血不多，可对症处理，不必缝合；裂伤严重、大出血，抢救休克同时，按解剖关系缝合，勿损伤尿道。阴道内以2-0可吸收线缝合，处女膜以3-0或4-0可吸收线缝合，会阴皮肤用1号丝线间断缝合。若裂伤超过24 ～ 48h，先清创、去除坏死组织后缝合。术后抗生素防治感染。

1370 肛肠裂伤的临床表现是什么？

有肛交史，肛门疼痛、肛门裂伤、出血、直肠膨出、直肠裂伤、直肠穿孔，严重者导致直肠阴道瘘。

1371 如何治疗肛肠裂伤？

裂伤易出现在截石位6点及12点处，表浅裂伤用1号丝线间断缝合。若有直肠穿孔，则在骶麻下会阴切开，按解剖关系已直肠纵轴间断缝合。术后抗生素防治感染。禁食3d，改无渣半流质3d。

1372 尿道前庭裂伤的临床表现是什么？

临床表现：剧烈疼痛、出血，尿急、尿频、尿痛、小便失禁，伤及阴蒂可有大出血等。

1373 如何治疗尿道前庭裂伤？

局麻或阻滞麻醉下，术前安插金属导尿管，按解剖层次，深部组织以2-0可吸收线缝合，浅表组织以1号丝线缝合，5d后拆线。缝合时尽量保留阴蒂组织完整，维持性功能。术后留置导尿管5 ～ 7d。抗生素防治感染。

第67章 不孕症

1374 不孕症的定义是什么？

凡婚后未避孕，有正常性生活，同居2年而未妊娠者，称为不孕症。在临床上，为了早诊断、早治疗，WHO将不孕症的临床标准定为1年（1995年）。通常分为原发不孕与继发不孕。

1375 不孕症如何分类？

主要分为原发不孕及继发不孕。①原发不孕：从未受孕。②继发不孕：曾经妊娠以后又不孕。

1376 女性不孕的因素有哪些？

① 排卵障碍：HPO轴功能紊乱、卵巢病变、全身性疾病、肾上腺及甲状腺功能异常影响卵巢功能导致不排卵。

② 输卵管因素：最常见。如输卵管发育不全，各种炎症引起的输卵管阻塞。

③ 子宫因素：子宫先天畸形、炎症、肿瘤等影响受精卵着床。

④ 宫颈因素：雌激素不足或宫颈管感染时，黏液多而黏稠；宫颈口狭窄、息肉，宫颈肌瘤等机械性因素，都能阻碍精子的进入，影响性交。

⑤ 严重阴道炎时，大量白细胞消耗精液中的能量物质，降低精子活力，缩短其生存时间而影响受孕。

1377 男性不育的因素有哪些？

① 生精障碍：先天发育异常或后天因素导致精液异常，如少精、无精、弱精、畸精。

② 输精障碍：精子运送受阻，如附睾及输精管结核；阳痿或早泄患者往往不能使精子进入阴道。

③ 免疫因素：精子、精浆产生抗精子抗体，使射出的精子凝集。

1378 男女双方不孕的因素有哪些？

（1）缺乏性生活的基本知识及心理精神因素。

（2）不明原因不孕症。

（3）免疫因素　①同种免疫：精子、精浆或受精卵抗原物质经破坏的天然屏障进入循环，产生抗体，使精子与卵子不能结合或受精卵不能着床。②自身免疫：某些不孕妇女血清中存在自身抗体，可能阻止精子与卵子结合而影响受孕。

1379 女方的检查有哪些？

（1）询问病史　结婚年龄，男方健康状况，是否两地分居，性生活情况，是否采用过避孕措施。月经史，既往史（有无结核病、内分泌疾病），家族史（有无精神病、遗传病）。对继发不孕，应了解以往流产或分娩经过，有无感染等。

（2）体格检查　注意第二性征发育情况，内、外生殖器发育情况，有无畸形、炎症、包块等，并排除甲状腺、垂体、肾上腺皮质疾病。

（3）女性不孕的特殊检查

① 卵巢功能检查：激素测定、基础体温、宫颈黏液检查等。

② 输卵管通畅试验：输卵管通液术准确性差，子宫输卵管造影是目前诊断价值最高的方法。

③ 宫腔镜检查：了解宫腔内情况，能发现宫腔粘连、黏膜下肌瘤、内膜息肉、子宫畸形等病理情况。

④ 腹腔镜检查：可发现盆腔病变，输卵管、卵巢、子宫有无病变或粘连、子宫内膜异位症、子宫畸形、输卵管通畅情况。

⑤ 其他：性交后试验，其临床意义尚有争议；磁共振成像

可诊断女性生殖道形态、畸形。

1380 何谓性交后精子穿透力试验？

①时间安排：排卵期。②条件：试验前3d禁止性交，避免阴道用药。③取宫颈黏液的时间：性交后2～8h。④结果：20个活动精子/高倍视野为正常。

1381 男方的检查有哪些？

询问既往有无慢性病如腮腺炎、结核等；了解性生活情况，有无性交困难。除全身检查外，重点应检查外生殖器有无畸形或病变，尤其是精液检查：正常精液量为2～6mL，平均3～4mL，pH为7.0～7.8，在室温中放置30min内完全液化，精子密度（20～200）×10^9/L，精子数>6000万/mL，活率>50%，动数>60%，异常精子<20%则认为有生育能力；正常形态占66%～88%。精子数为2000万～6000万/mL则生育力差；精子数<2000万/mL则生育力极差。

1382 辅助生殖技术有哪些？

包括人工授精、体外授精-胚胎移植、卵细胞胞浆内单精子注射及其他衍生技术等。

1383 女性不孕如何治疗？

（1）治疗器质性疾病

①生殖道炎症：局部或全身用药治疗阴道炎、宫颈炎，改善阴道内环境及宫颈黏液性状；服用活血化瘀中成药物治疗附件炎、子宫内膜炎；宫腔粘连松解；输卵管通液术诊断治疗输卵管炎，或手术分离粘连、造口等。

②肿瘤：对可能影响受孕的黏膜下肌瘤、卵巢肿瘤予以摘除或切除。

③子宫内膜异位症：腹腔镜诊断和治疗，对中重度患者术

后以抗雌激素治疗，重症或复发者考虑辅助生育技术妊娠。

④ 发育异常：阴道横隔予以切开；宫颈口狭窄者可行宫颈管扩张；子宫纵隔者行宫腔镜下切除术。

⑤ 生殖器结核：抗结核治疗，多数患者需辅助生育技术。

（2）诱发排卵。

① 氯米芬：月经第5日起，50mg，qd×5d。3个周期为一个疗程。阴超检测排卵，卵泡成熟后用HCG 5000U一次肌注。排卵后加用黄体酮20～40mg/d或HCG 2000U，隔3d一次肌注，支持黄体功能。

② 绒促性素（HCG）：促排卵周期卵泡成熟后一次肌注5000～10000U，诱导卵母细胞减数分裂。

③ 尿促性素（HMG）：于周期第2～3日起，每日或隔日肌注HMG 75～150U，直至卵泡成熟。用药期间需B超和血雌激素水平监测卵泡发育情况，卵泡发育成熟后一次肌注HCG 5000～10000U，促进排卵及黄体形成。

④ 黄体生成激素释放激素（LHRH）：采用微泵脉冲式用药，17～20d可获得较好排卵率和妊娠率。

⑤ 溴隐亭：适用于高泌乳素血症导致排卵障碍者。从1.25mg、qd酌情加量到1.25mg、bid，血催乳素降至正常水平后继续用药1～2年，每3～6个月复查血清PRL水平。

（3）补充黄体分泌功能　黄体功能不足者与月经第15日开始每日肌注HCG 1000～2000U；或于月经第20日每日肌注黄体酮20mg，共5d。

（4）免疫性治疗　抗磷脂抗体综合征阳性的自身免疫性不育患者，明确诊断后，泼尼松10mg口服tid，加阿司匹林80mg口服qd，孕前和孕中期长期服药，防止反复流产和死胎发生。

（5）辅助生育技术。

1384　何谓人工授精？

人工授精（artificial insemination，AI）是将精子通过非性交

方式放入女性生殖道内，使其受孕的一种技术。包括丈夫精液人工授精和用供精者精液人工授精。

1385 何谓体外受精与胚胎移植?

体外授精与胚胎移植（*in vitro* fertilization and embryo transfer，IVF-ET）即试管婴儿，指取出卵子，在体外培养一阶段后与精子受精，再将发育到一定时期的胚泡移植到宫腔内，使其着床发育成胎儿的全过程。

1386 体外受精与胚胎移植的适应证是什么?

输卵管性不孕症、原因不明的不孕症、子宫内膜异位症、排卵异常、宫颈因素、男性因素不孕症。

1387 如何做体外受精与胚胎移植?

促进与检测卵泡发育，取卵，体外受精，胚胎移植，移植后处理。

1388 体外受精与胚胎移植常见并发症有哪些?

卵巢过度刺激综合征、流产和宫外孕、多胎妊娠。

第68章 计划生育

1389 计划生育的具体内容是什么?

① 晚婚：按国家法定年龄推迟3年以上结婚。
② 晚育：按国家法定年龄推迟3年以上生育。
③ 节育：育龄夫妇应及时确定采取何种节育方法并落实措施。

④ 提高人口素质：优生优育，避免先天性缺陷代代相传及防止后天因素影响后天发育。

1390 目前常用避孕方法有哪些？

目前常用避孕方法主要有甾体激素药物、宫内节育器、外用避孕药具及其他避孕方法。

1391 甾体激素药物避孕的原理是什么？

① 抑制排卵：甾体激素通过干扰下丘脑 - 垂体 - 卵巢轴的正常功能达到抑制排卵。避孕药物抑制下丘脑释放 GnRH，使垂体分泌 FSH 和 LH 减少，同时直接影响垂体对 GnRH 的反应，不出现排卵前 LH 高峰，故不发生排卵。

② 改变宫颈黏液性状，不利于精子穿透：避孕药物中的孕激素使宫颈黏液量变少，高度黏稠，拉丝度减少，不利于精子穿透。

③ 改变子宫内膜性状，不利于受精卵着床：胚胎着床的关键在于胚胎的发育与子宫内膜生理变化过程必须同步。避孕药物中的孕激素干扰雌激素的效应，抑制子宫内膜增殖，腺体小而直，螺旋动脉发育不良，间质细胞蜕膜样变，不利于受精卵着床。

④ 改变输卵管蠕动速度。在持续的雌、孕激素的作用下，改变输卵管正常的分泌活动与蠕动，改变受精卵在输卵管内的正常运行速度，从而干扰受精卵的着床。

1392 常用避孕药物有哪些？

常用避孕药物有口服避孕药（口服避孕药包括短效口服避孕药、长效口服避孕药、探亲避孕药）、长效避孕针、避孕贴剂、避孕药缓慢释放系统等。长效口服避孕药已淘汰。

1393 目前常用的短效口服避孕药有哪些及其主要成分是什么？

目前国内常用的短效避孕药物普遍应用的是含雌、孕激素的复方制剂。主要有单相片和三相片。

（1）单相片 有口服避孕药Ⅰ号、Ⅱ号、0号、妈富隆、敏定偶、美欣乐、优思明。

① 口服避孕片Ⅰ号含炔雌醇0.035mg、炔诺酮0.625mg。

② 口服避孕片Ⅱ号含炔雌醇0.035mg、甲地孕酮1.0mg。

③ 口服避孕片0号含炔雌醇0.035mg、甲地孕酮0.5mg、炔诺酮0.3mg。

④ 复方左炔诺孕酮片含炔雌醇0.03mg、左炔诺孕酮0.15mg。

⑤ 复方去氧孕烯片，商品名为妈富隆，每片含炔雌醇0.03mg、去氧孕烯0.15mg。

⑥ 复方孕二烯酮避孕片，商品名为敏定偶，每片含炔雌醇0.03mg、孕二烯酮0.075mg。

⑦ 复方醋酸环丙孕酮，商品名为达英-35，每片含炔雌醇0.035mg、醋酸环丙孕酮2.0mg。

⑧ 屈螺酮炔雌醇片，商品名为优思明，每片含炔雌醇0.03mg、屈螺酮3.0mg。

⑨ 去氧孕烯炔雌醇片，商品名为美欣乐，每片含炔雌醇0.02mg、去氧孕烯0.15mg。

（2）三相片 为左炔诺孕酮三相片。第一相（1～6片）每片含炔雌醇0.03mg、左旋18炔诺孕酮0.05mg；第二相（7～11片）每片含炔雌醇0.04mg、左旋18炔诺孕酮0.075mg；第三相（12～21片）每片含炔雌醇0.03mg、左旋18炔诺孕酮0.125mg。

1394 短效口服避孕药的用法及用量如何？

① 单相片：避孕Ⅰ、Ⅱ、0号、复方左炔诺孕酮片在月经来潮第5日开始，每晚服药，连续服22天；达英-35、妈富隆在月经来潮第1天开始，按箭头所指方向每晚服1片，连服21d不间断；敏定偶共28片（21片白色药片，7片红色安慰剂），月经第1天开始，按箭头所指方向每晚服白色药1片，连服21d，再服

7d安慰剂，服安慰剂时月经会来潮，服完安慰剂后，接着服第2周期药，中间不停药。一般停药1～3d来月经。若停药7d无出血，从第8日开始服下一周④期避孕药，如停经2个月以上，应做相应检查并排除妊娠。

② 三相片：第一周期可从月经第1日开始，第二周期从月经第3日开始，若停药7d无出血，从第8日开始服下一周期的避孕药。如停经2个月以上，应做相应检查并排除妊娠。

1395 目前常用探亲避孕药物有哪些？其主要成分及用法是怎样的？

探亲避孕药适用于分居两地临时短期探亲的夫妇，多数为单方孕激素制剂，个别也有用弱雌激素制成。目前常用的探亲避孕药物如下。

① 炔诺酮探亲避孕片：每片含炔诺酮5.0mg。探亲当晚开始服，每晚一片，以后每晚一片至探亲结束；若探亲超过14d，服完14片后服短效避孕至探亲结束。

② 甲地孕酮探亲避孕片1号：每片含甲地孕酮2.0mg。性交前8h服一片，当晚再服一片，以后每晚服一片至探亲结束次晨再服一片。

③ 左炔诺孕酮探亲避孕片（也称18甲速效避孕片）：每片含左炔诺孕酮1.5mg。探亲同居前1～2d开始服用，每晚1片，连服14～15片。同居超过半月应改服短效口服避孕药。

④ C53号抗孕片：每片含双炔失碳酯7.5mg。于探亲当日中午服1片，晚上加服1片，以后每晚服1片，探亲结束的次日再服1片。连服14d，如探亲未结束，应改服短效口服避孕药。

1396 目前常用长效避孕针剂有哪些？其主要成分及用法是怎样的？

目前比较常用的长效避孕针剂有复方针剂和单方孕激素针剂。

（1）复方雌孕激素长效避孕针

① 复方己酸孕酮避孕针（避孕针1号）：含17α-己酸孕酮250mg、戊酸雌二醇5mg。首次月经第5天肌注2支或第5天和第15天各肌注1支，以后每个月经周期第10～12天1支。

② 复方庚炔诺酮避孕针：含庚炔诺酮50mg、戊酸雌二醇5mg。首次周期第5日肌注1支，以后每周期第10日肌注1支。

③ 复方醋酸甲羟孕酮避孕针：含醋酸甲羟孕酮25mg、环戊丙酸雌二醇5mg。首次周期第1～5日肌注1支，以后每隔3d再肌注1支。

④ 改良复方醋酸甲地孕酮避孕针（改良美尔伊）：含醋酸甲地孕酮25mg、17β-雌二醇3.5mg。首次周期第5日和第10～12日各肌注1支，以后每周期第10～12日肌注1支。

（2）单纯孕激素避孕针　醋酸甲羟孕酮避孕针（DMPA），含醋酸甲羟孕酮150mg。首次周期第5日内肌注1支，以后每3个月再肌注1支。

1397 药物避孕的禁忌证是什么？

① 重要器官的病变：急慢性肝炎或肾炎、严重心血管疾病、冠状动脉粥样硬化、高血压。

② 血液及内分泌疾病。

③ 恶性肿瘤。

④ 精神病患者。

⑤ 月经稀少或年龄大于45岁。

⑥ 年龄大于35岁的吸烟妇女不宜长期服用，以免卵巢功能早衰。

⑦ 哺乳期、产后半年内或月经未来潮者。避孕药抑制乳汁分泌，且使蛋白质、脂肪含量下降。

1398 服用避孕药物的停药指征有哪些？

① 怀疑妊娠。

② 出现血栓栓塞性疾病。

③ 视觉障碍，眼球突出，复视，视盘水肿，眼部血管病。

④ 剧烈不明原因头痛或偏头痛。

⑤ 癫痫加重。

⑥ 准备手术。

⑦ 黄疸。

⑧ 出现高血压。

⑨ 出现与激素有关的抑郁。

⑩ 抗惊厥药物、抗癫痫药物（地西泮、苯妥英钠、巴比妥类等）、利福平等药物可加速肝内代谢，降低药效，服用期间暂停使用避孕药。

1399 使用口服避孕药时的注意事项是什么？

① 避孕药有效成分在糖衣中，应防潮，避免有效成分减少，特别是夏天，人体出汗多，有人放在手心中，这样，糖衣容易化，使有效成分减少。

② 与其他药物如抗生素（氨苄西林、四环素、灰黄霉素等）、抗惊厥药、抗癫痫药、利福平等同时服用，可降低避孕药的药效，使避孕失败，若患病需用这些药物时，再加用其他避孕方法。

③ 服用口服避孕药，一定要坚持周期、连续服用，切忌漏服，并在固定时间服用，放在孩子拿不到的地方，以防小孩误服，因为糖衣比较甜。

④ 想要生育的，应在停药后采取其他避孕措施6个月以上，再妊娠。

⑤ 避孕药能干扰叶酸的正常代谢和贮存，降低其血浆浓度，造成贫血，因此服药时应多吃含叶酸的食物，如香蕉、菠菜等。

⑥ 服药妇女应定期随访体检，包括测量血压及乳房检查、妇科检查、宫颈细胞涂片检查。做其他医疗保健体检时，应向医师说明正在服避孕药。

⑦ 服药期间若出现下肢肿胀疼痛、头痛等情况，应及时就医，考虑有无血栓栓塞性疾病、高血脂、缺血性心脏病或其他血管疾病。

⑧ 若怀疑妊娠或有视力障碍、复视、视盘水肿、视网膜血管病变、肝功能异常、精神抑郁等情况，应立即停药，并做相应检查。

⑨ 服药期间避孕失败而致妊娠，建议终止妊娠。

1400 服用避孕药的不良反应有哪些？怎样处理？

① 类早孕反应：部分妇女在开始服药时出现恶心、呕吐、头晕、困倦等类早孕反应，绝大多数反应较轻，不必处理，坚持服药，常自行消失。个别反应重者，可对症处理，如服维生素 B_6。经处理仍呕吐剧烈者应停药。

② 不规则阴道出血：多在服药后1周开始，口服避孕药引起出血原因主要是雌激素剂量不足，不能维持子宫内膜生长，也可能是两类激素平衡失调引起。治疗方法：a.每天加服 $1 \sim 2$ 片炔雌醇（每片0.005mg），直到服完一个周期避孕药；b.若出血在服药最后数天，则可停药，此次出血算作一次月经，仍可服用下一周期药物；c.出血若因漏服药引起次晨应补服；d.若出血经处理后仍不能控制，则需停药观察。若停药后出血仍不止者，应做诊断性刮宫，排除器质性病变，并从子宫内膜组织形态学了解激素水平，进行内分泌治疗。

③ 月经改变：短效口服避孕药物一般服药后月经较规律，经期缩短，经量减少，痛经减轻或消失。经量减少是服药后的正常反应，对健康无影响，可不予处理。个别人经量减少显著甚至停经，如在服药过程中连续停经2个月，应给予停药，改用其他避孕措施。停药后如发生持续性闭经，应查明原因，给予治疗。

④ 体重增加：较长时间服用短效口服避孕药，少数妇女体重增加。其原因是避孕药中孕激素成分有弱雄激素作用，促进体内合成代谢，或雌激素成分使水钠在体内潴留所致。这种体重增

加不会导致肥胖症，不影响健康。只要注意均衡饮食，合理安排生活方式，适当减少盐分的摄入并结合有氧运动就可以减少这一副作用。

⑤ 色素沉着：少数妇女颜面部皮肤可出现淡褐色色素沉着，如同妊娠期色素沉着一样。停药后多数妇女可自然减轻或恢复。极少数色素脱失缓慢，但不影响健康。

⑥ 其他影响：头痛、乳房胀痛、食欲增强、皮疹、瘙痒等，可对症处理，必要时停药。严重头痛及出现视力障碍、原因不明的胸痛、腿痛者须停药观察，并做进一步检查。

1401 停药后多长时间可恢复排卵？

服用避孕药后一般在停药3个月内恢复排卵者约占80%，一年内恢复排卵者占95%～98%。服药时间过长，停药时年龄已近40岁或超过40岁，排卵时间有延迟趋向，可能与年龄较大、卵巢功能自然减退有关。

1402 长期应用是否引起妇科癌症的发生？

国内外大量研究资料表明，长期连续服用5年以上短效或长效甾体激素避孕药，不增加子宫内膜癌、宫颈癌、乳腺癌的发病率。并认为由于孕激素的保护作用，可减少子宫内膜癌的发生，同时也减少卵巢上皮癌的发生。

1403 长期用药是否引起血栓性疾病？

目前公认，雌激素可使凝血因子增高，使用较大剂量雌激素，有增加血栓性疾病的危险性。一般认为雌激素每日的安全剂量是在50μg以下。目前常用的短效避孕药每片雌激素的含量均在35μg以下。国内经过多年观察和大量多中心研究资料表明，我国妇女长期服用甾体激素避孕药，并不增加血栓性疾病的发生率。

1404 长期用药是否影响子代发育?

国内外研究资料显示,应用甾体激素避孕药停药后妊娠不增加胎儿畸形的发生率。一些学者建议应用短效口服避孕药者,没有必要停药后等待3～6个月再妊娠。而应用长效甾体避孕药者,则停药半年后再妊娠是安全的,不影响胎儿的发育和健康,不增加出生缺陷的发病率。

1405 外用避孕药具有哪些?

常用外用避孕药具有阴茎套、女用避孕套、阴道隔膜、宫颈帽和阴道避孕套、阴道杀精剂等。

1406 何谓紧急避孕?

紧急避孕(emergency contraception,EC)是指在无保护性生活或觉察到避孕措施失败(如阴茎套破裂、阴茎套滑脱)或特殊情况性交(如被强奸)的情况下,于几小时或几天内立即采用的防止意外妊娠的短效补救措施。

1407 紧急避孕的适应证有哪些?

① 未使用任何避孕措施。

② 避孕措施失误:阴茎套破裂、滑脱;阴道隔膜放置不当、破裂或过早取出;体外排精失控;安全期计算错误;IUD脱落、下移;漏服避孕药物。

③ 遭到性暴力伤害。

1408 紧急避孕的禁忌证有哪些?

① 已确诊妊娠的妇女。

② 放置IUD禁忌证:有生殖系统感染及全身急慢性感染;近期内有子宫异常出血、月经紊乱;生殖系统肿瘤;生殖系统发育异常。

③ 应用药物禁忌证：有血栓性疾病、严重偏头痛、异位妊娠史及有心、肝、肾功能异常者慎用。

1409 紧急避孕方法有哪些?

（1）药物

① 复方18-甲基炔诺酮（含炔雌醇30μg，与LNG 150μg）短效避孕片，在无保护性生活后72h内首次4片，12h后再服4片。

② 双炔失碳酯：53号探亲避孕药上市，每片含双炔失碳酯75mg。在无保护性生活72h内服双炔失碳酯1片，隔12h再重复1次。

③ 单纯用孕激素-左炔诺孕酮（LNG）无保护性生活后，48h内服左旋18-甲基炔诺酮0.75mg，12h重复一次，结果无妊娠且不影响月经周期。目前LNG方案有两种。a.双剂量方案：0.75mg LNG间隔12h服用。b.单剂量方案：1.5mg LNG一次服用。左炔诺孕酮紧急避孕片商品名为Postner（匈牙利R&G公司生产）和毓婷（北京第三制药厂生产），每片含LNG 0.75mg，用于紧急避孕，应在性交后72h内服用1片，间隔12h重复1次，共服2片。

④ 米非司酮（RU486）：国家药品监督管理局已批准，将10mg和25mg米非司酮作为紧急避孕的药物生产和销售，并将米非司酮作为紧急避孕药物在美国食品与药品管理局（FDA）注册。无保护性生活后120h内服用一片。

（2）放置含铜宫内节育器　性交后5d内放置IUD作为紧急避孕方法，尤其适用于经产妇和目前无生育要求的妇女；另外它为激素禁忌者，尤其是为血栓栓塞、肝脏疾病、乳腺癌患者提供了新的选择。但是在放置IUD前必须排除生殖道感染与妊娠，而且必须到正规医院放置。

1410 紧急避孕需注意什么问题?

（1）详细询问病史　①了解末次月经时间、月经周期、行经天数，了解无防护性性生活发生在月经周期时间、次数，以除外妊娠；②了解无防护性性生活结束到接诊时间，120h之内可考虑应用米非司酮或放置IUD；若超过120h可考虑米非司酮与米索前列醇合用；③了解有无高血压病史、内分泌疾病史、血栓栓塞史及偏头痛病史，排除甾体激素用药禁忌；④了解是否经产妇、是否有长期避孕要求，若有，可考虑放置IUD（须排除生殖道感染）。

（2）告知使用紧急避孕措施妇女紧急避孕方法如何使用，可能出现的副反应，若发生如何处理。

（3）告知使用紧急避孕措施妇女，紧急避孕措施（放置含铜宫内节育器除外）对用药后的无防护性性生活无作用，用药后到下次月经前性生活应采取避孕措施。

（4）预期的下次月经延期1周仍未来潮，应到医院检查，排除妊娠。

1411 目前常用节育器有哪些？各有哪些优点？

目前常用的活性IUD有：宫形环（宫形、元宫形）、T形环（TCu-220C、TCu380A）、母体乐、安舒、无支架固定式IUD（吉妮、吉妮柔适、吉妮致美、安舒恩雅）、曼月乐（孕激素缓慢释放系统）、V形……很多IUD中不仅含有铜离子，还含有吲哚美辛，可减少出血量。

1412 宫内节育器的避孕机制是什么？

① 干扰着床：长期异物刺激致慢性炎症，白细胞、巨噬细胞增多即无菌性炎症；损伤子宫内膜产生前列腺素，改变输卵管蠕动，使受精卵运行与子宫内膜发育不同步，从而影响着床。

② 影响受精卵的发育：内膜受压缺血及吞噬细胞的作用，激活纤溶酶原，局部纤溶活性增强，使囊胚溶解吸收。

③ 宫腔内自然环境环境改变：吞噬细胞吞噬精子。

④ 毒害胚胎的作用：炎症细胞。

⑤ 免疫性抗着床作用：对抗机体囊胚着床的免疫耐受性，使囊胚崩解。

1413 放置宫内节育器（IUD）的禁忌证有哪些？

① 妊娠或妊娠可疑者。

② 人工流产、分娩、剖宫产后妊娠物残留或感染者。

③ 生殖道急性炎症。

④ 生殖器官肿瘤、畸形。

⑤ 宫颈过松、重度裂伤或子宫脱垂。

⑥ 严重的全身性疾病。

1414 哪些人适合放置宫内节育器？

① 育龄妇女自愿要求放置且无禁忌证者。②用于紧急避孕，更适于愿继续以宫内节育器作为避孕且无禁忌证者。

1415 宫内节育器的放置时间怎样？

① 月经干净3～7d，无性生活。

② 月经延期或哺乳期闭经者，应在排除妊娠后放置。

③ 人工流产负压吸宫术和钳刮书后、中期妊娠引产流产后24h内清宫术后可即时放置。

④ 自然流产正常转经后、药物流产两次正常月经后放置。

⑤ 产后42d恶露已净，会阴伤口已愈合，子宫恢复正常者。

⑥ 剖宫产6个月后放置。

⑦ 剖宫产或阴道正常分娩胎盘娩出后即时放置。

⑧ 用于紧急避孕，在无保护性房事后5d内放置。

1416 放置IUD前需要做哪些检查？

① 询问病史，重点要了解高危情况，如是否哺乳期、是否有多次人流史、剖宫产史或近期人流史、过去放置节育器的情况、有无长期服避孕药史等。术前3d内应无性交史。

② 做体格检查、妇科检查，妇科检查前应排空膀胱，要摸清子宫的位置、倾屈度、大小、软硬度、活动度及两侧附件有无包块或压痛。做血常规及阴道分泌物检查。

③ 做好术前咨询，受术者知情并签署同意书。

④ 测血压、脉搏、体温（术前两次体温相隔4h以上，均在37.5℃以上者暂不宜放置）。

⑤ 术前排空膀胱。

1417 放置节育器后应告知患者哪些注意事项？

① 放置后可能有少量阴道出血及下腹不适感为正常现象。如出血多、腹痛、发热、白带异常等，应及时就诊。

② 放置宫内节育器后3个月内，在经期及大便后，应注意宫内节育器是否脱出。

③ 放置带尾丝节育器者，经期不使用阴道棉塞。

④ 1周内不从事过重的体力劳动。

⑤ 2周内不宜房事和盆浴，保持外阴清洁。

⑥ 告知放置IUD的种类、使用年限、定期随访（放置IUD后1个月、3个月、6个月、12个月各随访1次，以后每年1次）。

1418 放置IUD后随访内容有哪些？

随访内容主要包括：了解主诉症状及月经情况。做妇科检查及节育器定位检查（尾丝判断检查、B超检查或X线检查等）。如有异常，给予相应处理。

1419 宫内节育器放置后并发症有哪些？

① 子宫穿孔、节育器异位。

② 感染。

③ 嵌顿或断裂。

④ 脱落：1年内，尤其头3个月。

⑤ 带器妊娠。

1420 宫内节育器的不良反应是什么？

① 出血：半年内，尤其最初3个月。治疗可选用：吲哚美辛25～50mg、tid；氨基己酸2～4g、tid×7d；云南白药0.4g、tid。治疗3个周期无效者，应考虑取出或更换。

② 腰酸腹胀。

1421 如何放置宫内节育器？

双合诊检查子宫大小、位置及附件情况。外阴阴道部常规消毒铺巾，窥器暴露宫颈后再次消毒，以宫颈钳夹持宫颈前唇，用子宫探针顺子宫位置探测宫腔深度。一般不需扩张宫颈管，宫颈管较紧者，可用宫颈扩张器依序扩张至6号。含孕激素IUD，用放置器将节育器推送入宫腔，IUD的上缘必须抵达宫底部，带有尾丝者在距宫口2cm处剪断。观察无出血即可取出宫颈钳和窥器。

1422 取出宫内节育器的适应证是什么？

① 生理情况：计划再生育或不需避孕，如丧偶或离异等。放置期限已满需更换。绝经过渡期停经1年内。拟改用其他避孕措施或绝育。

② 病理情况：有并发症及副反应，经治疗无效。带器妊娠，包括宫内和宫外妊娠。

1423 取出宫内节育器的禁忌证是什么？

并发生殖道炎症时，先给予抗感染治疗，治愈后再取出IUD。全身情况不良或在疾病的急性期，应待病情好转后再取出。

1424 何时取出宫内节育器？

月经干净后3～7d为宜。带器早期妊娠行人工流产同时取器。带器异位妊娠术前行诊断性刮宫时，或在术后出院前取出 IUD。因子宫不规则出血，随时可取，取 IUD 同时需行诊断性刮宫，刮出组织送病检查，排除内膜病变。

1425 如何取出宫内节育器？

有尾丝用血管钳夹住尾丝轻轻牵引取出。无尾丝需在手术室进行，按进宫腔操作程序操作，用取环钩或取环钳将 IUD 取出。取器困难可在 B 型超声下操作，必要时宫腔镜下取出。

1426 取出宫内节育器的注意事项有哪些？

取器前应做 B 型超声查或 X 线检查，确定节育器是否在宫腔内，同时了解 IUD 的类型。使用取环钩取 IUD 时，应十分小心，不能盲目钩取，更应避免向宫壁钩取，以免损伤子宫壁。取出 IUD 后应落实其他避孕措施。

1427 米非司酮配伍米索前列醇流产的适应证是什么？

① 18 ～ 40 岁停经 7 周内自愿孕妇，尿 β-HCG 阳性，B 超确认宫内妊娠。

② 具有人流高危因素者：宫颈坚韧及发育不全；生殖道畸形及严重骨盆畸形。

③ 多次人流，有恐惧情绪。

④ 剖宫产术后半年内，哺乳期。

1428 米非司酮配伍米索前列醇流产的禁忌证是什么？

① 米非司酮：肾上腺疾病、甾体激素肿瘤、糖尿病、肝肾功能异常、妊娠瘙痒、血液疾病、血栓病史。

② 米索前列醇：二尖瓣狭窄、高血压、低血压、青光眼、胃肠功能紊乱、癫痫、过敏体质、带器妊娠、宫外孕、贫血、妊娠剧吐。

1429 米非司酮配伍米索前列醇流产时如何用药？

米非司酮150mg，分2～3d口服，服完米非司酮次日加服米索前列醇600μg。

1430 药物流产的并发症、不良反应及相应处理措施是什么？

① 消化道症状：轻度腹痛、胃痛，乏力，头痛，恶心，呕吐，腹泻。

② 宫缩痛：少数人需药物止痛。

③ 出血：流产后出血持续10d～2周，最长达1～2个月。出血时间较长或大量出血需刮宫或抢救。

④ 感染：术后应当抗感染。

1431 何谓人工流产？

指在孕早期（妊娠14周以内）用人工方法终止妊娠的手术。可分为负压吸引术（孕6～10周）和钳刮术（孕11～14周）。

1432 负压吸引术的适应证是什么？

① 妊娠6～10周。

② 患有心脏病、心力衰竭史、慢性肾炎等疾病不宜继续妊娠者。

1433 负压吸引术的禁忌证是什么？

① 生殖道、盆腔炎症。

② 各种急性病或急性传染病。

③ 心力衰竭、高血压。

④ 结核病的急性期、高热。

⑤ 严重贫血。

⑥ 当日两次体温在37.5℃以上者。

1434 如何做负压吸引术？

受术者取膀胱截石位。用聚维酮碘按顺序消毒外阴和阴道，铺消毒巾。施术者再次检查子宫位置、大小及附件等情况。用窥器扩张开阴道，消毒宫颈及阴道，然后用宫颈钳夹持宫颈前唇中部，不宜夹入宫颈管内。用子宫探针，顺着子宫位置的方向，探测宫腔的深度。妊娠6～8周，宫腔深8～10cm；妊娠9～10周，宫腔深10～12cm。用子宫颈扩张器，顺着子宫的方向，扩张子宫颈口。扩张时，用力要均匀，不宜用力过猛，以防宫颈内口损伤和子宫穿孔。将吸引管的末端与已消毒好的橡皮管相连，并连接到吸引器橡皮管前端中的接头上。按子宫位置的方向将吸管的头部缓慢送入子宫底部，遇到阻力时稍后退，送入吸管的深度不宜超过子宫探针所测的宫腔深度；吸管的开口处应尽量对准胚胎着床的部位，临床认为，前屈子宫的胚囊附着于子宫前壁；后屈子宫的胚囊附着于子宫后壁。电动吸引操作的过程：先储存负压，使负压上升到400～500mmHg；术者开动机器，将吸管按顺时针或逆时针的方向在子宫底和子宫内口之间上下反复移动，当橡皮管内有振动感时，表示吸出胚胎及胎盘组织，负压瓶内可见有组织物。子宫内容物吸尽时，吸管被包紧，宫壁粗糙，此时可将橡皮管折叠，取出吸管。用小号刮匙轻轻搔刮子宫底及两侧子宫角，检查宫腔是否吸净。必要时可重新放入吸管，再开动负压吸引。取下宫颈钳后，用棉球拭净宫颈及阴道血迹，子宫收缩欠佳时，可用缩宫素10U肌注或宫颈注射，观察正常后取下窥器，手术完毕。

术后应仔细检查吸出物中有无绒毛及胚胎组织，其大小是否与孕周相符，如无绒毛组织，应送病理检查，并分别测量血液及组织容量。详细填写手术记录。

1435 人工流产的并发症及相应处理措施有哪些？

① 人流综合反应：心动过缓、血压下降、面色苍白、大汗

淋漓，甚至昏厥、抽搐等迷走神经虚脱症状。发现症状应立即停止手术，给予吸氧，一般能自行恢复。术时操作要轻柔，负压适当，扩张宫颈不宜过快过猛。严重者可加用阿托品 0.5 ～ 1mg 静脉注射。

② 吸宫不全：阴道流血超过 10d 或量多，考虑吸宫不全。无明显感染征象，应尽早性刮宫术，刮出物送病理检查。术后给予抗生素预防感染。若同时伴有感染，应控制感染后再行刮宫术。

③ 生殖系统感染：术后应预防性应用抗生素，口服或静脉给药。

④ 子宫穿孔：穿孔小，无脏器损伤或内出血，手术已完成，可注射子宫收缩剂保守治疗，并给予抗生素预防感染。若宫内组织未吸净，应由有经验医师避开穿孔部位，也可在 B 超引导下或腹腔镜下完成手术。破口大、有内出血或怀疑脏器损伤，应剖腹探查。

⑤ 宫腔粘连：宫腔粘连阻断经血排出可造成闭经和周期性腹痛。用探针或小号扩张器慢慢扩张宫颈内口，做扇形钝性分离粘连。分离术后宫腔放置 IUD，也可加用性激素人工周期疗法 2 ～ 3 个月。

⑥ 漏吸或空吸：一旦发现漏吸，应再次行负压吸引术。警惕宫外孕。

⑦ 术中出血：及时更换吸管和胶管，调整负压。

⑧ 羊水栓塞：症状及严重性不如晚期妊娠，处理同。

1436 何谓输卵管绝育术？

这是一种比较安全又是永久的节育措施，且可逆程度较高。方式有切断、结扎、电凝、钳夹、环套、药物粘堵输卵管管腔。

1437 经腹输卵管结扎术的适应证有哪些？

要求接受绝育手术且无禁忌证者；患有严重全身疾病不宜生

育者。

1438 经腹输卵管结扎术的禁忌证有哪些？

24h内两次体温达37.5℃或以上者、全身状况不佳，不能胜任手术、患有严重的神经官能症者、各种疾病急性病期，腹部皮肤有感染灶或患急、慢性盆腔炎者。

1439 经腹腔镜输卵管结扎术的禁忌证有哪些？

主要为腹腔粘连、心肺功能不全、膈疝等，余同经腹输卵管结扎术。

1440 输卵管结扎术后如何处理？

术后静卧数小时后可下床活动。术后观察有无体温升高、腹痛、腹腔内出血或脏器损伤征象。

1441 计划生育措施如何选择？

① 新婚夫妇：选避孕套及外用避孕药，一般不用IUD及口服避孕药。

② 有一个子女的夫妇：可用IUD、长效避孕药，适于新婚夫妇的方法。

③ 有多个子女的夫妇：最好做绝育术。

④ 哺乳期妇女：选用IUD及避孕套，不宜选用甾体激素避孕药。

⑤ 围绝经期妇女：应坚持避孕，并选择不影响内分泌功能的避孕措施。